急危重症诊断与处理

主　编　赵晓丽　胡国章　李清春
副主编　李　卫　吕　民　李朝晖

江西科学技术出版社

江西·南昌

图书在版编目(CIP)数据

急危重症诊断与处理 / 赵晓丽,胡国章,李清春主编. — 南昌：江西科学技术出版社,2018.8 (2021.1重印)

ISBN 978 - 7 - 5390 - 6505 - 2

Ⅰ.①急… Ⅱ.①赵… ②胡… ③李… Ⅲ.①急性病 - 诊疗 ②险症 - 诊疗 Ⅳ.①R459.7

中国版本图书馆 CIP 数据核字(2018)第 194766 号

国际互联网(Internet)地址：

http：//www. jxkjcbs. com

选题序号：**ZK**2018357

图书代码：**B**18151 - 102

急危重症诊断与处理　　　　　赵晓丽　　胡国章　　李清春　　主编

出版 发行	江西科学技术出版社
社址	南昌市蓼洲街 2 号附 1 号
	邮编：330009　电话：(0791)86623491　86639342(传真)
印刷	三河市双峰印刷装订有限公司
经销	全国各地新华书店
开本	787mm × 1092mm　　1/16
字数	314 千字
印张	12.75
版次	2018 年 8 月第 1 版　　第 1 次印刷
	2021 年 1 月第 1 版　　第 2 次印刷
书号	ISBN 978 - 7 - 5390 - 6505 - 2
定价	92.00 元

赣版权登字 -03 -2018 -316

前　言

　　由于危重症患者的病情危重且复杂多变,医护人员必须动态掌握患者病情变化,给予准确救护方案并根据患者实际病情变化及时合理地调整救护方法,因此,危重症的救护要求医护人员必须拥有高素质、高水平,必须要求参与危重症救护相关的医护人员具备跨专业、多学科能力。如何更妥善地救护患者,提高抢救水平,是每个医护人员必须思考的问题。近年来,危重症救治领域的进展迅速,广大临床医护人员急需掌握最新的理论技术,并出色地运用于临床救护当中。为此,本编委会特组织在危重症救护领域具有丰富经验的医护人员,在繁忙工作之余编写了此书。

　　本书共分为六章,内容涉及临床各系统常见急危重症的诊断、救治措施及护理,包括急诊常见症状、急诊与创伤手术的麻醉、神经系统急危重症、心血管系统急危重症、呼吸系统急危重症、消化系统急危重症。

　　针对涉及各种疾病,书中均进行了详细介绍,包括疾病的病因病理、发病机制、临床表现、诊断与鉴别诊断、救治流程、救治关键、救治方案、危重症护理措施、预后及预防等。

　　为了进一步提高临床医护人员的救护水平,提高救治率,本编委会人员在多年临床救护经验基础上,参考诸多书籍资料,认真编写了此书,望谨以此书为广大医护人员提供微薄帮助。

　　本书在编写过程中,借鉴了诸多危重症相关临床书籍与资料文献,在此表示衷心的感谢。由于本编委会人员均身负危重症临床救护工作,故编写时间仓促,难免有错误及不足之处,恳请广大读者见谅,并给予批评指正,以更好地总结经验,以起到共同进步、提高医护人员临床救护水平的目的。

《急危重症诊断与处理》编委会

2018 年 8 月

目录
CONTENTS

第一章　急诊常见症状

第一节　高热

正常人的体温由大脑皮质和下丘脑的体温调节中枢控制,并通过神经、体液因素调节产热过程,使其保持动态平衡。当机体在致热原作用下或体温调节中枢的功能障碍时,使产热过程增加,而散热不能相应地随之增加或散热减少,使体温超过正常范围,称为发热(fever)。体温超过 39.1℃称之为高热(high fever)。高热是急诊中最常见的症状之一。

一、病因

一般将发热分为感染性和非感染性。感染性发热占发热病因的 50%～60%,其中细菌感染占 40%,病毒感染占 8%左右。各种病原体如细菌、病毒、肺炎支原体、立克次体、真菌、螺旋体及寄生虫等都可侵入机体形成局限性或全身性的感染,常引起高热。非感染性发热涉及胶原病、恶性肿瘤、变态反应、肉芽肿病、内分泌与代谢病、脑血管意外及中暑等。

发热在 2 周以内的发热称为急性发热。急性发热的病因多为感染性发热,主要病原体为细菌和病毒。而非感染性见于药物热、血清病、甲亢危象、溶血、痛风、急性白血病、中暑和脑出血等。

二、发病机制

1.致热原性发热　包括外源性致热原和内源性致热原。

(1)外源性致热原不能透过血－脑脊液屏障,只能通过内源性致热原起作用。其致热原包括:①各种微生物病原体及产物。②炎性渗出物及无菌坏死组织。③抗原抗体复合物。④某些类固醇物质,尤其是原胆烷醇酮。⑤多糖体及多核苷酸、淋巴细胞激活因子等。

(2)内源性致热原能直接作用于体温调节中枢,透过血－脑脊液屏障。

2.非致热原性发热　是由于产热增多(如癫痫持续状态、甲状腺功能亢进症),散热减少(如广泛性皮肤病、心力衰竭等)及体温调节障碍(如脑炎、脑出血、中暑等)所致。

三、临床表现

按体温的高低一般可分为低热(37.3～38℃)、中等度热(38.1～39℃)、高热(39.1～

41℃)、超高热(41℃以上)。一般分为三个阶段。

1.体温上升期　常有疲乏、无力、肌肉酸痛、皮肤苍白、畏寒或寒战等现象。一般畏寒或寒战越明显,体温越高。体温上升有两种方式。

(1)骤升型:体温在几小时内达到最高峰,常伴有寒战。见于疟疾、大叶性肺炎、败血症、流感、急性肾盂肾炎、输液或某些药物反应。

(2)缓升型:体温逐渐上升,在数日内达高峰,多不伴寒战,如伤寒、结核病等。

2.高热期　指体温升高达高峰后持续一段时间。高热持续时间可因病因不同而异。如疟疾可持续数小时,大叶性肺炎可持续数天,伤寒可持续数周。此期寒战消失,皮肤发红、灼热感、呼吸加快,开始出汗并逐渐增多。

3.体温下降期　此期表现为汗多,皮肤潮湿。可有骤降和渐降两种方式。前者在数小时内迅速下降,常伴有大汗淋漓。常见于疟疾、输液反应。后者在数天内体温逐渐降至正常,如伤寒、风湿热等。

四、诊断与鉴别诊断

无论什么原因引起的发热,常伴有其他症状或体征。伴随的症状或体征越多,越有利于诊断或鉴别诊断。常见的伴随症状或体征如下。

1.全身状况　若高热伴血压降低,烦躁或精神萎靡,四肢湿冷,要警惕感染性休克或败血症。

2.面容　呈醉酒貌,见于斑疹伤寒、流行性出血热等。面色苍白见于感染性休克、急性白血病、急性溶血、恶性组织细胞病。表情淡漠常见于伤寒、副伤寒。口周疱疹常见于大叶性肺炎、疟疾、流脑、流感等。

3.皮肤　发热伴巩膜、皮肤黄染常提示肝胆系统疾病、钩端螺旋体病、急性溶血、某些毒物中毒(如鱼胆中毒、一些毒蕈中毒)。皮肤或软组织有化脓灶往往为发病的原因或败血症的来源。皮肤出血点往往与传染病、血液病、流脑、感染性心内膜炎有关。

4.淋巴结大　见于局灶性化脓感染、白血病、淋巴瘤、传染性单核细胞增多症等。

5.肝脾大　常见于结缔组织病、白血病、急性血吸虫病、病毒性肝炎等。

6.昏迷　先发热后昏迷常见于中枢神经系统感染、中毒性菌痢、中暑等。先昏迷后发热常见于脑出血、巴比妥中毒等。

7.关节肿痛　应考虑风湿病、败血症、关节局部感染。

8.其他　如伴有心、肺、胸腔、腹腔等症状和体征要先考虑此器官病变所致发热。

五、治疗原则

高热有明确病因的除对因治疗外,可积极退热。病因不明时慎用退热药、抗生素或肾上腺皮质激素,以免掩盖病情。若疑高热为感染所致,应在采集有关培养标本后,给予抗感染治疗。但当体温超过40℃,高热伴惊厥或谵妄,或中暑时应积极降温治疗。对于病情较重或有脱水者应适当补液,注意退热后大量出汗导致电解质紊乱或加重休克。

第二节　头痛

头痛(headache)是内科常见的症状,可表现急性突发性或慢性反复发作性头痛,其病因复杂,发病率高。病情轻重不一,有的不足为患,有的可危及生命。对任何一个以头痛为主诉的急诊患者,应力求查明病因,恰当处理,以免延误诊断及治疗。

一、病因

1. 颅内病变

(1)感染:脑膜炎、脑炎、脑脓肿等。

(2)脑血管病:脑出血、脑血栓形成、脑栓塞、蛛网膜下腔出血、高血压脑病等。

(3)颅脑外伤:脑震荡、脑挫伤、颅内血肿、脑外伤后遗症等。

(4)颅内占位:脑肿瘤、脑寄生虫病等。

(5)血管性头痛(包括偏头痛、丛集性头痛)、头痛型癫痫等。

2. 颅外病变　颅骨病变、颈椎病及其他颈部疾病、三叉神经痛、头面部器官(眼、耳、鼻、齿)病变所致的头痛。

3. 全身性疾病　头痛可以是全身性疾病的一个症状,如流感、肺炎等急性感染;高血压、心力衰竭等心血管疾病;乙醇、一氧化碳、有机磷和药物中毒等;尿毒症、贫血、肺性脑病、月经期头痛、中暑等。

4. 神经官能症　神经衰弱及癔症性头痛等。

二、临床表现

头痛表现特点与下列因素有关。

1. 发作急缓　急性头痛指在数秒、数分钟甚至几小时,几天内突然发生的头痛,见于急性脑血管病、急性颅内感染、颅脑外伤等。慢性头痛见于颅内、外的慢性疾病,如脑肿瘤、脑寄生虫病、高血压、血管性头痛、鼻窦炎等。其中,脑肿瘤可表现慢性头痛而进行性加重。血管性偏头痛可呈慢性病程反复急性发作。

2. 发生部位　头面部浅在性头痛见于颅外疾病,如眼源性、鼻源性、齿源性头痛。深在性头痛见于颅内疾病。脑脓肿头痛大多位于病灶侧。偏头痛好发于一侧额颞。后枕部疼痛见于高血压、颅后窝肿瘤。全头部疼痛见于颅内、外急性感染。神经官能症性头痛多弥散于双侧或全头部。

3. 发生时间与持续时间　早晨头痛加剧见于颅内肿瘤、鼻窦炎。长时间阅读后发生的头痛多为眼源性。三叉神经痛呈突发性闪电样发作,持续时间仅数十秒。长年累月的头痛,与情绪波动有关,多为神经官能性头痛。脑外伤性头痛发生的日期很明确。

4. 严重程度　头痛程度与疾病的轻重通常无平行关系,每个患者对痛觉的敏感性也稍有差异。一般而言,三叉神经痛、偏头痛、脑膜刺激所致的头痛最为剧烈;而脑肿瘤的头痛在一个较长时间内可能较轻或仅为中度。

5.疼痛性质 可描述为搏动性、穿凿样、箍紧感、重压感、跳痛、刺痛、钝痛、胀痛等。面部阵发性电击样短促剧痛,沿三叉神经分支的支配区放射,为三叉神经痛的特征。搏动性痛或跳痛,见于高血压、血管性头痛、急性发热性疾病等。脑炎、脑膜炎、脑肿瘤多为剧烈钝痛。

6.伴随症状 伴发热,见于颅内、外急性感染。伴剧烈呕吐,见于颅内压增高。伴有眩晕,见于椎-基底动脉供血不足、基底动脉型偏头痛、小脑肿瘤等。伴有精神症状或癫痫样发作,见于急性感染、脑肿瘤、脑寄生虫病、脑血管病、头痛型癫痫等。伴视力改变,见于偏头痛、青光眼、颅内压增高等。伴脑膜刺激征提示脑膜炎或蛛网膜下腔出血。

7.诱发、加重或缓解因素 头痛加重与排便、咳嗽有关时,应考虑有颅内压增高;精神紧张而诱发者见于神经官能症。

三、辅助检查

1.头颅 CT 或 MRI 疑有颅内病变,病情允许应首选头颅 CT 或 MRI,可帮助鉴别颅内肿瘤、炎症、梗死、出血、外伤、寄生虫感染。

2.脑脊液 疑有脑炎、脑膜炎、蛛网膜下腔出血可考虑腰椎穿刺检查脑脊液,有助于诊断。

3.脑电图 有助于脑炎及头痛型癫痫诊断。

4.其他 根据临床资料可做适当的实验室检查,如疑脑猪囊虫病,做血囊虫抗原抗体测定。疑为感染性疾病,可做血常规检查。

四、诊断与鉴别诊断

头痛是一种信号,它具有保护功能,可提示患者及早就诊,根据头痛的临床表现,结合辅助检查,多能明确诊断。

对下列头痛则需进一步识别,若不及时诊断与处理预后凶险:①突发的急性严重头痛。②慢性头痛突然加重,进展恶化。③咳嗽、排便或用力屏气时,头痛发生或加重。④头痛初发于 50 岁以后。⑤头痛伴有眩晕、呕吐、血压增高、视物模糊、复视、癫痫样抽搐、视盘水肿、脑膜刺激征阳性,或有局灶性神经体征,如脑神经麻痹、偏瘫、病理征阳性,或有短暂性意识障碍,瞳孔缩小、扩大、两侧不等大。

五、急诊处理

1.病因治疗 针对引起头痛的危重疾病,如急性感染、颅内出血、颅内压增高、颅脑外伤等采取相应治疗。

2.对症处理 在诊治病因同时,若患者主诉头痛剧烈,可给予镇痛、镇静药。有颅内压增高,应积极脱水、减轻脑水肿。高热引起的头痛,可用解热镇痛药。

六、预后

头痛预后取决于明确病因后的治疗效果。

第三节　呕吐

呕吐是消化系统和腹膜疾病的常见症状,但也见于其他非消化系统疾病。呕吐可单独发生,但在呕吐前多有恶心。恶心时,患者表现为上腹部一种特殊不适的感觉,常伴有四肢发冷、皮肤苍白、血压降低、缓脉、头晕及唾液分泌增加等迷走神经兴奋症状。呕吐是胃内容物经口吐出体外的一种反射性动作,可将有害物排出,因此具有一定的保护作用,但是如果持久而严重恶心呕吐可引起失水、电解质紊乱、代谢性碱中毒,甚至导致贲门黏膜的撕裂而引起大出血。引起恶心呕吐的病因很多,如消化系统疾病、中枢神经系统疾病、泌尿系统疾病、心脏的病变、代谢系统疾病、药物及中毒等。

一、病史

询问病史时要了解是否有不洁饮食、应用药物及刺激咽喉部等诱发因素、起病的缓急、腹部手术史、女性患者月经史、原发性高血压、冠心病及肾炎等。同时注意以下几点:

1. 发生时间　晨起空腹时的恶心、呕吐,多见于妊娠、尿毒症、慢性咽喉部疾病和慢性酒癖者胃炎。

2. 与进食的关系　食后即呕吐,尤其是餐后集体发病者,多由食物中毒引起;精神性呕吐也是餐后出现呕吐,但精神性呕吐多不费力,随口吐出;进餐 6h 后呕吐或呕吐出隔夜食物,见于幽门梗阻。

3. 呕吐物性状　呕吐出咖啡样液体为上消化道出血,如急性出血性胃炎、胃十二指肠壶腹部溃疡出血、胃癌及呕吐导致贲门黏膜撕裂等;呕吐物带胆汁而有粪臭者示小肠梗阻;有机磷农药中毒时呕吐物有大蒜样臭味。

4. 伴随症状　呕吐伴腹泻,常见于急性胃肠炎或某些毒物中毒;呕吐伴发热多为感染性疾病;呕吐伴有剧烈腹痛,常见于急腹症;呕吐伴有腰部疼痛或两下腹痛并向大腿根部及会阴部放射,可能为泌尿结石;呕吐伴黄疸者多为肝、胆系病变;呕吐伴有眩晕、耳鸣,常见于梅尼埃病、原发性高血压、椎—基底动脉供血不足等;呕吐伴有剧烈头痛者,并且为无恶心、喷射性呕吐,要考虑脑部病变,如脑炎、脑膜炎、脑血管意外、颅脑外伤等;呕吐伴贫血、颜面水肿,可能为尿毒症。呕吐伴有严重的心前区绞痛及胸闷时,要考虑心绞痛或心肌梗死。

二、体格检查

1. 一般情况　注意神志、呼吸、脉搏、血压、体温、病容、皮肤情况及有无贫血和黄疸等。对病危患者,检查时不能过于繁琐,可重点进行必要的体格检查后,先行抢救生命处理,待病情允许再做详细检查。

2. 头颈部　头颈部是否有外伤,眼睑有无水肿,有无眼球震颤,咽喉部是否有炎症、扁桃体是否肿大,甲状腺是否肿大,颈项是否强直等。

3. 腹部　观察腹部的外形是否膨隆,有无胃、肠蠕动波及肠型,腹式呼吸是否受限,有无手术切口瘢痕。触诊时注意腹壁是否僵硬,压痛及反跳痛,上腹有无振水声。听诊时注意肠鸣音是否亢进或伴有金属音等。

4.神经系统 应注意有无意识障碍,同时要检查瞳孔大小变化及对光反应是否存在,有无脑膜刺激征,有无偏瘫等神经系统的体征。

三、辅助检查

1.一般检查 包括血、尿、粪常规,肝、肾功能,血 K^+、Na^+、Ca^{2+}、血糖,尿糖、尿酮,血、尿淀粉酶,血总胆红素,结合胆红素测定等检查。

2.影像学检查 对考虑有腹部疾病所引起的呕吐者可行腹部 X 线平片、腹部 B 超或 CT 检查;脑血管意外者可做头颅 CT 或 MRI 检查。

3.腹腔穿刺和腰椎穿刺 对疑有腹膜炎或腹腔内出血者可行诊断性腹腔穿刺。中枢神经系统感染和脑血管意外者可行腰椎穿刺测压,脑脊液检查及病原学检查。

4.其他 对育龄妇女有呕吐必须进行尿妊娠试验。对疑有甲状腺功能亢进者可行血 T_3、T_4、TSH 检查。心电图检查可排除因心血管疾病所致呕吐。

四、诊断与鉴别诊断

1.急性感染 急性胃肠炎、痢疾、沙门菌感染、急性病毒性肝炎等为呕吐的常见病因,虽然霍乱、副霍乱很少见,如不能及时诊断可造成严重后果。以上疾病均伴有腹泻症状,根据临床表现,大便镜检、培养,乙型肝炎和丙型肝炎相关抗原抗体及 ALT 的检测,诊断不困难。其他引起呕吐相关感染性疾病有颅内感染,尿路结石伴感染及腹腔、盆腔脏器感染,可根据病史、脑脊液、尿常规、血淀粉酶及妇科检查予以确定。因急腹症引起呕吐时,临床表现以腹部疼痛为主,按照腹部压痛位置,有无肌紧张、反跳痛,腹部 X 线,超声波,CT 检查以及腹腔诊断性穿刺可明确诊断。

2.胃肠道疾病

(1)急性胃黏膜病变、胃炎、消化性溃疡、胃癌及各种原因引起的幽门梗阻等胃部疾病时均有呕吐,可行胃镜检查来诊断。

(2)肠梗阻时除有严重呕吐外,还有腹胀、肛门停止排便排气症状以及肠梗阻体征。可行腹部 X 线检查、B 超等检查予以确诊。

(3)急性肠系膜血管闭塞时,突发剧烈腹痛,同时伴有频繁呕吐和水样腹泻,但早期腹部体征不明显,仅有轻度压痛。于发病 6~12h 后,病情恶化,腹部压痛、腹胀明显,肠鸣音减弱或消失,呕吐物和粪便带血,出现肠管坏死、腹膜炎、周围循环衰竭、休克体征。腹腔穿刺可抽出暗红血性液体。患者末梢血白细胞计数升高。动脉造影可协助诊断。

3.代谢紊乱 如慢性肾衰竭、糖尿病酮症酸中毒、低钠血症、水中毒、高钙血症等。由于引起呕吐病因较隐蔽,因此对不明原因的呕吐,诊断时应进行血糖、血尿素氮、血肌酐、血钙、血钠、尿糖、尿酮等检测。

4.神经系统疾病 引起颅内高压的疾病如颅脑外伤、高血压脑病、脑血管意外等均可引起呕吐。内耳迷路疾病、偏头痛等也可引起呕吐。尤其是有颅内高压伴脑疝者常可危及生命。由于基本疾病的临床表现明确,也可借助 CT 检查,诊断一般不困难。

5. 中毒 有机磷农药、磷化锌、强酸强碱等腐蚀性毒物中毒,毒蕈、河豚、鱼胆、棉籽油等误食,酗酒,以及其他食物中毒等为常见引起呕吐的原因。药物中毒常见的有洋地黄制剂、吗啡类、抗生素及抗肿瘤药物等,可据病史及体格检查做出诊断。

五、急诊处理

呕吐的处理主要应针对病因、呕吐、呕吐并发症及对症用止吐药物四方面。

1. 对病因明确者 原发病严重者,如急性重症胰腺炎、严重脑血管意外、严重脑外伤、急性心肌梗死等应及时治疗原发病。

2. 体液补充与酸碱平衡维持 由于严重呕吐可引起胃酸及钠、钾丢失导致碱中毒、血容量减少,因此,必须及时补充液体、钾、钠电解质,同时纠正酸碱平衡紊乱。

3. 对并发症者 如严重呕吐致呕吐引起贲门黏膜撕裂,发生上消化道出血,应进行紧急止血治疗。

4. 对症用止吐药物

(1)胆碱能药物:作用于上消化道的化学感受器,阻断迷走神经的冲动传入呕吐中枢,如阿托品 1mg 肌内注射,东莨菪碱 0.6mg 肌内注射。

(2)抗组胺药物:此类药物作用于迷路和化学感受器触发区,常用的有苯海拉明、异丙嗪等。

(3)氯丙嗪、奋乃静:能抑制延髓呕吐化学感受区,大剂量时能抑制呕吐中枢,因此有较好的止吐效果。甲氧氯普胺(胃复安、灭吐灵)有类似止吐机制,同时有促进胃排空作用,10mg 口服或肌内注射。多潘立酮(吗丁啉)是通过加快胃排空而起止吐作用,用法 10mg 口服或肌内注射;恩丹西酮对因化疗药物所引起的呕吐效果较好,可在化疗前给予。

六、预后

呕吐的预后取决于引起呕吐的原发病以及呕吐所致的并发症,如严重脑血管意外、严重的颅脑外伤、脑膜炎及脑炎、急性坏死出血性胰腺炎等预后较差。呕吐导致严重的水、电解质酸碱失衡和(或)贲门黏膜撕裂导致大出血时预后也较差。

第四节 急性腹泻

腹泻是指大便次数增多,量增加,或带有黏液、脓血或未消化的食物。腹泻原因很多,但急诊室常见为急性起病的感染性腹泻。由于每个人排便习惯差别很大,所以腹泻的标准也因人而异,腹泻轻者可不经治疗自愈,重者可危及生命。

一、病史

询问病史应注意以下几点:

1. 起病情况 有否不洁进食、旅行、聚餐等病史,腹泻是否与高脂肪餐摄入有关,或与紧张、焦虑有关。

2.次数、量和性状 腹泻的次数和大便量有助于判断腹泻的类型及病变的部位,粪便量大、粪便稀薄为分泌性腹泻,病变部位多在小肠;便量少、伴有脓血为渗出性腹泻;次多量少多与直肠激惹有关,反之病变部位较高。

3.伴随症状 发热、腹痛、里急后重、贫血、水肿、营养不良等对判断病因有很大的价值。

4.其他 有无用药史(抗生素、导泻药、抗酸药等)、感染 HIV 的危险因素、其他全身性疾病(糖尿病、硬皮病、甲状腺功能亢进症、慢性胰腺炎等)、既往手术史、饮酒史及喂养宠物等。

二、体格检查

1.一般情况 观察神志,测量体温、脉搏、血压及有无脱水体征,皮肤黏膜有无出血,浅表淋巴结有无肿大,甲状腺有无肿大等。

2.腹部检查 检查有无包块、压痛(局限性或弥漫性)、腹膜刺激征、杂音、肝脾大及有无腹部膨隆。

3.直肠指检 有无肿块、肛周脓肿、瘘管,同时注意观察指套有无肉眼血便。

三、辅助检查

1.粪便常规 粪便常规是腹泻患者的一项基本检查,作用如下:①外观可了解粪便为水样便、黏液血便、鲜血便或米泔样便,以及是否混有未消化的食物。②显微镜检查可了解红细胞、白细胞及病原体情况。③粪便的隐血检查。

2.粪便病原学检查 可涂片染色找病原菌;对疑沙门菌、志贺菌、霍乱弧菌和耶尔森菌等引起者,应做细菌培养并行药敏试验。

3.全血细胞计数 严重细菌感染或炎症性肠病可有白细胞增多,出血和慢性吸收不良可导致贫血。

4.血电解质检查 若腹泻严重有脱水时,可有电解质紊乱和酸碱失衡。

5.其他 X 线腹部平片、钡剂灌肠造影和纤维结肠镜检查等。

四、诊断与鉴别诊断

1.细菌性食物中毒

(1)金黄色葡萄球菌:由于摄入被污染的食物而引起,常见的食物有淀粉类(如剩饭、粥、面食等)牛奶及乳制品、鱼、肉、蛋类等。食物中含有毒素,经过 2～5h 的潜伏期,很少超过 6h,暴发严重恶心、呕吐、腹痛、水样泻。症状一般持续 24～48h。

(2)副溶血性弧菌:由于摄入腌制的食物或生的受污染的咸水海产品引起,腹泻由内毒素所致,潜伏期 6～48h,起病急,症状包括腹痛、腹泻,可为血样便。感染为自限性,1 周内缓解。

(3)大肠埃希菌(产毒菌):耐热和不耐热的内毒素(存在于水或食物中)是造成半数以上旅行者腹泻的病因。通常在到达一个地方后 1 周内出现症状,临床表现为水样腹泻伴呕吐、腹痛。最近从污染的肉食中发现一种产生内毒素的非浸润性大肠埃希菌($O_{157}:H_7$)可引起严重危及生命的急性出血结肠炎。

(4)产气荚膜梭菌:腹泻是由于摄入的这种厌氧带孢子的梭状杆菌释放的内毒素(包括 A

型和 C 型)所引起。这种细菌多存在于污染的肉类罐头或肉类食品中。潜伏期 6～8h,A 型引起无发热的水样泻,一般持续 24～48h,C 型在少数情况下可导致暴发性,发生可危及生命的梗阻出血性空肠炎。

(5)螺杆菌:属革兰阴性杆菌,可分别产生两种内毒素,其一是耐热的毒素,常在油炸食品中,潜伏期 2～4h,症状包括恶心、呕吐、持续 12h 以内。另一为不耐热的毒素,常存在于冷藏的肉类或蔬菜中,潜伏期 6～8h,主要症状为腹泻,持续 24～36h。

(6)霍乱弧菌:是霍乱弧菌引起的烈性肠道传染病,病理变化系由其产生的不耐热的内毒素引起,能导致严重、致命性腹泻,腹泻为无色的、淘米水样便,一天失液量可达 20～25L,腹泻常伴有呕吐。主要是通过污染水或食物感染,潜伏期 1～3d,此病目前在我国较少见。

2.细菌感染性腹泻

(1)志贺菌属:为革兰阴性不动杆菌,通过粪-口途径传播,潜伏期 36～72h,轻型多无全身中毒症状,仅有水样便、轻度发热不适;重型者(细菌性痢疾)表现为高热、黏液脓血便、里急后重;中毒型者甚至有休克、脑水肿表现。

(2)空肠弯曲菌:这些细菌通过侵入回肠末端引起黏膜破溃。由于食畜类、贝类、奶类及受污染的水引起。潜伏期 1～4d,症状包括发热、腹痛(类似于阑尾炎或胰腺炎)水样便也可发展为血样便,可自限。粪便细菌培养和涂片镜检有助于确立诊断。

(3)沙门菌属:细菌侵入肠黏膜,多数由污染的食物引起,尤其是畜类食物。症状包括腹痛、稀水便、寒战、发热,以上症状在 8～48h 内出现,2～5d 后可减退。伤寒沙门菌常导致典型的持续性发热,短暂的腹泻、头痛、腹痛、菌血症、白细胞减少、玫瑰疹,可以发生肠道出血和肠穿孔。

(4)肠道耶尔森杆菌:细菌通过污染的食物感染,侵入肠道引起腹泻。常同时有发热、腹痛、腹泻,严重时有血便。此外回肠末端感染引起肠系膜淋巴结大,可类似阑尾炎。

3.其他微生物感染性腹泻

(1)细小病毒(Norwalk 因子、Hawaii 因子):可发生于任何年龄,有腹泻、水样便,伴有呕吐,病程 1～5d,可自限。诊断主要根据大便内没有白细胞、没有明显不洁饮食史,症状自限性等特点进行排除性诊断。

(2)阿米巴痢疾:病原体为阿米巴,常见于旅行者、集体生活者。主要受累部位为盲肠,也可累及直肠,并出现溃疡,从而导致便痛及里急后重的症状。典型者粪便呈果酱样,有腐臭,镜检仅有少许白细胞、红细胞,常有夏科-雷登结晶,可找到阿米巴滋养体,乙状结肠镜检查,见黏膜大多正常,有散在溃疡。

(3)贝氏等孢子球虫病:一种球虫寄生病,是 AIDS 患者腹泻的常见病因。临床表现为水样泻,血中嗜酸性细胞增多。通过粪便找虫卵可确定。

(4)隐孢子虫:可引起免疫功能低下者发生小肠结肠炎。可经水源传播。免疫功能缺陷者和 AIDS 患者表现为大量的、持续性腹泻,可同时有呼吸道受累。

(5)白色念珠菌:该菌为一条件致病菌。当机体抵抗力下降时,白色念珠菌可引起胃、肠道的感染,表现为严重腹泻。

4.非感染性腹泻 克罗恩病、溃疡性结肠炎急性发作、急性肠道缺血、变态反应性肠炎、过敏性紫癜、服用某些药物如氟尿嘧啶、利福平及新斯的明等引起腹泻。

五、急诊处理

急性腹泻时由于大量肠液丢失导致血容量及相应的电解质紊乱。如果失液量不是很大，能口服，则应尽量鼓励口服补液盐。当出现严重容量不足时，应静脉补充晶体，如生理盐水或林格液，每小时 250～500ml，根据患者的腹泻量、血压、脉搏和尿量调整补液量和补液速度，同时注意电解质的补给。

如果考虑腹泻是由于细菌感染所致者，在补液同时给予抗生素。抗生素在细菌培养及药物试验未明确以前，可根据临床表现及粪便情况经验性选择抗生素。喹诺酮类（18 岁以下或孕妇患者慎用），如诺氟沙星 200mg，口服，每天 3 次；环丙沙星 250mg，口服，每天 2 次。如不能口服液者可静脉补液，防止脱水。还可选用氨苄西林、阿米卡星、复方磺胺甲基异噁唑等。

对怀疑阿米巴感染者可用甲硝唑；白色念珠菌感染者可用氟康唑；溃疡性结肠炎急性发作可用水杨酸柳氮磺吡啶口服，辅以皮质激素灌肠。50％的 AIDS 相关的腹泻患者查不到病原体，最近研究表明使用阿奇霉素有一定的效果。

对于无中毒症状的成人，可适当使用缓泻药。洛哌丁胺，首剂 4mg，每次便后 2mg，每日总量可达 12mg；也可选用次水杨酸铋。

六、预后

大多数单纯性腹泻的患者预后是好的，但如为严重腹泻导致大量肠液的丢失，电解质紊乱者预后较差。

第五节 咯血

咯血（hemoptysis）是指气管、支气管或肺组织出血，经口腔排出。临床可表现为痰中带血（痰血）或纯粹咯血（纯血）两种形式。24h 内咯血量少于 100ml 者为小量，100～500ml 者为中量，多于 500ml 者为大量咯血。支气管扩张发生大量咯血较常见，支气管肺癌则呈反复小量咯血。咯血量的多少，虽与病变的严重程度并不呈完全一致，但与本次病情的预后有着直接关系。大咯血可达数百毫升甚至上千毫升，可引起窒息或休克而死亡。咯血既是呼吸系统的常见症状，是发现疾病的信号，又是危及生命的急症之一。因此，无论是对痰血或是大咯血均应认真对待，边处理边进行病因诊断。

一、病因

咯血的病因较为复杂，原发病种类繁多，大致归纳为以下几类（表 1－1）。

表1-1　咯血分类

类别	常见疾病
支气管疾病	急慢性支气管炎、支气管扩张、支气管内膜结核、支气管结石、支气管肺癌、良性支气管瘤
肺部疾病	肺结核、肺炎、肺脓肿、肺真菌病、肺寄生虫病、肺囊肿、尘肺、肺转移癌
心血管疾病	二尖瓣狭窄、高血压病、肺水肿(心力衰竭、ARDS)、肺栓塞、先天性心血管病(原发性肺动脉高压、房间隔缺损、室间隔缺损、艾森门格综合征、肺动静脉瘘)
全身性疾病	急性传染病(流行性出血热、肺出血型钩端螺旋体病)、血液病、结缔组织病、肺-出血肾炎综合征、特发性含铁血黄素沉着症、贝赫切特综合征、月经性咯血、卡他根拿综合征
外伤性疾病	肺挫伤、胸部钝器伤、胸部穿透伤
医源性原因	抗凝治疗、漂浮(Swan—Ganz)导管、经气管吸引、经胸或经支气管活检、锁骨大动脉-肺动脉(Blalock—Taussing)吻合术

二、临床表现

1.小量咯血　患者可表现为数口纯血或痰血,血压、脉搏可无明显改变。

2.中量咯血　一次性咯血可达数十毫升,多为纯血。患者可有头晕、胸闷、心悸,面色苍白、焦虑不安,血压、脉搏可有改变。

3.大量咯血　可达数百毫升甚至上千毫升,血液可从鼻、口腔涌出,可立即发生窒息或休克。

4.其他　如原发病表现。

三、辅助检查

1.胸部X线　作为常规第一步检查,多能明确诊断。必要时可加拍病灶点片,前弓位片。肺上部表现为渗出性、斑点状、斑片状阴影,多为肺结核特点;肺纹理增多、增粗、双轨征,或呈卷发状、囊状阴影,有利于支气管扩张诊断;有液平面支持肺脓肿诊断;有团块状阴影或肺不张阴影,可能为肺癌;心脏大小,肺动脉圆锥是否突出对心血管疾病提供依据。

2.胸部CT或MRI　咯血患者的肺部一般存在着潜在性病灶,普通胸部X线片大多能显示,有 20%～30% 的患者,由于病灶位于某些特殊的部位(如肺尖、脊柱旁、心影后、膈顶水平下等),易被邻近的组织所遮盖,或者病灶太小易被遗漏,胸部X线片被视为"正常"。通过CT扫描,可进一步发现微小的病灶、隐蔽的病灶以及与血管不易区别的病变。如MRI的三维方向检查可早期发现肺尖癌(Pancoast肿瘤)。

3.纤维支气管镜　可直视病灶的部位、形状和范围,进行病理活检、刷检及灌洗标本,进行细菌学、细胞学检查,多能明确病因。尤其对胸部X线片正常的咯血,多能提高诊断阳性率。由于纤维支气管镜是创伤性检查,对于中等量以上的咯血,最好在咯血停止3d至1周进行。长期小量咯血或痰血者,无须等止血后再检查,可及时进行。

4.肺血管造影　可以发现血管病变、畸形,还可确定出血部位,进行栓塞止血。肺动脉造影,是诊断肺动静脉瘘的最可靠的方法。支气管动脉造影,可诊断支气管动脉畸形或主动脉瘤形成。

5.痰液检查　有助于炎症、结核、肿瘤的诊断和特发性肺含铁血黄素沉着症的诊断,多次送检可提高诊断的阳性率。

6.心电图、超声心动图　对诊断心血管病性咯血有一定价值。

7.其他检查　根据病情相应选择血常规、血小板、出凝血时间,肝、肾功能,骨髓检查等。

四、诊断与鉴别诊断

1.确立是否咯血

(1)咯血与口腔、鼻、咽部出血鉴别。

(2)咯血与呕血鉴别(见表1-2)。

表1-2　咯血与呕血鉴别

鉴别指标	咯血	呕血
病因	有肺或心脏疾病史	有胃病或肝硬化病史
前驱症状	咽部发痒、胸闷、心悸、咳嗽	上腹部不适、恶心、呕吐
出血方式	咯出	呕出,可喷射状
血色及形状	鲜红色、可呈泡沫状	暗红色或咖啡色,常伴有血块
血中混有物	痰	胃液或食物残渣
酸碱反应	碱性	酸性
演变	持续痰血数日,除非血液被咽下,否则少见黑粪	常伴有黑粪或呈柏油样便

2.明确病因

(1)年龄:青少年咯血多见于肺结核、支气管扩张症;40岁以上的咯血应警惕支气管肺癌。

(2)伴随症状:咯血伴有低热、盗汗,多见于肺结核;咯血伴有脓性痰,多见于支气管扩张或肺脓肿;咯血伴有高热、胸痛,多见于肺炎;咯血伴有胸闷、气急、呼吸困难,除可见于心血管疾病外,亦要考虑支气管肺癌;咯血伴有肾炎病变要考虑肺出血-肾炎综合征;咯血伴有发热、皮肤黏膜出血、尿少、肾功能损害,可能是流行性出血热;咯血伴有全身性出血倾向,应考虑血液病;咯血与月经周期有关,月经期咯血,经期后咯血停止,排除其他原因后可考虑替代性月经。

(3)体征:咯血时一侧肺部呼吸音减弱或有湿啰音,提示为出血部位,但不能完全明确出血病因。某些特殊的阳性体征可提供线索,如心尖区有舒张期雷鸣样杂音,提示二尖瓣狭窄;广泛胸部杂音伴毛细血管扩张,肺动静脉瘘的可能性大;杵状指、发绀、心脏异常体征为先天性心血管疾病;锁骨上淋巴结大,声音嘶哑,出现上腔静脉阻塞综合征,提示支气管肺癌;慢性咳嗽、大量黄脓痰、间断性咯血、肺部有固定性湿啰音,提示支气管扩张;全内脏移位、支气管扩张、鼻窦病变可考虑卡他根拿综合征。

3.判断严重程度　咯血的严重程度决定于咯血量、速度与持续时间。咯血量估计有时是困难的,咯出的血有时混有痰液和唾液,常咯在床单或地上。有时可吸入呼吸道或吞入胃内。

故咯血量不一定能真正代表肺出血量。可根据患者的血容量丧失或缺氧全面分析。一次咯血量达 1500ml 时,可立即发生休克或窒息。此外,咯血的严重程度和患者的年龄、基础状态、基础疾病有关。相同的咯血量,在年老、反应迟钝且具有肺部疾病的人与年龄较轻、基础状态较好的患者相比,其所引起的临床后果显然不同。

五、急诊处理

咯血急诊治疗的目的是:制止出血,预防气道阻塞,维持患者的生命功能。

1.一般治疗

(1)体位:能明确出血部位时,尽量让患者采取患侧卧位,避免血液流向健侧引起窒息。

(2)吸氧:呼吸困难或发绀者给予鼻导管吸氧。

(3)镇静:对精神紧张、烦躁不安者,如不伴有中枢性呼吸障碍,可适当给予地西泮类镇静药。如地西泮 2.5～5mg 口服或 5～10mg 肌内注射。

(4)镇咳:剧烈咳嗽是引起大量咯血的常见诱因,可酌情给予止咳药,如喷托维林(咳必清)25～50mg,每日 3 次,口服;可待因 15～30mg,每日 3 次,口服。

2.药物止血 一般痰血或极少量咯血可口服或肌内注射卡巴克洛(肾上腺色腙),嘱患者休息,可自然停止。对于中等量或大咯血者可选用下列止血药物。

(1)垂体后叶素:本药为脑神经垂体的水溶性成分,内含缩宫素及血管升压素(血管紧张素胺)。血管升压素有强烈的血管收缩作用,可使肺血管收缩,减少肺血流量,降低肺静脉压力,使肺小血管破裂处血栓形成而止血。5～10U 加入 50％葡萄糖液 40ml 中缓慢静注,10min 以上推完,必要时 6h 重复。或以 10～20U 加入 5％葡萄糖液或生理盐水 500ml 中静脉滴注,0.1U/(kg·h),每日量控制在 30～50U 以下。用药后可有面色苍白、出汗、心悸、胸闷、腹痛、便意等不良反应。高血压、心绞痛、心力衰竭及妊娠者禁用。

(2)抗纤维蛋白溶解药:能抑制纤溶酶原的激活因子,使纤溶酶原不能被激活为纤溶酶,从而抑制纤维蛋白的溶解,达到止血作用。代表药物:①氨甲苯酸(PAMBA),0.2g 加入 50％葡萄糖液 40ml 中静脉注射,每 6 小时可重复;或 0.4～0.6g 加入 5％葡萄糖液 500ml 中静脉滴注,每天 1～2 次。②氨基己酸(EACA),4～6g 加入 5％葡萄糖液 100～200ml 中,30min 内滴完,以后 1g/h 的浓度维持 24h 或更久。

(3)酚磺乙胺(止血敏):能使血小板增加,增强血小板功能及黏附能力,缩短凝血时间而止血。0.25～0.5g 加入 50％葡萄糖液 40ml 中静脉注射,每 6 小时可重复,或 1～3g 加入 5％葡萄糖液 500ml 中静脉滴注。

(4)扩血管药物:近年来对收缩血管无效的顽固性咯血,或者对神经垂体素有禁忌者,试用扩血管药物,收到显著效果。作用机制可能为:①扩张周围血管,使血液重新分配,从而降低肺循环压力,肺血流量减少。②阻断迷走神经末梢,减少迷走神经反射的不良刺激。③保护生物膜、溶酶体膜,减少毛细血管内皮细胞损伤,有利于出血部位的修复。常用药物:①酚妥拉明,10～20mg 加入 5％葡萄糖液 500ml 中静脉滴注,每天 1 次。降低心脏前、后负荷,尤对二尖瓣狭窄引起的咯血效果好。②山莨菪碱,10～40mg 加入 5％葡萄糖液 500ml 中静脉滴注。或 10mg 肌内注射,每 6 小时重复。③普鲁卡因,200mg 加入 5％葡萄糖液 500ml 中静脉滴注,每天 1 次。有该药物过敏者禁用。

(5)肾上腺皮质激素:经一般治疗和垂体后叶素等治疗咯血等仍不能控制时可考虑使用。该药能抗炎、抗过敏、降低毛细血管的通透性,并能使血中含有大量的组胺,使肝素的肥大细胞脱颗粒,致使血中肝素水平下降,凝血时间缩短,达到止血作用,可静脉给予或口服。

(6)其他止血药:巴曲酶(立止血)1~2U 肌内注射或加入 50% 葡萄糖液 20ml 中静脉注射。仙鹤草素 10mg 肌内注射。维生素 K 类静脉滴注、肌内注射或口服。云南白药、三七片口服。

(7)中药穴位止血:试用大蒜泥敷贴涌泉穴,可取得较好效果。方法:取新鲜大蒜 1 个,去皮,捣碎成泥状,取 10g 加入硫黄末 6g,肉桂末 3g,冰片 3g 研匀,分涂在两块纱布上,贴敷两足底涌泉穴,隔日换药 1 次。为预防皮肤起疱,可先在足底皮肤上擦点油,再敷大蒜泥。

3.其他止血措施

(1)经纤维支气管镜止血:大咯血患者无论胸部 X 线有无阳性发现,如果经药物治疗无效,且不能选择手术情况下,可进行纤维支气管镜检查,明确出血来源,同时可行止血治疗。①将聚乙烯导管由纤维支气管镜活检孔插入到出血部位支气管腔,注入凝血酶溶液 5ml 或肾上腺素溶液 1~2ml。②或经纤维支气管镜插入 Fogarty 气囊导管到出血的段支气管,注入气体和生理盐水,使气囊膨胀压迫止血。24h 放松气囊,观察数小时无再出血,即可拔管。

(2)外科手术:当内科治疗无效,出血部位明确,又无手术禁忌时,可考虑紧急手术治疗。适应证:①18~24h 内咯血量在 500ml 以上,内科治疗无止血趋向者。②有反复大咯血史,临床上有窒息或休克可能。③出血部位确定者。禁忌证:①晚期肺癌大咯血。②二尖瓣狭窄大咯血。③有全身出血倾向者。④全身情况极差伴肺功能不全者。⑤出血部位未明确者。

(3)介入治疗:在肺血管造影的基础上,对出血的相应血管作动脉栓塞治疗,尤其是支气管动脉栓塞治疗大咯血,国内报道较多,均取得满意效果。

4.病因治疗　是根本措施,可与止血同时进行。

六、并发症

咯血常见并发症为窒息、出血性休克、肺不张、结核病灶播散、继发肺部感染、失血性贫血等。肺不张时可将血液吸出或用少量支气管扩张药,促使肺叶复张。出血性休克时可适量输血,维持正常血压,输新鲜血尚有促进止血的作用。

咯血窒息是致死的主要原因,应严加防范,做好抢救准备。

1.窒息原因　①大咯血阻塞呼吸道,来不及咯出。②体弱咳嗽无力,或咳嗽反射低下,无力将血液咯出。③精神极度紧张,诱发喉头痉挛,血液不能排出而阻塞气道。

2.窒息时表现　胸闷、气憋、唇甲发绀、面色苍白、冷汗淋漓、烦躁不安、张口瞪目、双手乱抓,继而神志不清,3~6min 内死亡。

3.急救措施　对大咯血者,有条件应收入 ICU 病房,严密观察生命体征,床边备有吸引器、喉镜、气管插管和切开包。有窒息先兆,立即采取头低足高 45°的俯卧位,拍击背部,促进血液倒出。也可快速用鼻导管经鼻插入气管,另一头接吸引器,边进边吸,清除血块,同时给予高浓度的氧,直至窒息缓解。或气管插管、气管切开,清除气道内积血,并行机械通气。

七、预后

取决于咯血量、出血速度及持续时间,也与年龄、基础疾病、基础状态有关。

第六节　昏迷

意识是中枢神经系统对内、外环境中的刺激所做出的有意义的应答能力,这种应答能力主要受大脑皮质及皮质下网状结构的控制,它包括意识清晰度和意识内容两方面。意识清晰度有赖于脑干的网状上行激活系统,而意识内容的完整则取决于大脑皮质的功能。凡引起上行激活系统的损害,或造成大脑皮质功能不全诸多因素,均能导致应答能力的减弱或消失,即为意识障碍(disturbance of consciousness),严重的意识障碍称昏迷(coma)。患者表现为意识丧失,运动、感觉和反射失去正常反应。昏迷是临床常见急症,因患者缺乏主诉,不易诊断,病死率高。

一、病因

1.颅内病变

(1)脑血管病:脑出血、脑栓塞、脑血栓形成、蛛网膜下腔出血等。

(2)颅内占位:脑肿瘤、脑脓肿、脑寄生虫等。

(3)颅脑损伤:脑震荡、脑挫裂伤、颅内血肿、硬膜下或硬膜外血肿等。

(4)脑内异常放电:癫痫大发作或癫痫持续状态。

2.全身性疾病

(1)重症急性感染:肺炎、伤寒、中毒性菌痢、流行性出血热、败血症、脑炎、脑膜脑炎、脑型疟疾等。

(2)内分泌与代谢障碍:糖尿病性昏迷、垂体性昏迷、甲状腺危象、肝性脑病、尿毒症脑病等。

(3)水、电解质平衡失调:低钠、低氯、酸中毒、碱中毒、肺性脑病。

(4)心血管疾病:急性心肌梗死、严重心律失常、高血压危象等。

(5)中毒及意外伤害:工、农业毒物中毒,一氧化碳中毒,镇静药、麻醉药、毒品过量,高温中暑,触电,溺水,自缢等。

二、临床表现

根据意识障碍程度的不同,临床表现也有差异。主要根据患者对言语、感觉(包括触觉、推、摇、声、光、疼痛)刺激所产生的反应及运动反射障碍来判断。广义上,昏迷包括不同程度的意识障碍,如嗜睡、意识模糊、谵妄、昏睡、昏迷。而狭义上的昏迷,仅指以下三种类型:

1.昏睡(stupor)　长时间处于睡眠状态,较重的疼痛刺激或较简单的言语刺激方可唤醒,并能做简短、模糊、而不完全的答话,当外界刺激停止时,立即又进入睡眠状态。自发性言语,运动减少。

2.浅昏迷 对声、光等刺激无反应,对疼痛等强烈刺激(如压迫眶上缘)有躲避反应及痛苦表现,但不能回答问题或执行简单的命令。角膜反射、咳嗽反射、吞咽反射可存在,生命体征无明显的改变。

3.深昏迷 对外界刺激均无反应,肌肉松弛,各种生理反射消失,生命体征不稳定,随时有可能死亡。

三、辅助检查

1.生化检查 根据昏迷病因选择性检查血常规、尿常规、肝功能、肾功能、血糖、电解质、血气分析、血清胆碱酯酶等。疑有中毒患者,可对呕吐物、排泄物或血样做毒物鉴定。

2.影像学检查 根据昏迷病因可选择做心电图、脑电图、B超等。疑有颅内病变,可做头颅CT或磁共振(MRI)。

3.脑脊液检查 疑有颅内病变,而头颅CT阴性者,根据病情可做脑脊液检查,观察其外观、颜色、透明度、压力、性状,进一步做脑脊液常规、生化、培养、乳酸测定、囊虫抗原抗体等。如为血性脑脊液,多为脑出血破入脑室或蛛网膜下腔出血。如为黄色、浑浊脑脊液,多为颅内感染等。如为米汤样脑脊液,多为流行性脑脊髓膜炎。

四、诊断与鉴别诊断

1.确定是否昏迷 根据患者对外界环境的刺激及自身感觉、运动的反应能力减弱或消失、各种生理反射功能障碍,结合病史,对昏迷诊断尚不难。但要和那些貌似昏迷的情况相鉴别。

(1)精神抑制状态:常见于癔症或强烈心因性反应后,患者卧床,对刺激无反应,呼之不应,推之不动,有时会紧闭双眼,翻开眼睑时会遇到抵抗、眼球回避现象,放平后即迅速紧闭。部分患者可有呼吸加快、肢体僵硬。生命体征平稳。而真性昏迷患者眼睑较松,无抵抗现象,放平后闭拢缓慢。

(2)失语:一些瘫痪伴有嗜睡、失语的患者因言语功能障碍,对外界刺激失去反应能力而易被误诊为昏迷。可用声、光、疼痛刺激来鉴别,可给患者做示意动作,观察其是否理解、领会、或欲语不能。

(3)木僵状态:常见于精神分裂症,患者不语不动、不饮不食、不排尿便,即使给强烈刺激也无反应。多数患者表现为蜡样屈曲、违拗。有时可出现兴奋躁动,当兴奋时患者能回忆起木僵时所受的环境刺激,以此来鉴别患者有无意识障碍。

2.明确病因

(1)发病形式:急骤发生的昏迷,常见于急性脑血管病、颅脑外伤、中毒及触电等;亚急性起病见于代谢性脑病、化学性、烈性传染病等;逐渐发生者要考虑颅内占位或慢性硬膜下血肿等;短暂性昏迷见于一过性脑供血不足或癫痫大发作后等。

(2)首发症状:起病前有剧烈头痛、呕吐常见于出血性脑血管病;病初有发热,多见于颅内或全身感染性疾病;昏迷前有精神症状,提示病变(炎症、肿瘤)在大脑额叶或颞叶;昏迷前有外伤,如出现耳、鼻、口腔出血可能有颅底骨折;外伤后昏迷较深,脑部症状明显可能伴有颅内大量出血。

（3）伴随症状：不少症状和体征能提示脑损害的部位和性质，应予以重视。昏迷伴有呕吐，提示系颅内压增高，多见于脑出血、颅内占位病变等；昏迷伴有抽搐，多见于脑出血、癫痫持续状态、灭鼠药中毒等；昏迷伴有偏瘫，多见于脑出血、脑梗死、颅内占位病变等。昏迷伴有脑膜刺激征，多见于脑膜炎、蛛网膜下腔出血、脑出血、颅内压增高；昏迷伴血压剧增，多见于高血压脑病或脑出血。

（4）既往病史：有无心、肝、肾、肺等脏器的慢性疾病；有无高血压、糖尿病及类似的昏迷病史。如肝性脑病多是在慢肝的基础上逐渐出现意识障碍；糖尿病昏迷者可能与突然中断降糖药有关；癫痫患者则有反复癫痫发作史。

（5）发病现场：有无毒物残留，是否服用毒物或接触过毒物。当地有无传染病流行。发病季节。如冬季晨起发现昏迷者，要想到一氧化碳中毒；夏季高温下作业要考虑中暑。

3. 体格检查

（1）呼吸：深而快规律性呼吸见于代谢性酸中毒；浅而快规律性呼吸见于休克、心肺疾病；浅而慢呼吸或叹息样呼吸见于镇静药、麻醉药、毒品中毒。呼吸缓慢不规则或潮式呼吸，见于颅内压增高或脑干病变。

（2）循环：心动过速见于感染、休克、心力衰竭或甲亢危象等；心动过缓见于颅内压增高或房室传导阻滞；有房颤者要考虑脑栓塞的可能。血压过高提示脑出血或高血压脑病；血压过低提示糖尿病昏迷、心肌梗死、休克、镇静药中毒等。

（3）皮肤黏膜：潮红见于乙醇中毒、阿托品类药物中毒及高热；樱桃红色见于一氧化碳中毒；苍白见于休克、贫血或低血糖；发绀提示心脏疾病或亚硝酸盐中毒；皮肤黏膜黄染见于肝胆疾病；皮肤瘀点或瘀斑见于流行性脑膜炎、败血症、血液病等。

（4）气味：酒味为急性乙醇中毒；肝臭味提示肝性脑病；苹果味见于糖尿病酮症酸中毒；大蒜味为有机磷农药中毒；尿臭味提示尿毒症。

（5）瞳孔：瞳孔舒缩受交感神经和副交感神经双重支配，交感中枢位于下丘脑，其纤维经脑干下行，调节瞳孔开大肌；副交感中枢位于中脑动眼神经核，调节瞳孔括约肌。正常瞳孔直径为 2.5～4mm，脑部损害及一些全身性疾病可影响瞳孔大小。双侧瞳孔缩小见于下丘脑有病变或提示有机磷、镇静药、吗啡类中毒可能；双侧瞳孔散大见于中脑有病变或阿托品类中毒、乙醇中毒等；双侧瞳孔不等大或忽大忽小，可能是脑疝早期征象；一侧瞳孔散大和对光反射消失，见于蛛网膜下腔出血、颅内血肿，以及小脑幕切迹疝等病变压迫动眼神经的结果；双侧眼球同向偏斜的急性昏迷，提示脑出血；突然昏迷伴有单侧眼肌麻痹，可能是脑动脉瘤破裂出血。

（6）瘫痪：昏迷患者有无局灶性神经系统体征有助于鉴别全身性疾病还是颅内病变所致的昏迷。如有中枢性面瘫与同侧肢体偏瘫，提示病变在对侧大脑半球；颈髓损害出现四肢瘫；脑干病变时出现一侧脑神经麻痹和对侧肢体瘫痪，称为交叉瘫。

（7）去皮质强直：四肢强直伸展、颈后仰，甚至角弓反张，常为大脑皮质和中脑同时受累所致。

（8）病理反射：一侧病理反射阳性，提示脑局部性病变；双侧病理征阳性，见于多种原因所致的昏迷；大脑弥漫性损害可出现强握反射，下颌反射亢进和吸吮反射阳性。

五、急诊处理

对于昏迷患者当务之急是积极采取措施,维持生命体征,避免各脏器的进一步损害;同时查明原因,进行对症治疗。

1. 监测生命体征

(1)保持气道通畅以保证充足的氧气:应立即检查口腔、喉部和气管有无梗阻,抽痰、吸氧。呼吸衰竭或呼吸停止者可及时气管插管,用人工呼吸器维持呼吸,适量应用呼吸兴奋药。同时做动脉血气分析,使动脉血氧分压(PaO_2)至少高于 80mmHg,动脉血二氧化碳分压($PaCO_2$)在 30~35mmHg,动脉血氧饱和度(SaO_2)>90%。

(2)维持循环血量:应立即建立静脉通道,保证输液、给药。监测血压,如有血压下降,及时给予升压药,平均血压至少维持在 80mmHg 或以上。

(3)维持电解质及酸碱平衡:根据血液生化结果,择时纠酸、纠碱、补钠、补钾、补氯等。

2. 减轻脑水肿,快速降颅压 立即应用 20%甘露醇 125~250ml,快速静脉滴注,每 6 小时 1 次。无高血压、糖尿病者可酌情加用地塞米松 10~20mg,静脉注射。血压急剧升高者可加呋塞米 20~40mg,静脉注射。以上药物根据病情可反复使用。

3. 降低脑代谢、促进脑功能恢复 低温、冬眠疗法降低脑细胞代谢,减少氧耗,减轻脑水肿。非脑出血昏迷者,可早期使用脑细胞活化药,如胞磷胆碱 750~1000mg 静滴。纳洛酮作为非特异性脑苏醒剂,既可减轻脑水肿、改善脑缺氧,同时又是吗啡、毒品中毒的拮抗药,可适用于非脑出血的各类昏迷患者。也可选用纳美芬、醒脑静等。

4. 对症处理 高温、抽搐者,可行物理降温,选择有效的抗生素。留置导尿,防止压疮。频繁抽搐,可选用地西泮 5~10mg 静脉注射,必要时和苯巴比妥 0.1g 肌内注射交替使用。

5. 病因治疗 一旦明确诊断,立即病因治疗。如口服毒物中毒,根据毒物种类可进行洗胃、导泻、利尿及使用特效解毒药。低血糖昏迷立即静脉注射高渗葡萄糖液。糖尿病昏迷,给予胰岛素治疗。短时间内仍不能明确诊断,疑有颅内病变,可待患者生命体征平稳后,进行急诊头颅 CT 检查,必要时应有医务人员护送。

六、预后

取决于昏迷病因及昏迷程度,也取决于昏迷的持续时间及治疗反应。昏迷时间越长,预后越差。

第七节 眩晕

眩晕(vertigo)是对空间定向的一种运动错觉,患者感到周围物体或自身在旋转,或上下、左右摇晃,或有移动的感觉,发作时伴有平衡失调、站立不稳、眼球震颤、恶心、呕吐、出汗及脉搏血压改变,临床称为真性眩晕。头昏、头晕与眩晕不同,多不伴有旋转,只有"晕晕乎乎的",头重脚轻的感觉,有时也称为假性眩晕。

一、病因

前庭系统为人体辨向的主要结构,主要包括内耳前庭器官、前庭神经、中枢传导径路及前庭皮质代表区,该系统有病变是产生眩晕的主要原因。

二、临床类型

按前庭系统有无受累将眩晕分为前庭性和非前庭性两大类。按前庭系统累及的部位不同,前庭性眩晕又分为前庭周围性、前庭中枢性眩晕。

1.前庭周围性眩晕(耳性眩晕) 指前庭器官和前庭神经的内听道部分有病变。主要病因是中耳感染、乳突及迷路感染、迷路出血、迷路水肿、前庭神经元炎、位置性眩晕、晕动病、内耳药物中毒(链霉素、卡那霉素、奎宁、水杨酸钠等)。

2.前庭中枢性眩晕(脑性眩晕) 指前庭神经的颅内部分、脑干前庭核及其传导路径有病变。主要病因如下。

(1)颅内血管性疾病:椎—基底动脉供血不足、锁骨下动脉盗血综合征、延髓外侧综合征、高血压脑病、小脑出血等。

(2)颅内占位性疾病:听神经瘤、小脑肿瘤、第 4 脑室瘤、脑干肿瘤。

(3)颅内感染性疾病:颅后窝蛛网膜炎、小脑脓肿。

(4)颅内脱髓鞘疾病及变性疾病:多发性硬化、延髓空洞症。

(5)癫痫:如颞叶癫痫。

3.非前庭性眩晕 由其他系统或全身性疾病引起。

(1)躯体性疾病:高血压、低血压、心律失常、颈动脉窦过敏、糖尿病、低血糖、甲状腺功能减退症、胰岛细胞瘤、重症贫血、各种感染发热性疾病等。

(2)眼、鼻、口腔疾病:眼外肌麻痹、屈光不正、青光眼、鼻窦炎、口腔感染、龋齿等。

(3)功能性疾病:神经官能症、自主神经功能紊乱、过度疲劳、失眠等。

三、临床表现

眩晕是门、急诊常见的主诉之一,几乎每个人在一生中早晚均会有此种体验。临床可表现为两种类型。

1.周围性眩晕 此类眩晕常是发作性的,突然起病,症状较重。患者自感突然周围物体旋转,自身上下、左右摇晃,平衡障碍,站立走路时唯恐摔倒,常双手抓住周围固定的物体,如房柱子、门栏等。同时伴有恶心、呕吐,面色苍白、出汗、血压下降。若前庭和耳蜗同时受累,可有耳鸣、耳聋(称耳蜗症状),体检有眼球震颤。此类眩晕发作持续时间短,数分钟至数小时,最长可达 2～3d。

2.中枢性眩晕 眩晕的症状和体征,要比周围性眩晕轻。只是眩晕持续时间较长,可达数天、数月,甚至与原发病相始终。

四、辅助检查

根据病情可选做:头颅 CT 或 MRI;头颅或颈椎 X 线;心电图或脑电图;眼震电图和冷热

水试验;听力测定、脑干诱发电位;甲状腺功能检查;葡萄糖耐量试验;脑脊液检查。

五、诊断依据

1.病史　通过病史提供,确立是眩晕还是头晕。若为眩晕,应详细了解发作的性质、程度、时间、诱发因素、伴随症状,以及可能引起眩晕的病因(包括内科、神经科、耳鼻咽喉科的有关病史)。

2.体格检查

(1)内科系统:有无心脏疾病、血压异常、严重贫血、代谢紊乱、感染、中毒等。

(2)神经系统:有无眼球震颤、共济失调、听力障碍、视盘水肿、颅内压增高及神经系统定位体征。

(3)耳科检查:应做外耳道、鼓膜、鼻咽腔等处病变的检查。

六、鉴别诊断

1.梅尼埃(Meniere)病　是耳性眩晕中最常见的一种疾病。典型的梅尼埃病可表现眩晕、耳鸣耳聋、恶心呕吐、眼球震颤四大体征。产生本病的主要原因是由于自主神经功能失调,引起迷路动脉痉挛,从而使内淋巴产生过多或吸收障碍,导致迷路、膜迷路积水及压力增高。亦有人认为是变态反应、B族维生素缺乏等因素所致。多见于青壮年,20～40岁。发病间歇期长短不一,可见数日、数月,甚至数年发作1次。电测听在典型病例可有重震现象。神经系统定位检查无异常。

2.梅尼埃综合征　继发于内耳疾病,如急性中耳炎、内耳出血、内耳血管舒缩障碍、内耳梅毒等,引起类似梅尼埃病的临床表现,故称梅尼埃综合征。尽管临床症状基本相同,但病因不同。梅尼埃病是原发于膜迷路积水、水肿的一种独立疾病,故治疗也有所区别。

3.前庭神经元炎　可能为病毒感染。首次发病常在呼吸道感染后数天发生。表现为突发性眩晕,恶心呕吐和眼球震颤。神经系统定位检查无异常。发病年龄为20～60岁,偶见于儿童。发作时间可持续4～6周。病变部位可位于前庭神经核、前庭神经元、前庭神经节及前庭神经末梢的整个通路。与梅尼埃病鉴别点:①耳鸣与耳聋是梅尼埃病的特征,而前庭神经元炎极少有,或无。②前庭神经元炎的眩晕持续时间较长,痊愈后很少复发,而复发性眩晕则是梅尼埃病的特点。③前庭神经元炎多有呼吸道感染等前驱症状,而梅尼埃病无前驱症状。

4.颈性眩晕　是一组由于颈部疾病引起的综合征,其原因:①椎动脉在穿行颈椎横突孔时受压。②颈部交感神经受刺激引起椎动脉痉挛。常见疾病如颈椎病、颈部外伤、枕大孔畸形等。临床特征是既有颈部疾病的表现,又有前庭或耳蜗系统受累的表现,但前庭功能试验一般正常。

5.椎—基底动脉循环障碍　大多发生于中年以上的患者,多有动脉硬化或颈椎病病史。临床病症多式多样,相当复杂,主要表现是其供血区域功能障碍。主要症状是眩晕、头痛、视力障碍、共济失调、意识障碍及脑干定位体征。常见原因如下。

(1)内听动脉痉挛综合征(迷路卒中):由于内听动脉或其前庭支血栓形成。表现为突发性严重的眩晕、恶心、呕吐及耳蜗症状。

（2）锁骨下动脉盗血综合征：患者多在搬运重物或患肢负重时出现椎-基底动脉供血不足症状，两上肢动脉收缩压相差 20mmHg 或以上，患侧脉搏迟滞，锁骨上区可闻及收缩期杂音，血管造影可确诊。

（3）小脑后下动脉血栓形成：主要出现延髓背外侧综合征表现，除眩晕、恶心呕吐外，可有吞咽困难、饮水发呛咳、软腭麻痹、小脑共济失调、面部及对侧肢体痛温觉丧失，颈交感神经受损出现霍纳（Horner）综合征。头颅 MRI 可见延髓外侧有梗死灶。

（4）小脑出血：突起剧烈眩晕，反复呕吐，后枕部疼痛，共济失调，头颅 CT 可确诊。

6. 颅内肿瘤　产生的眩晕有两种原因，一是由于肿瘤直接压迫，侵及前庭神经或其中枢；二是颅内压增高，使第 4 脑室底前庭神经核充血肿胀。头颅 CT 或 MRI 可确诊肿瘤部位及性质。

7. 神经官能症　大多数为假性眩晕，伴有恶心、呕吐、多汗、心悸、失眠、多梦、耳鸣但不伴有耳聋，神经系统检查一般无阳性体征。多有情绪激动、精神紧张、过度劳累等诱发因素。

七、急诊处理

眩晕是一大综合征，包括许多疾病，但患者一般发病较急，需要即果断处理，以减轻症状。

1. 临时一般处理

（1）应立刻卧床，给予止晕、止吐。常用药物东莨菪碱 0.3mg 或山莨菪碱 10mg 肌内注射。地西泮可减轻患者眩晕、紧张、焦虑。口服地芬尼多（眩晕停）或茶苯海明等抗组胺药，控制眩晕。

（2）输液、纠正水电解质失衡。

（3）脱水：适用于颅内压增高、梅尼埃病、内分泌障碍而致水潴留等引起的眩晕，如 20%甘露醇静脉滴注，呋塞米 20mg 静脉注射或口服。

（4）血管扩张药：用于脑血管供血不足引起的眩晕，如盐酸培他啶 500ml 静脉滴注，5%碳酸氢钠 250ml 静脉滴注。对锁骨下盗血综合征，禁用血管扩张药和降压药，以免"盗血"加重。

（5）肾上腺皮质激素：适用于梅尼埃病，颅内压增高、脱髓鞘疾病等。

2. 病因治疗　积极寻找原发病因，如为中耳炎引起，可抗感染或耳科手术治疗；由颅内占位引起，应尽快手术，解除压迫；颈椎病引起者，经对症处理效果不好，可考虑颈椎牵引或手术。

八、预后

取决于眩晕的病因。

第八节　晕厥

晕厥（syncope）是由于一过性广泛脑供血不足而突然发生的短暂性意识丧失状态。患者因全身肌张力降低不能站立而倒地，可于短时间内恢复。脑血流量的阈值研究表明，正常人平均脑血流量为每分钟 40～60ml/100g 脑组织，正常情况下，脑组织由于特殊的代谢需要，脑血流量不能低于每分钟 30ml/100g 脑组织。由于某些原因脑血流量突然低于这个水平则发生晕厥。

一、病因

按照晕厥发生的原因临床大致分为四类。

1. 反射性晕厥　由于反射性周围血管扩张、心脏输出减少和(或)小动脉收缩反射功能失常而引起。包括以下几种类型。

(1)血管抑制性晕厥(单纯性晕厥、血管减压性晕厥、血管迷走性晕厥):是晕厥最常见的原因。多发生于年轻患者(<40 岁),因某些因素的刺激(如紧张、恐惧、疼痛、创伤性出血、空腹、疲劳、空气闷浊等)使迷走神经兴奋性增高导致心率缓慢,外周血管扩张,使回心血量减少,最后导致血压下降,脑血流量急骤减少而出现晕厥。

(2)直立性(体位性)低血压性晕厥:通常在试图站立时发生晕厥而确诊。可分为原发性和继发性两种。原发性直立性晕厥(也称 Shy-Drager 综合征)是一种少见的以自主神经系统广泛变性的疾病,多见于中年以上男性,主要表现为直立性低血压、发汗异常、阳痿和排尿障碍,也可伴有震颤麻痹,小脑共济失调。继发性者多见于低血容量贫血、长期卧床患者及一些血管扩张药物的应用等。

(3)颈动脉窦性晕厥:由于颈动脉窦附近病变或过敏引起。多见于中年以上男性,当颈部突然转动或衣领过紧以及偶然触及颈动脉窦可引起迷走神经兴奋,使心率减慢、血压下降。颈动脉窦过敏的原因,常常是局部动脉硬化,也可见于动脉炎、颈动脉窦周围淋巴结炎或淋巴结大、肿瘤压迫等。

(4)排尿性晕厥:中青年男性多见,偶见于老年人。发病通常在夜间醒来或午睡醒来小便时,在排尿中或排尿后发生。由于排尿的屏气动作和膀胱收缩产生强烈的迷走神经反射,加上体位的骤变和自主神经不稳定而使心率缓慢、血压下降,晕厥发生。

(5)咳嗽性晕厥:见于有慢性肺部疾病者剧烈咳嗽后发生。可能是剧咳时胸腔内压力增加,静脉回流受阻,心排血量降低,血压下降,脑缺血所致。亦有认为剧咳时脑脊液压力迅速增高,对大脑产生震荡作用所致。

2. 心源性晕厥　由于心脏疾病使心排血量骤然减少,导致脑缺血发作而出现晕厥。是晕厥中最严重的一种。常见病因有心肌梗死、心肌病、病态窦房结综合征、心瓣膜病变、先天性心脏病及药物(奎尼丁、洋地黄、酒石酸锑钾等)对心肌的毒害作用。发生的原因为心脏停搏、严重心律失常(心动过速、心房纤颤、窦性静止、窦房阻滞、房室传导阻滞等)左室流出道梗阻、左心房黏液瘤或血栓嵌顿于二尖瓣口造成急性心排血量减少而引起晕厥。最严重的为 Adams-Stokes 综合征,在心搏停止 5~10s 则可出现晕厥。

3. 脑源性晕厥　由于脑实质病变、脑血管病变或供应脑部血液的血管发生循环障碍而发生的晕厥。常见的病因有颅脑外伤、多发性大动脉炎、基底动脉型偏头痛、高血压脑病、脑动脉硬化等。

4. 血液成分异常　如低氧血症、低碳酸血症等。

(1)哭泣性晕厥:是幼儿发生晕厥的常见类型,先有啼哭或抽泣,继之屏住呼吸,由于缺氧而发生晕厥。成人悲伤过度亦可发生。

（2）换气过度综合征：由于情绪紧张或癔症发作时呼吸气促、换气过度，二氧化碳排出增加，导致呼吸性碱中毒使脑部毛细血管收缩、脑缺氧所致。

（3）重症贫血：因血氧低下而在用力时发生晕厥。

（4）低血糖状态：由于血糖低而影响大脑的能量供应所致。

（5）高原晕厥：由短暂缺氧引起。

二、临床表现

1. 前驱表现　部分患者可有先兆，感觉头重脚轻、头晕、恶心，继而面色苍白、出汗、肢体发软，此过程多为几秒或几分钟，多数患者采取蹲、坐或卧位，片刻内缓解。

2. 发作时表现　部分患者此晕厥前驱症状进展较快，常来不及采取措施，已意识丧失、跌倒在地。此时血压进一步下降、心率缓慢、脉搏细弱、呼吸浅弱、大汗淋漓、面色苍白。跌倒后患者取水平位，脑血供改善，上述表现消失，意识渐恢复。

三、辅助检查

1. 心电图　列为常规检查，注意有无以下疾病的证据：心肌缺血、心肌梗死、心律失常、预激综合征、Q—T间期延长、传导障碍。疑有心肌缺血患者可做心电图二阶梯运动负荷检查。疑有心律失常者可做24h动态心电图监测。

2. 脑电图和脑CT、MRI　脑电图有助于鉴别晕厥与癫痫。脑CT、MRI检查对发现实质占位及脑血管病变有一定价值。

3. 实验室检查　常规测定血糖、血清钾、钙、镁及血常规以确定有无血液成分异常。

四、诊断依据

应询问患者或目睹发作者，晕厥在何种情况下发生。有无诱发因素，发作时的体位，持续时间，发作时的面色、出汗、血压及脉搏情况，有无咬破舌头、抽搐、大小便失禁，有无基础疾病及既往类似发作史。重点体检面色、血压、脉搏、呼吸、瞳孔、心、肺，注意有无跌伤，有无神经系统定位体征。如血管抑制性晕厥多有明显诱因；心源性晕厥多有心脏疾病存在，体检可有发绀、呼吸困难、颈静脉怒张、心脏扩大、杂音及心率、心律异常，严重者有抽搐，又称急性心源性脑缺血综合征（阿—斯综合征）。

五、鉴别诊断

1. 昏迷　昏迷的意识障碍较长，恢复较难，而晕厥的意识障碍短暂，突然发生，很快恢复。

2. 眩晕　患者感到自身或周围物景旋转，但无意识障碍。

3. 癫痫　癫痫大发作时面色发绀，血压正常或偏高，伴有抽搐，常有咬破舌头或尿失禁。而晕厥则以跌倒、血压低、面色苍白为特点。两者均有意识障碍，但晕厥恢复时间是以数秒至数分钟计算；而癫痫则以数分钟至1h以上计算。癫痫脑电图可有尖波、棘波，而晕厥常无。

六、急诊处理

出现先兆时应立即采取卧位,防止跌倒。一旦晕厥发作,应将患者采取平卧,松解衣领,抬高下肢,将头转向一侧,防止呕吐物吸入,保持呼吸道通畅。发作时不要喂药,以免误入气道。意识恢复后不能立刻站起,应缓慢坐起后再站立,站立后应观察几分钟再离开,防止再次发作。

1. 血管抑制性晕厥　避免诱发因素,平时做一些增强神经反射功能的锻炼,如跑步等,可对减少晕厥的发作有益处。晕厥发作时在空气流通处平卧休息,部分患者可很快恢复意识。晕厥发作恢复较慢者,可皮下注射肾上腺素 0.25～1mg,也可静脉注射 50% 葡萄糖液 40ml,或静脉滴注 5% 葡萄糖盐水 500ml。现场发现,除采取通风、平卧方法外,也可针刺人中,可反射性地引起血管收缩,血压回升。

2. 排尿性晕厥　醒后先坐位休息几分钟后再下床,采取蹲位小便,对发作频繁者可长期服用阿托品以预防发作。

3. 直立性低血压性晕厥　能查出病因者应针对病因治疗。对原因不明,即原发性直立性晕厥者,睡眠时把床头抬高 20～30cm,以利于晨起时血压调节。起床时动作要缓慢,避免服用镇静药及利尿药。正常卧位起立时,因地心吸引力关系有 300～800ml 血液淤积于下肢,这类患者不能像正常人那样通过反射机制维持正常血管张力而发生晕厥,平时可穿弹性长裤,必要时口服麻黄碱每次 12.5～25mg,每日 3 次。严重者可用盐皮质激素增加血容量,以氟氢可的松较好,开始服 1mg,每日 2 次,待直立性低血压消除后,改为每日 0.1～1mg 作为维持量。

4. 颈动脉窦性晕厥　平时注意不要穿衣领过高过硬的上衣,不宜骤然急速转动头部。可口服阿托品或溴丙胺太林(普鲁本辛)预防发作。心率经常很慢,去除诱因后晕厥仍频繁发作者,可考虑安装人工心脏起搏器。

5. 心源性晕厥　这类晕厥发病急、病情重,如不及时诊治,年病死率可占所有晕厥死亡的 20%～30%。针对病因不同治疗亦不同。

(1)急性心脏排血受阻性晕厥:二尖瓣狭窄患者,若反复发生晕厥或癫痫样抽搐,应考虑左心房黏液瘤或左心房巨大血栓形成,常发生于体位改变时。一旦确诊,应及时外科手术解除梗阻。对原发性肥厚型梗阻性心脏病,暂时不能手术者,可采取内科治疗。

(2)心律失常性晕厥:针对病因、同时抗心律失常治疗。对严重传导障碍伴有阿-斯综合征发作者,要立即吸氧,心电监护,肌内注射阿托品 0.5～1mg,或口含异丙肾上腺素 10mg,效果不显,用异丙肾上腺素 1～2mg 加入 5% 葡萄糖液中缓慢静滴,调整滴速,尽量使每分钟心率维持在 50 次以上,以减少阿-斯综合征发作。必要时及时安装人工心脏起搏器。

6. 脑源性晕厥　主要针对病因治疗。

7. 其他晕厥　如低血糖晕厥立即注射葡萄糖液;贫血性晕厥查明病因后配合输血,可减少晕厥的发生。

七、预后

取决于晕厥的病因及晕厥发作时有无意外伤害。心源性晕厥若不及时诊治,预后凶险。

第九节 瘫痪

瘫痪(paralysis),也称麻痹,是指肌肉,尤其是骨骼肌的力量不足。根据神经或肌肉受累的程度不同,临床表现为随意运动的功能减弱或丧失,前者称为轻瘫或轻度麻痹,后者称为全瘫或称全麻痹。根据病变的解剖部位,临床常见三种瘫痪(麻痹)类型:上运动神经元性瘫痪(中枢性麻痹)、下运动神经元性瘫痪(周围性麻痹)、肌病性瘫痪(麻痹)。

一、病因

1.上运动神经元性瘫痪(中枢性麻痹) 由于锥体束受损的结果。锥体束起自大脑皮质中央前回的神经细胞,其神经纤维经过大脑皮质下的白质、内囊、脑干,大部分纤维在延髓下端交叉进入对侧的脊髓侧索,终于脊髓各节的前角细胞。锥体束任何一段受损都可产生上运动神经元性瘫痪。常见病因如下。

(1)脊髓病变:急性脊髓炎、外伤、肿瘤、硬脊膜外脓肿等。

(2)脑干病变:脑干肿瘤、出血、梗死、脑干型脑炎等。

(3)大脑病变:急性脑血管病、颅脑外伤、肿瘤、炎症、中毒等。

2.下运动神经元性瘫痪(周围性麻痹) 下运动神经元起于脊髓前角或脑神经运动核,经过前根及周围神经(包括脑神经及脊神经),到达随意肌。下运动神经元的任何部位受损所发生的瘫痪,称为下运动神经元性瘫痪。常见病因:急性脊髓灰质炎(小儿麻痹症)、吉兰-巴雷(Guillain-Barre)综合征、多发性神经炎、脑神经麻痹(动眼神经、三叉神经、面神经、舌咽神经)等。

3.肌病性瘫痪(麻痹) 它是指发生于神经肌肉接头处或随意肌本身的病变所致的运动障碍,与神经损害后续发生的肌无力不同。常见病因:重症肌无力、周期性瘫痪、多发性肌炎、进行性肌营养不良、肉毒中毒等。

二、临床表现

随病因及病变部位的不同,临床可表现不同程度、不同类型、分布不一的肌力的减弱或消失。

1.瘫痪(麻痹)程度 临床上使用0～5度六级肌力评定标准。

(1)0度:完全瘫痪。

(2)1度:可见或在触摸中感到肌肉有收缩,但无肢体运动。

(3)2度:肢体能在床上移动,但不能抬起。

(4)3度:肢体能克服地心引力,可以抬离床面,做主动运动,但不能抵抗外加阻力。

(5)4度:肢体能做抵抗阻力的运动,但比正常肌力有不同程度的减弱。

(6)5度:正常肌力。

2.瘫痪(麻痹)类型

(1)上运动神经元性瘫痪(中枢性麻痹):除表现不同程度的瘫痪外,伴有肌张力增高,腱反射增强,出现病理反射,短时间内瘫痪肌肉萎缩不明显。

(2)下运动神经元性瘫痪(周围性麻痹):除表现不同程度的瘫痪外,伴有肌张力减低,腱反射减弱或消失,无病理反射,短时间内瘫痪肌肉萎缩明显。

(3)肌病性瘫痪(麻痹):临床表现与周围性麻痹相似,但萎缩的肌肉多在肢体的近端,通常呈对称性分布,并不出现肌束颤动,一般无感觉障碍。

3.瘫痪(麻痹)分布 临床可表现为偏瘫(偏身瘫痪)、单瘫(一个肢体的瘫痪)、截瘫(双下肢瘫痪)、四肢瘫痪(两侧上下肢瘫痪)及交叉性瘫痪(一侧脑神经和对侧肢体瘫痪)。

三、辅助检查

1.头颅 CT 或 MRI 对中枢性麻痹,如颅内炎症、肿瘤、梗死、出血、外伤有诊断价值。

2.脑脊液 如吉兰-巴雷综合征脑脊液示压力及细胞数正常,而蛋白则增高,所谓蛋白-细胞分离现象。

3.血清钾 有助于低血钾型或高血钾型周期性瘫痪诊断。

4.胆碱酯酶抑制药试验 重症肌无力者对胆碱酯酶抑制药如依酚氯铵(腾喜龙)、新斯的明治疗有效,可有助于诊断。

5.其他 如肌电图、肌活检等,可对肌病性麻痹有帮助。

四、诊断与鉴别诊断

1.确定是否瘫痪(麻痹) 在诊断麻痹时要注意和其他原因所致的肢体活动障碍相鉴别。如急性关节炎患者因疼痛限制了肢体活动;帕金森综合征患者由于肌张力增高,也妨碍肢体活动。同时要排除癔症性瘫痪。

2.确定瘫痪(麻痹)程度、类型、分布及可能的病因 临床提示:出现病理反射的瘫痪,很可能是上运动神经元受损。松弛性瘫痪多为下运动神经元受损。成人单瘫,可见于大脑肿瘤、大脑前动脉血栓形成。幼儿单瘫,可见于小儿麻痹症。截瘫或四肢瘫而无脑神经受损时,其病灶最可能位于脊髓。四肢周围性瘫痪伴有脑神经损害者,神经根性疼痛明显,则以吉兰-巴雷综合征可能性最大。中枢性偏瘫伴有对侧周围性面瘫,提示病变在脑干。中年以上急性偏瘫或伴有意识障碍者,常为脑血管意外。发热、感冒起病,伴有截瘫,二便潴留及受累脊髓以下感觉障碍,提示急性脊髓炎。突发性四肢无力,近端较重,病前 2d 内有过度进食糖类,或有受凉、过劳病史,且有反复发作,应考虑周期性瘫痪。起病先累及眼肌,尔后可累及全身,且有晨起较轻、午后加重、活动后加重、休息后减轻的肌无力,多考虑重症肌无力。

五、急诊处理

1.病因治疗 治疗方案随病因不同而定。

2.对症处理

(1)呼吸支持:对能引起呼吸肌麻痹的疾病,如周期性瘫痪、吉兰-巴雷综合征、重症肌无力等,要严密观察呼吸情况,必要时气管插管、气管切开,并用呼吸机支持。

(2)预防感染:如麻痹伴有昏迷者,脑神经受损(延髓性麻痹)者,急性脊髓炎插导尿管者,均应使用抗生素。

（3）其他：危重症者要监测生命体征，根据症状不同分别给予降压、降温、吸痰、吸氧等。有饮水呛咳、吞咽困难者，可采用鼻饲流汁。

六、预后

急性上运动神经元性瘫痪伴有意识障碍者，多为出血性卒中或颅脑外伤，预后较差。下运动神经元性瘫痪影响到呼吸肌，若能及早发现，及早治疗预后尚可。若治疗措施不妥，则可能死于呼吸衰竭或继发感染等。

第二章 急诊与创伤手术的麻醉

急诊(emergency)手术患者情况紧急、病情危重、术前准备不充分,因此急诊手术麻醉死亡率较择期手术约高 2～3 倍,对此要有足够的重视。

第一节 急诊与创伤患者的评估

了解急诊手术患者的病理生理特点,准确评估病情,进行必要的术前准备,加强术中监测并积极做好各种抢救准备,对提高急诊手术患者麻醉的安全性、保证手术的顺利完成和改善患者的术后恢复具有重要的意义。

一、急诊与创伤患者的特点

1.情况紧急 创伤发生后,早期、正确的处理最为关键,伤后开始至伤后一小时以内的时间被称为"黄金一小时",它是以伤后在院前、院内抢救的连续性为基础,提高生存率的最佳时间。严重创伤患者的抢救强调快而不乱。初步检查后,对危及生命的急症需立即进行处理,待病情稳定后再作全面的检查。有时需手术中边了解病情,边处理。

2.病情复杂、危重 严重创伤均伴有失血失液,常因急剧血容量丢失而造成失血性休克;烧伤、肠梗阻患者大量体液丢失也可造成低血容量性休克;腹膜炎、急性胰腺炎或其他严重外科感染可导致感染性休克。胸部创伤、颅脑创伤或复合创伤等病情发展迅速,可导致呼吸循环衰竭而死亡。

3.疼痛剧烈 创伤、烧伤、急腹症尤其是骨关节损伤等多种急症患者均伴有严重疼痛,不仅增加患者痛苦,而且能加重创伤性休克,促使某些并发症的发生。

4.饱胃 创伤患者多为非空腹。疼痛、恐惧、休克、药物的应用均可使胃排空延长。有人强调指出,急诊患者一律按饱胃处理。

二、急症与创伤后的病理生理改变

1.失血和血容量减少 创伤后失血、严重外科感染、肠梗阻等造成的体液大量丢失,均引起有效循环血量急剧减少,引发组织低灌注,无氧代谢增加,乳酸性酸中毒,再灌注损伤,以及内毒素移位,细胞损伤,最终导致多器官功能衰竭。

2.心功能改变 即使发病前心功能正常,患者仍可能出现心肌收缩力下降、心律失常、心衰,甚至心搏骤停。可能的影响因素包括:

(1)休克导致心肌缺血。

(2)创伤时心肌抑制因子的产生,可降低心肌收缩力。

(3)感染性休克时,大量毒素入血可抑制心肌。

(4)心脏直接受到损伤或挤压、移位。

(5)酸碱失衡及离子紊乱。

3.肾脏改变 休克早期就会引起肾血流减少,肾小球滤过率降低,尿量减少。创伤后并发急性肾衰竭的死亡率仍高达60%左右。

4.高血糖 创伤后代谢反应中糖代谢紊乱是重要的变化,严重创伤失血后,常发现血糖增高和乳酸血症。抢救休克时因葡萄糖的利用已受限制,不宜应用大量葡萄糖液。

三、急诊创伤患者的病情评估

当伤者到达医院后,须依据高级创伤生命支持(advanced trauma life support,ATLS)指南对创伤患者气道(airway)、呼吸(breathing)、循环(circulation)和伤残/神经功能(disability)进行评估,并广泛暴露(explore)进行全身检查。确定威胁生命的损伤,并同时进行治疗。在未证实之前,应假定所有患者有颈椎损伤、饱胃和低血容量。

1.气道评估 包括检查异物、面部和喉部骨折(可触及的骨折和皮下气肿)、以及扩张的颈部血肿。呼吸困难、咯血、发音困难、喘鸣和气体从颈部伤口逸出都是气道损伤的标志。必须去除分泌物、血液、呕吐物及各种异物(牙齿或义齿)。气道操作期间尽量减轻颈椎活动。如果必须暂时移除制动固定装置,助手必须手法保持患者头部中立位。

当怀疑患者不能保持气道的完整性时,则必须建立确实可靠的气道。对于颈部钝性或穿通伤者,经口腔气管插管可能会加重喉部或支气管的损伤。由于创伤患者易发生呕吐和误吸,因此必须备有吸引设备。

(1)清醒患者:取决于患者的损伤程度、合作能力、心肺功能的稳定性,有几种处理方法供选择:最常采用快速气管插管;应用喉镜或纤支镜经鼻或经口清醒插管;经鼻盲探插管适于有自主呼吸的患者;个别病例需清醒环甲膜穿刺置管或气管造口。

(2)躁动的患者:若排除神经肌肉阻滞问题,经口快速诱导气管插管是最好的选择。对于躁动的患者务必除外低氧血症。

(3)无意识患者:经口插管通常是最安全最快速的方法。

2.呼吸 快速评价肺、膈肌、胸壁的功能。对于所有的创伤患者必须通过面罩或气管导管供氧。

(1)通过评估胸壁起伏和双肺听诊确认气体交换是否充分。视诊和触诊能够快速发现损伤,例如气胸。

(2)张力性气胸、大量血胸和肺挫伤是迅速损伤肺通气功能的常见三种损伤,必须及时发现。正压通气会使张力性气胸进一步恶化,并迅速导致心血管衰竭。

(3)创伤患者在气管插管或正压通气建立后,必须再次评价呼吸和气体交换。

3. 循环

(1)通过触诊脉搏和血压测定进行血流动力学的初步评估。

(2)静脉通路:检查已经建立的静脉通路并确认其通畅。至少需要建立两条粗的静脉通路(最好14G)。对于腹部损伤(可能会发生大静脉损伤)的患者,静脉通路应建立在膈肌水平以上。在怀疑上腔静脉、无名静脉或锁骨下静脉梗阻或破裂,静脉通路建立在膈肌水平以下则有利。

4. 伤残/神经功能评估　简要的神经功能评估能为脑灌注或氧合功能提供有用的信息,而且是预测患者预后的简便快速的方法。

(1)AVPU方法描述意识水平:A=警觉,V=对声音指令反应,P=仅对疼痛刺激有反应,U=对所有刺激无反应。

(2)格拉斯哥昏迷评分(Glasgow coma scale,GCS):最为常用。最大得分15分,预后最好;最小得分3分,预后最差;8分或以上恢复机会大;3～5分潜在死亡危险,尤其是伴有瞳孔固定或缺乏眼前庭反射者。

5. 全身检查　脱去患者全身衣服,查找受损部位。如果考虑有颈部或脊椎损伤,制动就显得尤为重要。

6. 诊断性检查

(1)实验室检查包括血型、交叉配血试验、血细胞计数、血小板计数、凝血酶原时间、部分凝血活酶时间、电解质、血糖、血尿素氮、肌酐、尿常规,如有指征可进行毒理学筛查。

(2)影像学检查包括对所有钝伤患者侧位颈椎摄片、胸片(CXR)及骨盆前后位摄片。对于所有躯干穿通伤患者,胸片是最基本的要求。其他检查包括胸段、腰段、骶段的脊柱摄片以及胸部和腹部CT。

(3)所有重大创伤患者均需做12导心电图(ECG)检查,有助于判断有无心肌损伤(如挫伤、心包填塞、缺血和心律失常)。

(4)腹部超声检查着重检查肝脏周围、脾周、膀胱周围和心包积液(创伤患者的重点腹部超声),有助于排除腹部钝挫伤患者明显的腹腔内出血。

四、创伤评分

创伤评分(trauma score)是将患者的生理指标、解剖指标和诊断名称等作为参数并予以量化和权重处理,在经数学计算出分值以显示患者全面伤情严重程度的多种方案的总称。创伤评分通常分为院前评分和院内评分两大系统。院前评分指从受伤现场到医院确定诊断前这段时间内,医护人员根据伤员的各种数据(包括:解剖、生理、伤因、伤型和基本生命体征等)对患者进行伤情严重程度定量做出判断的方法。常用院前评分方法包括创伤指数(trauma index,TI)、创伤评分(trauma score,TS)、修正创伤评分(revised trauma score,RTS)、院前指数(pre－hospital index,PHI)和五功能评分(CRAMS)。院内评分是指伤者到达医院后,根据损伤类型及其严重程度对伤情进行定量评估的方法,常用方法包括简明损伤定级(abbreviated injury scale,AIS)、损伤严重程度评分(injury severity score,ISS)和TRISS法(trauma score and injury severity score)。

第二节　急诊与创伤手术的麻醉前处理

一、血容量的估计和补充

血容量的丢失包括血液中无形成分即血浆和有形成分(主要是红细胞)的丢失,血容量丢失过多(>30%)、过快,机体不能及时有效适应和体液补充,就可发生低容量性休克。因此,失血量的准确评估(包括血液无形成分和有形成分的丢失)对科学、合理输血输液、及时恢复有效循环血容量具有极其重要的临床意义,不容忽视。

(一)院前失血量评估和处理

1. 根据临床表现估计　可根据面色苍白、心率增快、低血压、血细胞比容或血红蛋白下降、患者烦躁、呼吸增快、发绀、低中心静脉压及尿量减少程度来进行评估。创伤出血分的分级及补液原则可参照美国外科学院的急性出血分级表(表 2-1)进行,但老人、贫血及衰竭患者即使出血较少,也可出现严重体征。

表 2-1　创伤出血的分级

项目	分级			
	I	II	III	IV
失血量(ml)	750	750~1500	1500~2000	>2000
百分比(%)	15	15~30	30~40	>40
脉搏(次/分)	>100	>100	>120	>140
血压	正常	正常	降低	降低
脉压	正常或增高	减小	减小	减小
毛细血管再充盈试验	正常	延迟	延迟	不充盈
呼吸频率(次/分)	14~20	20~30	30~40	>35
尿量(ml/h)	>30	20~30	5~15	无
意识状况	轻度焦虑	中度焦虑	焦虑,精神错乱	精神错乱,昏迷
液体补充(晶体:血=3:1)	晶体	晶体	晶体+血	晶体+血

2. 休克指数(shock index,SI)　SI=心率/收缩压,正常值为 0.5~0.7,较单纯血压或心率更能反映患者的失血情况。

3. 根据骨折部位　闭合性骨折时,骨折断端出血量估计:前臂骨折,出血 400~800ml。肱骨骨折,出血 500~1000ml。胫骨骨折,失血 700~1200ml。股骨骨折失血 1500~2500ml。胸椎或腰椎骨折,失血 500~1000ml。骨盆骨折,失血 1500~2000ml。如合并有大面积软组织损伤,失血量必然更多。

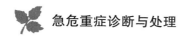

（二）院内失血量的评估

1.实际失血量的估算

$$估算失血量(ml)=\frac{术前\ Hct-实测\ Hct}{术前\ Hct}\times体重(kg)\times7\%\times1000$$

2.显性失血量的评估

（1）浸血纱布中出血量的计算，通常采用称重法，即：出血量(ml)＝［浸血纱布重量(g)－干纱布重量(g)］×1ml/g－所用生理盐水量(ml)

（2）吸引液中失血量的计算，常用容量测定法：此法估计的失血量可能显著大于实际失血量，这是由于随着血液的不断稀释，出血过程中有形成分的丢失也相应减少。

3.影响临床工作中显性失血量评估的因素　创面出血或渗血流至敷料、治疗巾或地面上的显性失血；渗出血的质量即渗出血中 Hct 或 Hb 水平，后者受原有体内 Hct 或 Hb 水平、血液稀释情况的影响；冲洗或清洗创面、或胸腹腔的用水量。

4.非显性失液的评估　主要是手术创面的水分或血浆成分的丢失，与手术部位、创面大小、手术时间长短密切相关。其他如经气道、皮肤丢失的水分。

（三）血容量的评估

容量的概念包括血容量和体液容量两个方面。血容量按体重7％计算，体重50kg的成年人血容量为 3500ml。细胞外液（ECF）量为体重20％，约 10000ml。这部分细胞外液电解质含量与血浆相等，但蛋白质含量低，因此胶体渗透压低于血浆。在出血性休克和治疗过程中，ECF 起着重要的作用。当血容量降低时，ECF 首先进入血管，补充血容量，使得 ECF 减少，所以在估计血容量时应同时注意 ECF 容量。

低血容量时以左房压最敏感，但测左房压技术上有困难，一般以肺毛细血管楔压（PAWP）间接反映左房压。临床上常测定中心静脉压（CVP）来评估血容量，CVP 只反映右房压，因此以 CVP 反映右心功能滞后于左房压，需动态观察。CVP 正常值为 5～12cmH$_2$O，CVP 偏低为血容量不足；而心功能正常，CVP 增高常是血容量过多或心功能不全。

（四）液体复苏（fluid resuscitation）

出血或体液丢失引起的低血压和低灌注会引起细胞缺氧，导致无氧代谢和乳酸堆积。对此类患者，应采取有效的止血措施，同时迅速纠正低血容量，促进循环功能的稳定。

1.液体的种类与特点　晶体液主要包括生理盐水、乳酸钠林格液和醋酸钠林格液等。胶体分天然胶体和人工合成胶体，天然胶体主要包括白蛋白、血浆和各种血液制品，人工胶体主要包括明胶类、羟乙基淀粉类和右旋糖苷等。

晶体液的优点是费用低廉，使用方便，较少出现免疫变态反应，不干扰凝血系统，增加排尿及可以平衡电解质成分；缺点是维持血容量能力差、无携氧能力、无凝血作用且降低血浆胶体渗透压，有水肿的风险。

胶体液的优点是可以快速恢复心排血量和氧供、改善微循环灌注、致肺水肿和全身水肿的发生率很低；缺点是费用昂贵、易导致凝血功能障碍和变态反应发生及肾功能损害等。

2.快速补液的选择　液体复苏的选择主要根据所丢失体液的类型来进行,确定应给予的液体量比选择液体的种类更重要。

在低血容量的早期首先应使用乳酸林格液或醋酸林格液,补充丢失的细胞外液恢复血容量。生理盐水和乳酸钠林格液可能会导致高氯血症和代谢性酸中毒。大量的晶体液输注还使血浆蛋白浓度下降和胶体渗透压下降,易发生组织和肺水肿。因此在后续液体复苏中,应该使用胶体液,以减轻重要脏器的水肿。对于严重失血患者,应给予输血治疗恢复其携氧功能。

3.高张(渗)盐溶液(hypertonic saline solution,HS)复苏　此概念起源于 20 世纪 80 年代,一般情况下高张盐溶液的钠含量为 $400 \sim 2400mmol/L$。一般认为,HS 可使液体从组织间隙转移到血管内,从而扩充容量逆转由于休克或缺血引起的部分非失血性液体丢失。在出血情况下,应用 HS 可以改善心肌收缩力和扩张毛细血管前小动脉。对存在颅脑损伤的患者,由于可以很快升高平均动脉压而不加剧脑水肿。但是,目前尚缺乏大规模的循证医学证据。高张盐溶液主要的危险在于医源性高渗状态及高钠血症,甚至因此而引起神经脱髓鞘病变、蛛网膜下腔出血的风险。

4.存在的争议

(1)关于液体复苏时应用胶体和晶体液的争议:这个问题已经争论了 30 余年。所有学者都赞同液体复苏的根本是纠正低血容量,但对使用哪种溶液仍存在分歧。

(2)液体复苏的时机:目前有关液体复苏开始的时间是液体复苏研究的热点和难点之一,特别是出血性休克,对于院前转运患者,液体复苏并不能改善预后。最好的策略是控制出血,尽快转运。

(3)液体复苏的终点:传统复苏的最终目标是心率、血压、尿量恢复正常。但在满足上述目标后,仍可发生低灌注,长时间的低灌注可导致多器官功能衰竭。目前很多研究在寻求判定复苏终点的最佳指标,包括心排血量和氧耗、$CI > 4.5ml/(min \cdot m^2)$、$DO_2 > 670ml/(min \cdot m^2)$、$VO_2 > ml/(min \cdot m^2)$、酸碱平衡、血乳酸值和特殊器官的监测等,但都存在不足,并不能完全作为复苏的最终目标。

(五)输血问题

危重病患者的血液保护尤为重要,因为其贫血的发生率比一般患者高,诊断性失血也较多。对危重病患者的输血应持慎重态度,尽量采用限制性输血、输红细胞和去白细胞血。对危重病患者进行容量复苏时,要树立容量第一的观点,同时注意晶体液与胶体液的比例。对严重创伤,大量输血时,血液应加温至 36℃,并输一定量的新鲜血或成分输血,以补充血小板及凝血因子,纠正凝血功能障碍。

二、反流误吸的预防和处理

急诊创伤患者在麻醉前都应视为"饱胃"而给予必要的处理。饱胃的危险在于胃内容物的呕吐及反流所致的误吸,造成呼吸道梗阻和吸入性肺炎,大量胃内容物误吸的死亡率可高达 70%。

（一）增加误吸风险的因素

1. 误吸高风险人群

（1）消化道梗阻患者无论禁食多长时间，均应视为饱胃患者。

（2）孕期超过 20 周及产后 24 小时内的妊娠女性。

（3）食管裂孔疝或胃食管反流的患者。

（4）术前恶心呕吐的患者，如刚开始使用阿片类药物镇痛的患者。

2. 误吸风险可能高的人群

（1）病理性肥胖的患者（体重指数＞35）。

（2）糖尿病患者（可能存在胃轻瘫）。

（3）使用阿片类药物治疗急性疼痛而未出现恶心呕吐的患者。

（二）麻醉前饱胃患者的处理

1. **放置胃管**　并不推荐急诊者常规放置胃管，放置胃管可能引起颅内压和眼内压升高。如果有适应证，在应选择大口径双腔胃管。即使放置胃管，也不能完全避免误吸的发生。

2. **应用促胃肠动力药**　术前 90 min 使用甲氧氯普胺，能减少胃内容物，但对胃酸度没有影响。ASA 不推荐术前常规应用。

3. **抑制胃酸药**　对误吸高风险患者，应常规使用 H_2 受体阻断药（雷尼替丁 50mg）或氢泵抑制药（如奥美拉唑 40mg），能显著提高患者胃液 pH 值和减少胃内容物量。应在手术前 6～12 h 静脉注入，并在麻醉诱导前 30 min 重复给药。

4. **应用抗酸药**　仅在误吸高风险患者中使用。

5. **应用止吐药**　ASA 不推荐使用止吐药降低反流误吸的风险。

6. **应用抗胆碱药**　ASA 不推荐使用抗胆碱药来预防误吸。

（三）围麻醉期处理方法

1. **阻塞食管**　必要时应用带食管阻塞器的导管插管，可减少误吸的风险。

2. **序贯快诱导插管**　是无困难气道饱胃患者气道处理最常采用的方法。应准备吸引器及粗吸引管备用。给予患者预吸氧，依次静脉给予快起效静脉麻醉药、麻醉性镇痛药及肌肉松弛剂，不行控制呼吸，待药物起效后迅速行气管插管。从患者失去气道保护性反射开始到确认气管导管置入并将套囊充气整个操作期间，均应保持将环状软骨压向颈椎（Sellick 法）。Sellick 法可以预防插管前面罩通气期间，胃内进入太多的气体，并可闭合食管，降低胃内容物反流的风险。

3. **清醒插管**　某目的在于保留患者的咳嗽反射，避免贲门括约肌松弛导致胃内容反流。清醒插管因肌肉不松弛，有时可能出现声门暴露或插管困难。对神志不清、小儿等不合作患者也不适用。此外，插管时间长，插管反应较大，对心脏病或循环功能不稳定的急症患者也有顾虑。

4. **体位选择**　早年有人用头低位的方法预防误吸，现在则认为其不仅不可靠，而且更易引起反流。目前，有人则主张采用头高位的方法预防反流。理论上胃内压通常为 18cmH$_2$O，成年人头高位 40°，咽部可高出贲门 19cm，故胃内容不易反流至咽部。但低血容量患者，头高位后可能出现循环功能不稳定,须同时将双下肢抬高以助静脉回流。

5.清醒后拔管　术毕待患者完全清醒后在拔除气管导管,以防拔管后反流。

(四)呕吐和误吸后的处理

全麻诱导过程中发生呕吐,应迅速使头偏向一侧,必要时采用头低位,以助呕吐物外流。发生误吸后,应立即行气管插管,先行气管内吸引,再辅助呼吸,并反复彻底吸引气道。必要时可行气管内灌洗。全身使用抗生素、激素。有缺氧表现时按急性呼吸窘迫综合征处理。误吸有固体物时,须行支气管镜将异物取出。

三、急诊患者麻醉前镇痛

急诊患者往往伴有严重疼痛。有效的疼痛管理,不仅能使患者感觉舒适,而且还有助于抑制应激反应、恢复器官功能和消除疼痛刺激所产生的继发性损害。

1.治疗创伤疼痛的原则　在以稳定患者重要器官功能的前提下,提供完善的镇痛措施,最大限度地减少患者的痛苦和改善重要器官功能。

2.院前处理　首要问题是维护患者重要器官的功能稳定,包括气道管理、止血和抗休克,其次是疼痛处理。

(1)镇痛方法包括:使用外周神经阻滞镇痛;静脉注射镇痛药物,如吗啡、氯胺酮或曲马多等。

(2)注意事项:实施疼痛管理前应对患者的诊断和伤情有一定的了解;对头部损伤患者一般不使用镇痛药,以免妨碍对意识和瞳孔征象的观察;尽量简化治疗措施;疼痛治疗不能明显抑制患者的呼吸、循环功能。

3.院内早期处理　目的在于使患者既能配合检查,又感受不到明显的疼痛,同时不能抑制呼吸、循环功能,不影响病情的观察。严重颅脑外伤患者,如果出现烦躁,应给予药物控制,以防颅内压进一步升高。

第三节　急诊与创伤患者麻醉管理要点

一、麻醉前用药

1.在不影响呼吸、循环稳定性的情况下,适当应用镇痛药。对危重患者,可免用镇静、镇痛药。对休克患者,应以小量、分次静脉给药为原则。

2.急诊饱胃患者术前应给予 H_2 受体阻断药或氢泵抑制药以降低胃酸度,减少胃内容物,预防 Mendelson 综合征(Mendelson syndrome)的发生。

二、麻醉选择

麻醉选择的原则是最大限度的不干扰呼吸、循环功能稳定,不影响复苏,又能满足手术操作基本要求。可使用局部麻醉、区域阻滞麻醉和全身麻醉(表 2—2)。

表 2—2　急诊患者区域阻滞麻醉和全身麻醉的优缺点

麻醉方式	优点	缺点
区域阻滞	允许继续评估意识状态	难以评估外周神经功能
	增加血流量	患者容易拒绝
	避免气管操作	需要镇静
	改善术后精神状态	麻醉起效时间较长
	减少失血	不适于多处创伤患者
	降低深静脉血栓发生率	麻醉维持时间受到一定限制
	缓解术后疼痛	
	肺部引流较好	
	早期活动	
全身麻醉	起效快	影响神经系统检查
	维持时间可按需延长	需行气管操作
	允许对多发创伤进行多部位操作	血流动力学管理复杂
	患者更容易接受便于施行正压通气	增加气压伤的可能

三、预充氧

为避免麻醉诱导期间氧饱和度下降,患者应尽可能预先氧合。院前使用合适的贮气面罩,并使用高流量吸氧,可以使患者吸入氧浓度接近100%。如果患者血流动力学允许,可使用最高 $10cmH_2O$ 的持续正压通气、坐位或将胸部抬高25°,以增加功能残气量。另外,使用适当的镇痛和镇静,可以减少患者的疼痛和恐惧,降低耗氧。如果患者能充分自主呼吸,可持续吸纯氧3分钟或进行至少8次深大呼吸。预充氧的目标是脉搏氧饱和度99%以上,呼气末氧浓度>80%。

四、麻醉管理

由于依托咪酯对肾上腺皮质功能的抑制作用,在危重患者特别是感染性休克的患者应权衡维持血流动力学稳定与肾上腺皮质功能的抑制的利弊选择使用。对血流动力学不稳定的患者,可选择氯胺酮。研究显示使用 0.1mg/kg 咪达唑仑或 0.5mg/kg 氯胺酮与丙泊酚联合诱导较单独使用丙泊酚,血流动力学更为稳定。麻醉诱导期的镇痛,血流动力学稳定的患者使用芬太尼或舒芬太尼,而氯胺酮用于循环状态不稳定的患者,可能更为适合。如果怀疑或已知患者存在颈椎损伤,在气管插管时一定避免头部的移动。

由于患者对麻醉药的耐受通常很差,以至不能抑制患者体动,因此须加用肌松剂。琥珀胆碱由于其明显的副作用其应用受到限制,罗库溴铵(1.2mg/kg)有可能成为急诊麻醉首选肌松剂。

麻醉维持期间,患者血流动力学的稳定依赖于手术止血和患者血容量的恢复。在麻醉和手术过程中,间隔一定时间需进行动脉血气分析、pH 和血细胞比容、电解质、血糖及凝血因子进行反复测定,以便随时进行调整。

五、麻醉中常见问题的处理

1. 手术时间长　长时间手术和伴随的长时间麻醉均会对患者的预后及机体恢复产生不利影响。严重创伤的救治过程中应遵循"损伤控制外科(damage control surgery,DCS)"救治原则,将早期手术治疗作为整个救治过程的一个基本环节,不宜追求一次手术完成所有确定性修复,尽可能缩短手术时间,避免对患者生理机制的过度干扰,从而遏制以代谢性酸中毒、低温和凝血功能障碍为主要特征的"致死三联症"的发生。

2. 体温异常　创伤患者大量输库存冷血、广泛暴露创面等,均可引起体温下降,应注意体温保护,但也要防止高热的发生。

3. 大量输血输液　严重创伤、长时间手术、创面大量渗血或出血的患者,通常需要补充大量液体。大量快速输血指在短时间内一次输血量 3000ml 以上,或者 24 小时内超过 5000ml。对所输的液体要进行加温,必要时监测患者凝血功能,并根据监测结果补充适当的凝血因子。

4. 血管活性药物的应用　急诊创伤患者发生大失血时必须首先补充有效循环血容量及止血,只有当输血、输液速度不能及时补充失血量时,为避免持久低血压的不良影响和防止心跳停止,才考虑短暂使用血管收缩药。血管收缩药的使用量应尽量小,时间应尽量短。同时应积极补充血容量,尽早减少升压药的使用。

5. 未控制出血的失血性休克　目前大量的基础研究证明失血性休克未控制出血时早期积极复苏可引起稀释性凝血功能障碍;血压升高后,血管内已经形成的凝血块脱落,造成再出血;血液过度稀释,血红蛋白降低,组织氧供减少;增加并发症和病死率。因此,提出控制性液体复苏(延迟复苏),即在活动性出血控制前应给予小容量液体复苏,在短期允许的低血压范围内维持重要脏器的灌注和氧供,避免早期积极复苏带来的副作用。

6. 酸中毒的纠正　只要循环维持稳定,依靠机体自身的代偿调节,便足以纠正酸血症。只有在血液 pH 值过低,剩余碱过低时,才考虑使用碳酸氢钠。

7. 麻醉恢复期的处理　在恢复室,创伤患者可能出现的问题包括苏醒时呕吐和误吸、苏醒延迟、苏醒后谵妄或躁动等。急诊术后患者气管拔管时间要相对延后,直到患者保护气道咳嗽反射的恢复。

第四节　特殊部位创伤的麻醉处理

一、颅脑创伤

创伤性颅脑损伤是指机械性外力(高能加速或减速力)作用对脑的损伤,可能导致暂时或永久性神经和认知功能损害,并伴有精神状态的改变。GCS 可对患者意识状态进行分级。低血压、高热、低氧和颅内压(ICP)升高都强烈提示患者预后不良。头颅外伤患者麻醉管理的关注要点包括:对颅内高压的识别和治疗、饱胃以及可能存在颈椎损伤。

1. 必须怀疑是否有颈髓损伤,同时颈部需固定到除外颈椎骨折。

2. 昏迷患者应立即行气管内插管以保护气道同时避免高碳酸血症及缺氧。而高碳酸血症及缺氧可加重 ICP 的升高,导致继发性脑损伤。

3. 气管内插管应快速完成,同时保持血压稳定并避免呛咳。常实施快速诱导,尤其是不能配合或 ICP 升高的患者。因为考虑到饱胃、气道操作过程中可能恶化颈部外伤以及因合并面部损伤的预期的困难气道,可以进行清醒插管(如经鼻盲插或纤维支气管镜插管)。

4. 鼻插管及鼻胃管放置在有颅底骨折表现时(如脑脊液鼻漏、耳漏或 LeFort Ⅲ 颌面骨折)为相对禁忌。

5. 麻醉管理遵循控制脑灌注压并降低 ICP 和脑水肿的总原则。降低 ICP 的方法包括:头部抬高、使用渗透性利尿剂、高渗盐水或巴比妥类药物。为保护长时间意识丧失或咳嗽反射不足患者的气道,术后常常需要保留气管导管及机械通气支持。术前意识水平的改变有助于预测术后带管的必要性。

6. 甘露醇产生的利尿作用会引起急性低血容量和电解质异常(低钾血症、低钠血症),因而需要补充晶体液和胶体液行血管内液体替代治疗,提出根据尿量给予等量晶体液。一般不建议使用葡萄糖溶液,因为可能促使脑水肿进一步恶化。高渗盐水可以降低颅内压,改善脑血流。但是输注高渗盐水溶液和甘露醇治疗的患者,其预后无显著的差异。

7. 皮质类固醇激素的使用在头颅外伤的应用存在争议,可能增加发病率和致死率。

二、脊髓创伤

急性脊髓损伤的管理主要目标是避免已受伤的脊髓受到二次损伤。这可通过稳定脊柱并纠正循环及通气异常实现。颈髓损伤应考虑是否合并的头、面及气管外伤;胸腰段脊柱损伤常合并胸部或腹腔创伤。

1. 脊髓休克以血管扩张和低血压为特征。如果损害包括交感心脏加速神经($T_1 \sim T_4$),可出现心动过缓、缓慢性心律失常、房室传导阻滞及心搏骤停。脊髓休克可持续数日到数周。心动过缓可用阿托品治疗,低血压可通过补液、血管活性药物或二者同时使用得到纠正。高位脊髓损伤患者因为无法增加交感神经张力,而对麻醉的心血管抑制效应异常敏感。

2. 高于 $C_3 \sim C_4$ 的脊髓损伤因为其失去了对膈肌的神经支配($C_3 \sim C_5$)而需要气管插管及辅助机械通气。低于 $C_5 \sim C_6$ 的损伤亦可导致至多 70% 的潮气量及用力肺活量的减少,可合并有通气和氧合的降低。

3. 胃肠道及膀胱张力下降分别需要置入鼻胃管及导尿管。因血管收缩能力丧失,这些患者有热量丢失倾向。

三、小儿创伤

1. 需清楚了解成人、小儿和婴儿在解剖学和生理学的显著差异,以及熟练掌握小儿对麻醉的特殊要求。

2. 小儿最常见的是钝挫伤,多由于高空坠落或车祸所致。复合性损伤多见,但是由于小儿不能提供准确的病史,常使诊断更加困难。

3. 虽然创伤的儿童经常有明显的失血,但初期生命体征变化较小。单纯依靠生命体征会严重低估损伤的严重程度。

4.为控制气道首选颈椎保护下的经口气管插管。对于年龄小于 12 岁的小儿不主张经鼻气管插管术。

5.经骨髓输液适合那些不能建立静脉通道的严重创伤小儿。

6.小儿低温可能引起难治性休克。在初期评估和处理阶段需要用头部加热器或加热毯以维持体温。

四、孕妇创伤

1.所有孕期超过 24 周的孕妇需要接受至少 4～6 min 的分娩心电图监测。

2.胎儿的复苏依赖于母体的有效复苏。子宫在孕 12 周前仍属于盆腔内器官,而孕 20 周就上升达到脐水平。孕 20 周后,增大的子宫压迫下腔静脉,减少静脉回心血量,从而降低心排血量,加重休克。孕妇在转运和检查时都需将子宫向左侧倾斜。

3.虽然诊断性放射对胎儿能构成威胁,但必须的影像学检查仍需进行。如需通过离子射线进行多重影像学诊断,应请放射科医师会诊评估胎儿接受的射线总剂量。

4.如果羊水进入血管内,可能产生羊水栓塞,导致广泛的血管内凝血。

5.如果孕妇情况平稳,胎儿状况和子宫损伤程度将决定下一步治疗方案。应请产科医生会诊。

6.可能存活而无窒息征象的胎儿,应采用体外超声监测。这些孕妇易出现早产,如果发生早产,应给予安胎治疗。

7.当可能存活的胎儿在复苏成功后出现宫内窘迫征象时,必须尽快实施剖宫产术。对于不能存活的胎儿需在宫内采取保守治疗,以维持母体氧合和循环。

第三章 神经系统急危重症

第一节 急性颅内高压症

急性颅内压增高是多种疾病共有的一种症候群。正常成人侧卧时颅内压力经腰椎穿刺测定为 $0.69\sim0.78kPa(7\sim8cmH_2O)$，若超过 $1.96kPa(20cmH_2O)$ 时为颅内压增高。

一、颅内压的生理调节

颅腔除了血管与外界相通外，基本上可看作是一个不可伸缩的容器，其总容积是不变的。颅腔内的 3 种内容物——脑、血液及脑脊液，它们都是不能被压缩的。但脑脊液与血液在一定范围内是可以被置换的。所以颅腔内任何一种内容物的体积增大时，必然导致其他两种内容物的体积代偿性减少来相适应。如果调节作用失效，或颅内容物体积增长过多过速，超出调节功能所能够代偿时，就出现颅内压增高。

脑脊液从侧脑室内脉络丛分泌产生，经室间孔入第三脑室，再经大脑导水管到第四脑室，然后经侧孔和正中孔进入蛛网膜下隙。主要经蛛网膜颗粒吸收入静脉窦，小部分由软脑膜或蛛网膜的毛细血管所吸收。

脑血流量是保证脑正常功能所必需的，它决定于脑动脉灌注压（脑血流的输入压与输出压之差）。当脑动脉血压升高时，血管收缩，限制过多的血液进入颅内。当脑动脉压力下降时，血管扩张，使脑血流量不致有过多的下降。当颅内压增高时，脑灌注压减少，因而脑血流量减少。一般认为颅内压增高需要依靠减少脑血流量来调节时，说明脑代偿功能已达到衰竭前期了。

在 3 种内容物中，脑实质的体积变动很少，而脑血流量在一定范围内由脑血管的自动调节反应而保持相对稳定状态。所以，颅内压主要是依靠脑脊液量的变化来调节。

颅内压的调节很大程度取决于机体本身的生理和病理情况。调节有一定的限度，超过这个限度就引起颅内压增高。

二、颅内压增高的病理生理

临床常见有下列几种情况：

1. 颅内容物的体积增加超过了机体生理代偿的限度，如颅内肿瘤、脓肿、急性脑水肿等。

2.颅内病变破坏了生理调节功能,如严重脑外伤、脑缺血、缺氧等。

3.病变发展过于迅速,使脑的代偿功能来不及发挥作用,如急性颅内大出血、急性颅脑外伤等。

4.病变引起脑脊液循环通路阻塞。

5.全身情况差使颅内压调节作用衰竭,如毒血症和缺氧状态。

颅内压增高有两种类型:①弥漫性增高,如脑膜脑炎、蛛网膜下隙出血、全脑水肿等。②先有局部的压力增高,通过脑的移位及压力传送到别处才使整个颅内压升高,如脑瘤、脑出血等。

三、诊断

(一)临床表现特点

在极短的时间内发生的颅内压增高称为急性颅内压增高。可见于脑外伤引起的硬膜外血肿、脑内血肿、脑挫裂伤等或急性脑部感染、脑炎、脑膜炎等引起的严重脑水肿;脑室出血或近脑室系统的肿瘤或脑脓肿等。

1.头痛　急性颅内压增高意识尚未丧失之前,头痛剧烈,常伴喷射性呕吐。头痛常在前额与双颞,头痛与病变部位常不相关。

2.视乳头水肿　急性颅内压增高可在数小时内见视乳头水肿,视乳头周围出血。但急性颅内压增高不一定都呈现视乳头水肿。因而视乳头水肿是颅内压增高的重要体征,但无否定的意义。

3.意识障碍　是急性颅内压增高的最重要症状之一,可以为嗜睡、昏迷等不同程度的意识障碍。

4.脑疝　颅腔被大脑镰和天幕分成三个相通的腔,并以枕骨大孔与脊髓腔相通。当颅内某一分腔有占位病变时,压力高、体积大的部分就向其他分腔挤压、推移而形成脑疝。由于脑疝压迫,使血液循环及脑脊液循环受阻,进一步加剧颅内高压,最终危及生命。常见的脑疝有两类:小脑幕切迹疝及枕骨大孔疝。

(1)小脑幕切迹疝:通常是一侧大脑半球占位性病变所致,由于颞叶海马钩回疝入小脑幕切迹孔,压迫同侧动眼神经和中脑,患者呈进行性意识障碍,病变侧瞳孔扩大、对光反射消失,病情进一步恶化时双侧瞳孔散大、去大脑强直,最终呼吸、心跳停止。

(2)枕骨大孔疝:主要见于颅后窝病变。由于小脑扁桃体疝入枕骨大孔,延髓受压。临床表现为突然昏迷、呼吸停止、双瞳孔散大,随后心跳停止而死亡。

5.其他症状　可有头晕、耳鸣、烦躁不安、展神经麻痹、复视、抽搐等。儿童患者常有头围增大、颅缝分离、头皮静脉怒张等。颅内压增高严重时,可有生命体征变化,血压升高、脉搏变慢及呼吸节律趋慢。生命体征变化是颅内压增高的危险征象。

(二)诊断要点

1.是否急性颅内压增高　急性发病的头痛、呕吐、视乳头水肿及很快出现意识障碍、抽搐等则应考虑有急性颅内压增高。应做颅脑 CT 或 MRI 检查并密切观察临床症状、体征的变化。

2.颅内压增高的程度 颅内压增高程度可分 3 级：压力在 1.96～2.55kPa（20～26cmH_2O）为轻度增高；压力在 2.55～5.30kPa（26～54cmH_2O）为中度增高；超过 5.30kPa（54cmH_2O）为重度增高。如出现以下情况说明颅内压增高已达严重地步。

（1）头痛发作频繁,反复呕吐,眼底检查发现视乳头水肿进行性加重者。

（2）意识障碍逐渐加深者。

（3）血压上升、脉搏减慢、呼吸节律变慢者表示颅内压增高较严重。

（4）观察过程中出现瞳孔大小不等者。

3.颅内压增高的原因 应详细询问病史并体检,做有关的实验室检查,同时做脑脊液检查,脑 CT、MRI、脑电图、脑血管造影等辅助检查可提供重要的诊断资料,从而采取相应的治疗措施。

四、治疗

1.脱水治疗

（1）高渗性脱水：20％甘露醇 250mL/次静滴,于 20～40min 内滴完,每 6h 为 1 次,作用迅速,可以维持 4～8h,为目前首选的降颅压药物。甘油可以口服,剂量为每日 1～2g/kg;也可静滴,剂量为每日 0.7～1g/kg。成人可用 10％甘油每日 500mL,滴注速度应慢,以防溶血。同时应限制液体入量和钠盐摄入量,并注意电解质平衡,有心功能不全者应预防因血容量突然增加而致急性左侧心力衰竭及肺水肿。

（2）利尿剂：可利尿脱水,常用呋塞米（速尿）和依他尼酸（利尿酸）,其脱水作用不及高渗脱水剂,但与甘露醇合用可减少其用量。用法：成人一般剂量为每次 20～40mg,每日 1～6 次,肌注或静注。

（3）血清清蛋白：每次 50mL,每日 1 次,连续用 2～3d。应注意心功能。

（4）激素：作用机制尚未十分肯定,主要在于改善血—脑屏障功能及降低毛细血管通透性。常用地塞米松,每日 10～20mg,静滴或肌注。

2.减少脑脊液容量 对阻塞性或交通性脑积水患者可作脑脊液分流手术,对紧急患者可作脑室穿刺引流术,暂时缓解颅内高压。也可以口服碳酸酐酶抑制剂,如乙酰唑胺（醋唑磺胺）,可抑制脑脊液生成,剂量为 250mg,每日 2～3 次。

3.其他 对严重脑水肿伴躁动、发热、抽搐或去大脑强直者,可采用冬眠低温治疗,充分供氧,必要时可气管切开以改善呼吸道阻力。有条件时可使用颅内压监护仪,有利于指导脱水剂的应用和及时抢救。

4.病因治疗 当颅内高压危象改善后,应及时明确病因,以便进行病因治疗。

第二节 癫痫持续状态

癫痫持续状态是神经科急危症,包括小发作持续状态、部分性癫痫发作持续状态,而以大发作持续状态最为多见和严重。大发作持续状态是指强直—阵挛发作的持续和频繁发作,发作间期意识不恢复;或者指一次癫痫发作持续 30min 以上。如不及时治疗,可因生命功能衰竭而死亡,或造成持久性脑损害后遗症。癫痫持续状态的急诊治疗主要是指大发作持续状态的治疗,为本节主要介绍内容,其他临床类型持续状态的治疗均可参照之。

一、病因

首先长期服用抗癫痫药物过程中突然停药是引起癫痫持续状态的最常见原因,约占本症的30%。其次为脑炎、脑膜炎。脑血管意外如脑出血、蛛网膜下腔出血、脑栓塞、动脉硬化性脑梗死,头颅外伤引起的颅内血肿、脑挫伤等,颅内肿瘤、脑囊虫病等颅内疾病也是常见的原因。最后,颅外感染的高热感染中毒状态、低血糖、低血钙、高钠血症、药物、食物中毒等也可引起癫痫持续状态。

二、诊断

(一)临床表现特点

癫痫大发作的特点为意识丧失及全身抽搐。患者突然意识丧失,跌倒在地,全身肌肉发生持续性收缩、头向后仰、上肢屈曲或伸直、两手握拳、拇指内收、下肢伸直、足内翻,称强直性抽搐期,持续约20s。随后,患者的肌肉呈强烈的屈伸运动,称阵挛性抽搐期,约40s。在强直期至阵挛期间,可出现下列情况:开始时多有尖叫一声,是由于呼吸肌和声带肌同时收缩,肺内空气从变窄的声门挤出所致。由于呼吸肌强烈收缩,呼吸暂停,皮肤自苍白转为青紫;由于咀嚼肌收缩而咬破舌头,口吐带血泡沫。膀胱及腹壁肌肉强烈收缩可发生尿失禁。同时,在惊厥期中出现心率增快、血压升高、汗液、唾液和支气管分泌物增多、瞳孔散大、对光反射消失和深浅反射消失。此后由昏迷转为睡眠渐清醒,或先有短暂意识模糊后才清醒。自发作开始至意识恢复历时5~15min。如有延长性睡眠,可以数小时才清醒。

全面性强直-阵挛发作(generalized tonic-clonic seizure,GTCS)在短时间内频繁发生,发作间期意识不清者,称为癫痫大发作持续状态。大发作持续状态超过20min,可使大脑皮质氧分压(PO_2)降低,也可引起脑水肿和选择性脑区细胞死亡。如果大发作持续状态超过60min,则可出现继发性代谢障碍合并症,乳酸增高,高血糖后的低血糖,脑脊液压力升高,高热、大汗、失水,继高血压后出现低血压,终至休克。由于肌肉极度抽搐引起肌细胞溶解,肌球蛋白尿,导致下肾单位变性,最后发生心血管、呼吸与肾衰竭。癫痫大发作持续状态的病死率为10%~33%。发作持续时间在60min以内者,可望免于造成严重、持久的脑损害或死亡;发作持续时间达10h者常留有神经系统后遗症,达13h以上者可能致死。

(二)诊断要点

根据典型病史及观察到的发作状态即可诊断,必要时可做脑电图检查以帮助诊断。

进一步寻找病因。特发性癫痫的患者脑部并无可以导致症状的结构性变化或代谢异常,而与遗传因素有较密切的关系。症状性癫痫由多种脑部病损和代谢障碍引起,如颅脑外伤、各种脑炎、脑膜炎、脑脓肿、脑寄生虫、颅内肿瘤、脑血管畸形、蛛网膜下腔出血、脑出血、脑梗死等。胰岛细胞瘤所致的低血糖、糖尿病、甲状腺功能亢进及甲状旁腺功能减退等也可以导致发作。

对疑为症状性癫痫的患者,可选择颅脑计算机X线断层摄影(CT)或磁共振成像(MRI)。脑电图、放射性核素脑扫描(SPECT)、脑血管造影、心电图及有关生化检查以助诊断。

三、治疗

（一）一般治疗

1. 使患者平卧，头偏向一侧，让分泌物流出，以免窒息；松解衣领、腰带，适当扶持而不是按压抽搐肢体，以免发生骨折或脱臼。

2. 用裹上纱布的压舌板或毛巾、手帕塞入齿间，以防咬伤舌头。应取出义齿。

3. 供给氧气，保持呼吸道通畅。

（二）药物治疗

在选用药物时，应考虑患者的年龄、全身情况、抽搐的严重程度以及引起持续状态的原因，以求尽快控制发作。

1. 安定

（1）地西泮（安定）：首剂 10～20mg，注射速度小于 2mg/min，以免抑制呼吸。1 次静注剂量不得超过 20mg。地西泮静注后数分钟即达有效浓度，在 30～60min 内血药浓度降低 50%。如发作未能控制，半小时后可重复 1 次。如仍控制不好，可将 100～200mg 地西泮溶于 5% 葡萄糖氯化钠液 500mL 中，于 12～24h 内缓慢静滴，根据发作的情况调整滴速，如发作已控制，剩余药液不必继续滴入。24h 内地西泮总入量不得超过 200mg。

（2）氯硝西泮：一般用量为每次 1～4mg，肌注或静注。本药起效快，常可控制发作达数小时。也可将氯硝西泮 4～8mg，加入生理盐水 500mL 中缓慢静滴。本药注射可使脑电图的癫痫放电立即停止。本药可出现嗜睡或肌弛缓的不良反应，要注意观察呼吸及循环的改变。24h 内总入量不超过 10mg。

2. 联合用药 应用地西泮 2～3 次后症状不缓解者，可合并使用苯巴比妥或水合氯醛，常可奏效。

（1）巴比妥类：较安定类易产生呼吸抑制和血压下降。

苯巴比妥钠：本药起效慢，但作用持久，常于地西泮控制发作后作为长效药物起维持作用。常用量 0.1～0.2g 肌注，4～6h 后可重复使用，24h 总量不超过 0.4g，使用中要注意观察呼吸改变。

硫喷妥钠及异戊巴比妥（阿米妥钠）：为快效作用的巴比妥类药物，其呼吸抑制作用较明显，在地西泮及其他药物无效时可谨慎试用。并需事先准备好气管插管及人工呼吸机，注射过程需严密观察呼吸情况，如出现呼吸抑制需马上停药，并进行人工辅助呼吸。常用量：异戊巴比妥 0.3～0.5g，溶于 10mL 注射用水中，以 0.1g/min 的速度静注，直至发作停止，剩余药液不再推入。儿童用量，1 岁为 0.1g，5 岁为 0.2g。

（2）苯妥英钠（大仑丁）：作用持久，多与其他药物配合。本药为脂溶性，静脉用药后 15min 即可在脑内达高峰浓度。由于苯妥英钠 70%～95% 与蛋白质结合，只有 10% 有抗惊厥作用，所以需用较大剂量，首剂负荷量为 15～20mg/kg，溶于生理盐水 500mL 中缓慢静滴，12h 后给维持量，按每日 5mg/kg 计算，24h 给维持量 1 次。静脉用药速度要慢，不宜超过 50mg/min，若注射太快可使血压下降、呼吸减慢、心率变慢，甚至心跳停止。注射时要有心电监护，观察心率及血压变化。糖尿病患者忌用。

（3）水合氯醛：作为辅助抗癫痫持续状态药物，成人用10％水合氯醛，每次10～20mL，保留灌肠或鼻饲。儿童用量为0.4～0.5mL/kg。大剂量使用可引起呼吸抑制或血压下降，可抑制心肌收缩力。

（4）丙戊酸钠注射液：常用剂量每日600～2000mg。首剂400～800mg，3～5min内缓慢静注，30min左右继以1mg/（kg·h）静滴维持，并根据临床效果调整剂量。

3. 全身麻醉　经上述药物治疗仍不能控制发作且危及生命者，可考虑全身麻醉控制抽搐。

抽搐停止后，若患者未清醒，可予苯巴比妥钠0.1～0.2g肌注，每8～12h为1次维持，或鼻饲抗癫痫药，以后应进行长期抗癫痫治疗。

（三）并发症及其防治

治疗过程中应密切观察生命体征，维持正常呼吸、循环、体温，注意供给足够热量及液体，维持水、电解质平衡，纠正酸中毒，避免低血糖加重脑损害，防治肺部感染。

1. 呼吸衰竭　严重的癫痫持续状态以及某些抗癫痫药可引起呼吸衰竭；吸入呕吐物或呼吸道分泌物可引起呼吸道阻塞，加重呼吸困难。保持呼吸道通畅，吸氧，适当应用呼吸中枢兴奋剂可改善呼吸功能，必要时可行气管切开或插管，应用人工呼吸机辅助呼吸。

2. 脑水肿　癫痫持续状态可引起严重的脑水肿，加重昏迷，并使抗癫痫药物难以进入脑组织，发作更难控制。可使用甘露醇、呋塞米（速尿），必要时可予肾上腺皮质激素以减轻脑水肿。

3. 其他　出现循环衰竭时予抗休克治疗；高热时物理降温及使用退热药，必要时予亚冬眠疗法；另应注意防褥疮及做好大小便护理，还可应用三磷腺苷（ATP）、辅酶A、细胞色素C等以减轻或防止癫痫持续状态后的智力障碍。

（四）病因治疗

应寻找诱发癫痫持续状态的原因，对症治疗。同时应努力寻找可能存在的器质性脑损害，如脑脓肿、硬膜下血肿、出血性梗死等，并采取必要的诊断措施，以便进行相应的治疗。

第三节　短暂性脑缺血发作

一、病因及发病机制

急性缺血性脑血管病主要包括短暂性脑缺血发作（transient ischemic attacks，TIA）、脑血栓形成和脑栓塞。

（一）缺血性脑血管病的常见危险因素

缺急性缺血性脑血管病的危险因素可包括两大类。一类是不可改变的，如年龄、种族、性别、遗传（卒中家族史）。55岁以后，每增加10岁，发生卒中的危险增加1倍。美国黑人的卒中病死率是白人的2倍。亚洲—太平洋群岛和西班牙人的卒中危险也较高。一些危险因素是可以改变的或是可以治疗的，如高血压、心脏和冠状动脉疾病、糖尿病、高胆固醇血症、违禁药物、不良生活习惯（吸烟、饮酒过度）、肥胖等等。高血压应列在首位，药物治疗控制高血压，卒中的危险可减少 36%～42%。糖尿病也是卒中的主要危险因素之一,增加卒中危险 2～3 倍。吸烟增加卒中危险 1.5～3.1 倍。在男性高血压患者,吸烟可使其卒中危险增加 12 倍。心脏疾病可产生血栓栓子,引起 TIA 或卒中。高胆固醇可促进动脉粥样硬化的形成和发展,动脉粥样硬化斑块不但能造成血流减少,也是血栓或栓塞的潜在来源。口服避孕药女性的卒中危险有可能增加 5 倍。血半胱氨酸水平升高与卒中有潜在的联系,可能与叶酸和维生素 B_{12} 摄入不足有关。

(二)缺血性脑血管的基础疾病

缺血性脑血管病与很多种血液、血管和心脏疾病有关。

1.血管疾病 动脉粥样硬化、肌纤维性发育不良、血管炎、巨细胞动脉炎、系统性红斑狼疮、结节性多动脉管炎、肉芽肿性动脉炎、梅毒性动脉炎、AIDS、颈动脉或椎动脉夹层动脉瘤、腔隙性梗死、吸毒、偏头痛、烟雾病、静脉或静脉窦血栓形成。

2.心脏疾病 附壁血栓、风湿性心脏病、心律失常、心内膜炎、二尖瓣脱垂、反常性栓子、心房黏液瘤、人工心脏瓣膜。

3.血液系统疾病 血小板增多症、红细胞增多症、镰刀细胞病、白细胞增多症、高凝状态。

二、临床表现及特征

(一)TIA

TIA 是指脑循环短暂缺血引起的脑局部或视网膜的功能障碍。TIA 的定义是缺血症状和体征在 24h 内完全消失,又称为"微卒中""小卒中""先兆性卒中"。TIA 有类似卒中的表现,但与卒中相比,症状常常在几分钟内迅速缓解。颈内动脉系统 TIA:多表现出突发性一过性语言障碍或定向力障碍,一侧肢体无力,一侧肢体感觉麻木,单眼一过性黑矇。椎基底动脉系统 TIA:以发作性眩晕最常见,伴平衡障碍和双下肢无力,其他有双眼一过性黑矇、复视、吞咽困难和构音不良、肢体瘫痪和麻木、或猝倒发作。与脑卒中不同,TIA 不会导致永久性脑损伤。实际上,大多数 TIA 在 60min 内缓解,典型的 TIA 持续 10～20min。当症状持续超过 1h 以上,很可能发展为脑卒中(脑梗死),而不是真正意义上的 TIA。

(二)脑血栓形成

脑血栓形成指脑内动脉由于血管内皮细胞损伤、血液成分的性状改变、血液动力学变化等诸多因素形成血栓,血管壁变窄甚至闭塞,引起该血管支配区的脑组织缺血坏死,又称动脉硬化性脑梗死。大部分患者有高血压病和糖尿病病史,约 25% 的患者有 TIA 病史。多在安静状态下或睡眠中发病,醒来发现半身肢体瘫痪,在 1～3d 内达高峰。

(三)脑栓塞

脑栓塞是指外来的栓子随血流进入脑动脉,产生脑组织缺血和坏死,又称栓塞性脑梗死。根据栓子的来源不同,分为心源性、动脉源性和其他或不明栓子来源的栓塞。栓子的性质可有血栓性栓子、胆固醇性栓子、细菌性或感染性栓子、肿瘤性栓子,也包括脂肪性栓子、气体性栓子等。脑栓塞最常发生于房颤、近期心肌梗死、心瓣膜病或人工瓣膜、心内膜炎、附壁血栓、扩张性心肌炎、颈动脉及主动脉不稳定的动脉粥样硬化斑块。

大多数患者起病急骤,数分钟或很短时间内病情达高峰。大都发生在颈内动脉系统,尤其大脑中动脉支配区。DWI 应用后,发现了更多的急性多发性脑梗死,提示栓塞机制。脑栓塞多引起皮质受累,出血性梗死的频度高。

（四）脑梗死的一些类型

100 例急性缺血性卒中患者的尸检研究发现,28 例为动脉硬化性脑梗死,26 例为心源性栓塞,12 例为动脉粥样斑引起的栓塞,11 例为低灌注引起的分水岭梗死,其余 22 例原因不明。

1. 腔隙性脑梗死　腔隙性梗死的病因包括继发于高血压、血管炎、动脉硬化玻璃样变和淀粉样血管变性所引起的微动脉粥样硬化、脂质透明变性、纤维素样坏死;但大多数与高血压有关。大多数腔隙直径在 0.5cm 左右,巨大腔隙直径可达 1.5cm,绝大多数腔隙分布在壳核、尾状核、丘脑、脑室旁白质、桥脑及小脑,CT 的阳性检出率平均为 50% 左右。在所有的梗死类型中,腔隙性梗死预后最好。常见的腔隙性脑梗死有四种类型:纯运动性卒中、纯感觉性卒中、共济失调－手笨拙综合征和共济失调轻偏瘫综合征。

2. 大动脉闭塞致脑梗死　病理解剖检查所见各主要血管血栓形成的发生率约为:颈内动脉起始部及虹吸部 29%、大脑中动脉 43%、大脑前动脉 5%、大脑后动脉 9%、基底动脉 7%、椎动脉 7%。

（1）大脑前动脉闭塞:症状包括对侧肢体偏瘫(下肢重于上肢)和皮质性感觉障碍,其他可有精神症状、失用症和自主排尿障碍,反射性膀胱收缩造成尿失禁。

（2）大脑中动脉闭塞:主干闭塞表现为对侧偏瘫(相对上肢重于下肢),对侧偏身感觉障碍,对侧同向偏盲。优势半球受累时出现失语,非优势半球受累时可出现失用和失认。

（3）颈内动脉闭塞:颅内或颅外颈内动脉闭塞占缺血性卒中的 1/5。临床症状变化不一,主要与侧支循环有关。颈内动脉闭塞可以没有症状。近 15% 的病例有先兆,包括 TIA 和同例视网膜动脉缺血引起的单眼黑矇。典型症状类似于大脑中动脉闭塞的表现,对侧偏瘫、偏身感觉减退、同向偏盲、优势半球受累可产生失语和精神症状。颅外段受累可有搏动减弱或消失,颈部可闻及收缩性杂音。

（4）大脑后动脉闭塞:单侧闭塞时出现对侧视野同向偏盲,但黄斑视觉保留。当大脑后动脉闭塞累及优势半球枕叶皮层时,出现视觉失认。双侧闭塞时则产生皮质盲,有时患者对自己失明全然不知或加以否认。

（5）基底动脉血栓形成:基底动脉血栓形成是危及生命的严重事件,受累的节段不同,产生不同神经功能缺损。主干完全闭塞时表现高热、昏迷、针尖样瞳孔、四肢瘫延髓麻痹。头端受累,引起基底动脉尖综合征,表现不同程度的意识障碍、垂直性眼球运动障碍、共济失调和视野改变。双侧桥脑基底部梗死时,出现闭锁综合征,患者意识存在,但四肢瘫痪,能通过睁闭眼或眼球转动表达意识。椎动脉或小脑后下动脉闭塞导致延髓外侧综合征（Wallenber 综合征）,患者表现眩晕、呕吐、构音障碍、吞咽困难、同侧软腭和咽喉麻痹、Horner 征、同侧小脑性共济失调、面部感觉缺失及对侧肢体痛温觉减退。

3. 分水岭梗死　分水岭梗死占缺血性脑血管病的 10%,多有颈内动脉狭窄或闭塞,病史中有反复一过性黑矇,发病前可能有全身血压下降,发病时可能有由坐位或卧位变为直立位的情景,临床多表现皮质受累如意识障碍、失语、偏盲等,头颅 CT 和 MRI 显示分水岭梗死的特征性表现,分皮质前型、皮质后型、皮质下型等。

4.出血性脑梗死　一些少数梗塞在 1～2 周内,缺血区的侧支循环增加,微血管的完整性受到破坏或血管破裂而引起出血,呈淤点样、片状或融合成大片出血,称为出血性梗塞或红色梗塞。出血性脑梗死可以是自发性的,或者为药物所诱发。根据是否出现与出血有因果关系的症状分为无症状性和症状性出血性脑梗死;根据出血形态又可为渗出型(淤点样出血)和血肿型。出血性脑梗死的发生率为 15%～43%,症状性出血性脑梗死 9%,89% 为瘀血样,11% 为血肿型。MRI 比 CT 更敏感,对出血性脑梗死的发现率可达 80%。大的血肿与早期(72h 内)神经学恶化明显相关。心源性脑栓塞发病 4d 内出血性梗死的发生率可达 76%。出血性脑梗死的危险因素可能与下列有关:老年、糖尿病或入院时血糖增高、脑梗塞后的急性血压升高、栓塞性脑梗死、大灶梗塞伴占位效应(尤其梗死体积超过 10cm³)、大脑皮质受累、溶栓前使用阿司匹林、溶栓治疗后、迟发性再通(6h 后)等。

三、诊断及鉴别诊断

大多数患者首先接触的是急诊室的内科医生,通过病史和查体排除外伤、抽搐、中毒、肿瘤、代谢性疾病等引起的急性神经功能障碍。确定急性脑卒中后,立即行头颅 CT 检查,确定是缺血性卒中还是出血性卒中,以及了解缺血性改变的早期 CT 征象。还要评价是 TIA,进展性卒中,还是完全性卒中,判断是脑血栓形成还是脑栓塞,是大动脉支配区梗死还是腔隙性梗死,更要注意从发病至就诊的时间,所有这些对制订下一步治疗方案非常有用。

(一)TIA 的诊断与鉴别诊断

一些症状常常与 TIA 混淆,需要识别,如单纯的意识变化(可能由服药、中毒或其他疾病引起)、虚脱、眩晕或头昏眼花、单纯恶心和呕吐等。与 TIA 需要鉴别的疾病包括局灶性抽搐、高血糖或低血糖、低血压、过度换气、眩晕症(美尼尔氏病)及其他周围性眩晕、一过性遗忘症、复杂型偏头痛、晕厥、眼部疾病、周围血管病、周围神经病、脑肿瘤、硬膜下血肿等。应该进行颈动脉超声、心脏超声、凝血及纤溶功能及血液流变学检查,以寻找导致 TIA 的病因和危险因素,制订预防方案。

(二)脑梗死诊断与鉴别诊断

为了查出卒中的可治性原因和排除与卒中相似的情况,一些检查应该列入常规,如血细胞计数、血沉、梅毒血清学分析、血糖、血脂、ECG、腰穿(排除蛛网膜下腔出血和确定神经梅毒)、动脉血管超声和经颅多普勒超声、心脏超声以及 EEG(个别用于癫痫与 TIA、腔隙性梗死与皮质梗死的鉴别诊断)。

头 CT 和 MRI 是区别脑梗死与脑出血的最可靠方法,诊断脑梗死时,要注意与脑肿瘤、晕厥、癫痫、慢性硬膜下血肿等相鉴别。另外更应注意脑梗死的病因诊断。有风湿性心脏病或急性心肌梗死的病史,心电图提示心房纤颤,颈动脉和主动脉超声发现有不稳定斑块,TCD 栓子检测发现脑血流中有过量的栓子存在,都提示脑栓塞的可能。患者年龄较轻,动脉硬化及高血压病史,病前有 TIA 史,安静状态下发病较多可能提示动脉硬化性脑梗死。全身血压下降或体位变换后出现的脑梗死,提示分水岭梗死,要注意 CT 的特征性梗死影像和查找颈动脉狭窄的证据。一般来说,CT 在缺血 24h 后才能显示脑实质的密度改变;常规 MRI 也只有在缺血 6h 开始出现 T_2 信号异常;而弥散加权磁共振(DWI)在卒中 30min 内即可显示明显的变化。DWI 与灌注加权磁共振(PWI)结合,有助于鉴别缺血性半暗带,从而指导脑梗死的溶栓治疗。

四、急救处理

(一)TIA 的治疗

1.抗血小板治疗　使用抗血小板制剂能预防动脉粥样硬化所致的血栓性 TIA 进一步发展为卒中。首选阿司匹林,开始每日 300mg,2 周后改为每日 80mg。阿司匹林常有胃肠道刺激、出血。如果对阿司匹林不耐受或"阿司匹林无效",则可改用氯吡格雷 75mg/d,或抵克力得 250mg/d。抵克力得或氯吡格雷抑制血小板凝聚的作用需数天后才能达到全效。盐酸噻氯匹啶能阻止二磷酸腺苷(ADP)凝聚血小板。腹泻和中性粒细胞减少是噻氯匹啶常见的不良反应,因此,建议每 2 周全血细胞计数。氯吡格雷与噻氯匹啶的化学构造类似,抑制 ADP 凝聚血小板。不良反应少于噻氯匹啶,安全性强于阿司匹林。噻氯匹啶常见腹泻和皮疹,无过多的骨髓毒性。阿司匹林—潘生丁合剂耐受好,是阿司匹林预防卒中的又一种替代制剂,药理上胜过单独制剂。

2.抗凝药　不主张常规抗凝治疗 TIA。对于怀疑心源性栓子引起的,有大动脉血管狭窄的,TIA 症状频繁发作或症状持续时间超过平均时间(前循环超过 8min,后循环超过 12min),应使用抗凝治疗。慢性心房纤颤者考虑使用华法令,INR 目标值 2~3,这种方法在老年人群更有效。机械性心瓣膜也是抗凝治疗适应证。其他对抗凝治疗反应良好的 TIA 病因有:颅外颈内动脉内膜剥脱,严重的颈内动脉狭窄需行内膜剥脱术,抗磷脂抗体综合征,脑静脉窦血栓形成。对于口服抗凝药禁忌的患者推荐应用阿司匹林。

(二)脑梗死的治疗

血栓形成性梗死治疗首选溶栓治疗(发病 3~6h 内)。栓塞性梗死首选抗凝治疗。分水岭梗死治疗首选提高灌注压药物,如扩容药物和中药。禁用降压药,慎用钙拮抗剂。腔隙性梗死治疗首选改善红细胞变形能力的药物,如己酮可可碱。

1.一般治疗　保持呼吸道通畅,血氧饱和度低的患者,要给予吸氧治疗,如果仍不能纠正者,辅以机械通气。发病 3d 内一般不用抗高血压药,若收缩压高于 220mmHg,舒张压高于 120mmHg,缓慢降压。有明显的意识障碍或存在肺部和泌尿系感染的证据,要使用抗生素。

2.溶栓疗法　对于急性缺血性梗死发病 180min 内,无溶栓禁忌证者,可静脉内使用重组组织型纤溶酶原激活剂(rt—PA),0.9mg/kg(最大用量 90mg),10% 单剂量静脉推注,其余在 1h 内静脉点滴。脑梗死发病后 6h 内,0.9% 盐水 100mL+尿激酶 100~150 万 U,静滴。治疗后,前 24h 内不得使用抗凝药或阿司匹林。24h 后 CT 显示无出血,可行抗血小板和/或抗凝疗法。静脉溶栓的适应证:①急性缺血性卒中。②发病 3h 内,MRI 指导下可延长至 6h。③年龄≥18 岁。排除标准:①TIA 或迅速好转的卒中以及症状轻微者。②病史和体检符合蛛网膜下腔出血。③两次降压治疗后血压仍高于 185/110mmHg。④治疗前 CT 检查发现有出血、占位效应、水肿、肿瘤、AVM。⑤在过去 14d 内有大手术和创伤。⑥活动性内出血。⑦7d 内进行过动脉穿刺。⑧病史中有血液学异常以及任何原因的凝血、抗凝血疾病(PT>

15sec,INR>1.4,PTT>40sec,血小板<100×10⁹/L)。⑨正在应用抗凝剂或卒中发作前48h内应用肝素者。⑩2月内进行过颅内和脊髓内手术；以及过去3个月患有卒中或头部外伤，前21d有消化道和泌尿系出血，血糖<2.7mmol/L(50mg％)或>22.2mmol/L(400mg％)，卒中发作时有癫痫，以往有脑出血史，妊娠患者，心内膜炎和急性心包炎，有严重内科疾病包括肝肾功能衰竭。

治疗期间：①测血压 q15min×2h，其后 q30min×6h，其后 60min×16h，维持血压低于180/105mmHg。②生命体征 q1h×12h，其后 q2h×12h。③神经功能评分 q1h×6h，其后 q3h×72h，24h 后每天神经系统检查。④用药后卧床 24h，如果出现严重头痛、急性高血压、恶心和呕吐，停止使用 rt－PA 或 UK，即刻复查头颅 CT，否则 24h 后重复 CT 检查。⑤原则上24h 内不使用静脉肝素和阿司匹林，24h 后重复 CT 没有发现出血，可以开始使用阿司匹林和/或肝素。如继发脑出血，停止使用 rt－PA，复查血小板及凝血象，给予新鲜冻血浆（每袋100mL），使纤维蛋白原>100mg％，可输1单位的血小板。如出现血管再闭塞或持续加重，NIH 评分最初改善 2分后，再恶化 2分，或与基线评分比较恶化 4分，在排除脑出血的前提下，给予低分子肝素（速避凝），0.3～0.4mL，每日两次，7～10d。如血小板计数<80000mm³，则停用。经动脉溶栓仅在少数有条件的医院或中心进行，尚需大样本的随机研究证实。

3. 降纤治疗　降纤制剂于发病早期使用（最好 1～3d 内），包括类蛇毒制剂，隔日一次，共3 次，剂量为 10U、5U、5U，在用药前后监测纤维蛋白原，目标水平为 0.4～0.7g/L。

4. 抗血小板治疗　在不溶栓的患者，应尽早给予阿司匹林，160～300mg/d，可减少早期再发和改善长期预后。静脉溶栓 24h 后，可以加用阿司匹林，或口服抵克力得 0.25/d 或氯吡格雷 75mg/d。

5. 抗凝疗法　不常规推荐缺血性卒中后使用肝素、低分子肝素或肝素类物质。在有些情况如房颤、其他有高危再栓塞危险的心源性病因、动脉夹层或高度狭窄和静脉血栓形成时，可以使用肝素。对于进展性缺血性卒中，提示血栓扩延，也可以是抗凝的适应证。抗凝治疗的相对禁忌证可能包括大面积脑梗死、脑部肿瘤、脑动脉瘤、大于 6cm 的腹主动脉瘤、发热、新出现的心脏杂音（是否为脓毒性的栓子栓塞所致）、血小板减少症、SBP>210mmHg、近期手术创伤、脑出血或严重的胃肠道出血。使用肝素时，要求 PTT 达到 60～80，常用剂量为 3000～5000U，初始速度一般每小时 1000U，小儿、老人或身体虚弱的患者可每小时 600～800U。每2～4h 复查 PTT，按比例增减肝素剂量，以达到所要求的 PTT 指标，>120 停用肝素。注意肝素引起的血小板减少症。低分子肝素应用较为安全，实验室监测少，使用方便，生物利用率高，半衰期长，适于临床应用。常用剂量为 4000U，皮下注射，2 次/d，疗程 7～10d。最近，全美 36 个医疗中心关于低分子肝素大样本试验，观察发病 24h 内脑梗塞 1281 例，静脉给药 7d，总的结论是低分子肝素可能对大动脉血栓形成致脑梗死者有效。

6. 神经保护剂　目前，神经保护剂仍处于临床观察阶段，可考虑的用药有：胞二磷胆碱、钙拮抗剂（低灌注梗死禁用）、硫酸镁等，最好与其他药物联合应用。

（三）脑部并发症的治疗

大灶脑梗死常继发于大脑前动脉、大脑中动脉或颈内动脉闭塞，病死率达 80％以上。1/3的患者在 1～2 周死于脑疝。严重脑水肿和脑疝的早期征象是意识水平的下降，其他征象包括病灶侧肢体瘫痪,同侧 Babinski 征(＋),同侧瞳孔固定和扩大。CT 显示大动脉支配区水肿和梗死,可伴有散在出血或血肿,中线向对侧移位,脑干结构显示不清,对侧脑室扩大。内科治疗包括过度换气、渗透疗法,利尿疗法,巴比妥类药物疗法。过度换气可造成碱中毒,使颅内血管收缩,减低颅内压。甘露醇是最常用的高渗性制剂,初始剂量 1g/kg,静滴;随后,0.25～0.5g/kg,每 4～6h 给予。血浆渗透压水平维持在 300～320mOsm/L。巴比妥类药物认为通过降低脑代谢和减少脑容积而产生降颅内压作用。发热也可以加重颅内高压,应给予适当的抗菌素治疗。冰毯引起的战栗也可能造成颅内压增加,应引起注意。反复的抽搐能引起静脉回流受阻,增加脑代谢和脑血流,从而使颅内压增加,应采取防治措施。在完全性脑卒中,外科手术的适应证有限。对于大脑中动脉或颈内动脉支配区恶性脑梗死,一侧颅骨切除术可能是一种挽救生命的外科治疗措施,有可能降低病死率和改善功能预后。小脑梗死造成梗阻性脑积水和脑干受压也是外科手术的指征之一。

（四）高血糖的处理

20％～50％急性卒中患者出现高糖血症,可能以下几种情况:①患者原来已诊断糖尿病。②患者以前不知道患糖尿病,入院后糖化血红蛋白(HbA1c)升高而诊断。③非糖尿病患者的血糖升高,是由于对脑缺血的应激性反应造成的,这些患者 HbA1c 正常,病前的血糖水平也是正常的。入院时的急性血糖增高与临床预后不良相关,死亡危险增加 2 倍,住院时间延长,费用增高。有报道,急性血糖增高与半暗带容积和最后梗死容积相关,血糖从 5mg/dL 增至 10mg/dL,半暗带容积减少 60％,最后梗死容积增加 56cm³。因此,在急性缺血性卒中患者应尽可能早的、积极的控制血糖,还有可能增加溶栓时间窗的患者数目。

目前,在急性脑卒中患者高血糖处理有以下推荐:①至少在卒中最初 24h 内应该避免使用含糖溶液,避免进一步加重神经损伤。②只有存在明确指征的情况下方可使用糖皮质激素,并且一定要密切监测血糖的变化。③在急性卒中,应该使用胰岛素控制血糖,推荐尽可能使血糖接近正常范围。不应使用口服降血糖药物。在急性卒中最初 1～2d,静滴胰岛素保持血糖在正常范围,每小时 3.2U。每 2h 用血糖试纸测血糖 1 次,每 8h 抽血测血糖 1 次。根据血糖值的高低调整胰岛素剂量,每次相应增加或减少 4U 胰岛素。在所有的患者,血糖的上限不应该超过 250mg/dL。对原来血糖正常的患者,理想的血糖含量范围是 80～120mg/dL。在原来血糖控制很差的糖尿患者,血糖在 100mg 或 200～250mg/dL。在血糖非常高的患者,降低血糖的速率应该控制在 75～100mg/(dL·h),以减少渗透压急剧变化对大脑的损伤。密切注意低血糖、电解质紊乱和酸碱失衡等。

其他并发症包括吸入性肺炎、深静脉血栓形成、肺栓塞、消化道出血、尿路感染等都是常见的或致死性的并发症,要给予相应的治疗。

第四节　脑梗死

脑梗死是指脑血液供应障碍使脑组织缺血、缺氧而引起的脑软化、坏死。可由于脑动脉管壁自身疾病致管腔狭窄,并发血栓形成而闭塞,也可以由于来自心脏或大动脉壁血栓脱落而成的小栓子,或脂肪、气体栓塞脑血管引起急性脑梗死。

一、动脉硬化性脑梗死

动脉粥样硬化血栓形成性脑梗死,简称动脉硬化性脑梗死,是供应脑部的动脉系统中的动脉粥样硬化和血栓形成,使管腔变窄、闭塞,导致急性脑供血不足所引起的局部脑组织坏死,临床表现为偏瘫、失语等突然发生的局灶性神经功能缺失,也称脑血栓形成。

(一)病因

基本病因是动脉粥样硬化,最常见的伴发病是高血压。高血压、高脂血症或糖尿病可加速动脉硬化的发展。其他较少见的病因有各种脑动脉炎(如钩端螺旋体感染等)、结缔组织疾病、先天性血管畸形、真性红细胞增多症、血液高凝状态等。在血管病变的基础上,当处于睡眠、心律失常、血压下降、血流缓慢、血黏度增加和血凝固性异常时引起发病。

(二)诊断

1.临床表现特点　　多见于50～60岁以上患有动脉硬化的老年人,多伴有高血压、冠状动脉粥样硬化性心脏病或糖尿病。常于安静休息时或睡眠时发病。多数典型病例在1～2d内达到高峰。患者通常意识清,少数可有不同程度的意识障碍。约有25%的患者病前曾有短暂性脑缺血发作史。

脑损害症状主要根据受累的血管分布而定。

(1)颈内动脉系统:临床表现主要为病变对侧肢体瘫痪或感觉障碍。当主侧半球病变时常伴失语,非主侧半球病变可伴偏瘫失认症。如病灶侧单眼失明伴对侧肢体运动或感觉障碍,则为颈内动脉病变。颈内动脉狭窄或闭塞可使整个大脑半球缺血,造成严重症状,也可仅表现轻微症状,这主要取决于侧支循环的代偿功能状况。

(2)大脑后动脉:供应大脑半球后部、丘脑及上脑干。病变时可出现对侧同向偏盲,如在左侧半球可出现失语、失读、失写、失认和顶叶综合征。

(3)椎-基底动脉系统动脉硬化性脑梗死主要表现为眩晕、眼球震颤、复视、构音不清、吞咽困难、肢体共济失调、交叉性瘫痪或感觉障碍、四肢瘫痪等。可有后枕部头痛和程度不等的意识障碍。

2.诊断要点和鉴别诊断

(1)年龄50岁以上患有动脉硬化、高血压、糖尿病者。

(2)呈现脑局灶性损害症状。

(3)有短暂性脑缺血发作史。

(4)安静状态下发病或晨间睡醒后发病,症状在1～2d内渐加重。

(5)意识常保持清醒。对年龄较轻的非动脉硬化性脑梗死者应进一步寻找病因。

起病急,病情重,伴有头痛、呕吐、颅内高压症者要与脑出血相鉴别。起病急骤,有心脏病或其他栓子来源时应考虑脑栓塞。起病相对缓慢,逐渐进展,眼底有视乳头水肿者,应与颅内占位性病变鉴别,老年患者尤应注意转移瘤或硬膜下血肿的可能。有条件的患者应争取做颅脑CT或MRI以确诊。

(三)治疗

急性灶性脑缺血发病后最初几小时为治疗的关键。

1. 一般治疗　急性脑缺血的最初几日可有暂时性血压升高,不一定需药物治疗;如血压过高,可酌用作用缓和的降压药物如硝苯地平(心痛定)10mg,每日1～3次,口服,必要时可舌下含服10mg,目的是使血压缓慢降低,以免影响脑血流量。不能饮食者,每日输液量为2000～2500mL,注意出入水量平衡,及时纠正水、电解质和酸碱平衡紊乱。发病后24～48h有吞咽困难者,予鼻饲流质饮食;意识障碍者,发病3d可考虑鼻饲。加强口腔、皮肤及大小便护理,防止合并感染及褥疮形成。有颅内压增高者,床头应抬高30°左右,以利静脉回流,减轻脑水肿。

2. 改善微循环　国内常用血栓通注射液每日8～12mL(含生药田七70mg/2mL);或丹参注射液8～16mL(含生药1mg/mL),加入500mL液体中,静滴,12～15d为一疗程。右旋糖酐40 500mL,静滴(先做皮试),7～14d为一疗程。

3. 抗凝治疗　对临床表现为进展型卒中的脑梗死患者,可有选择地应用抗凝治疗;而稳定型卒中或出血性梗死,有高血压者及有损伤、感染、出血倾向者禁用抗凝治疗。在肝素治疗中有引起出血的不良反应。低分子量肝素出血倾向较肝素低,在仔细临床观察下可考虑使用。

4. 溶栓治疗　目的是溶解血栓,使血管再通,从而再建脑血流。其适用于起病后的极早期,或为进展型卒中。其缺点是致栓因素不受影响,所以可能再次形成血栓,也可栓塞远端血管。同时也存在组织再灌流时所致的出血和脑水肿问题。

常用的溶栓药物为链激酶和尿激酶,但需注意引起出血的危险性。常用尿激酶每日6万～30万U静滴。国外有用组织型纤溶酶原激活剂(t－PA)具有灶性纤维蛋白溶解及轻度系统性作用,故出血危险有所减少,但治疗价值仍在研究中。在合并高纤维蛋白原血症患者可用降纤治疗,常用药物有巴曲酶、安克洛酶、降纤酶等。一般用降纤酶,首剂10U,隔日5U,静注,3次为一个疗程,注意出血并发症,疗效仍在观察中。

5. 血管扩张剂　一般用于:①发病24h内。②症状轻微,梗死灶小。③病程3周后,病情稳定时期。对出血型卒中,起病24h～2周内,伴有脑水肿和颅内压增高者,则不宜应用血管扩张剂。近年来多采用钙通道阻滞剂如尼莫地平20～30mg,每日3次,口服。

6. 脱水治疗　对意识障碍、呕吐患者,或颅脑CT检查显示脑梗死范围广泛或伴有出血和病灶周围水肿时,应采用降低颅内压药物如甘露醇、呋塞米(速尿)等,必要时可考虑用糖皮质激素如地塞米松等。

7. 其他　脑代谢活化剂,如细胞色素C、ATP、辅酶A等。脑保护剂、自由基清除剂、钙通道阻滞剂、维生素E、纳洛酮等也可应用。

二、短暂性脑缺血发作

短暂性脑缺血发作(transcient ischemic attacks,TIA)是颈动脉或椎－基底动脉系统的短暂性血液供应不足,临床表现为突然发病的、几分钟至几小时的局灶性神经功能缺失,多在24h内完全恢复,但可有反复发作。若未经适当的治疗,约1/3患者有发生完全性脑梗死的可能。

治疗主要使用血小板聚集物抑制剂,常用阿司匹林,每日0.1～0.3g,连续应用2～3个月以上。阿司匹林(环氧化酶抑制剂)可使血小板内花生四烯酸转化为血栓素 A_2(TxA_2)(使血小板聚集和血管平滑肌收缩)及血管壁合成 PGI_2(为抑制血小板聚集和使血管扩张)的过程均受到抑制,但阿司匹林小剂量时主要抑制前者,且消化道不良反应显著减少。此外,双嘧达莫(潘生丁)可抑制磷酸二酯酶,抑制血小板对腺苷二磷酸(ADP)诱发的聚集性,剂量为25mg,每日 3 次。近年使用噻氯匹定(力抗栓),用量为 0.125～0.25g,每日 1 次。氯吡格雷75mg,每日 1 次,疗效与噻氯匹啶相似,不良反应少。奥扎格雷可静脉用药。

三、脑栓塞

由于异物(固体、液体、气体)沿血液循环进入脑动脉或供应脑的颈部动脉,造成血管阻塞而致脑组织缺血、软化,称为脑栓塞。只要产生栓子的原因不消除,就有反复发作的可能,且大多在首次发病 1 年内。

(一)分型

根据栓子来源可分为心源性和非心源性。

1.心源性 心源性是系脑栓塞的常见原因,可见于风湿性心脏病,尤其是二尖瓣狭窄合并心房颤动时,左心房附壁血栓脱落是最常见的原因。感染性心内膜炎时瓣膜上的赘生物脱落、心肌梗死或心肌病的附壁血栓、二尖瓣脱垂、心脏黏液瘤和心脏外科手术的合并症也常引起。

2.非心源性 栓子来自主动脉弓、颈动脉、椎－基底动脉的动脉粥样硬化斑块及其附着物,脱落可闭塞远端的颅内动脉,也是脑栓塞的常见原因。其他有肺癌脑转移,寄生虫卵,肺手术、气胸、静脉损伤,人工流产和减压病时的空气栓塞,长骨骨折的脂肪栓塞等,还有一些来源不明的栓子。

(二)诊断

1.临床表现特点 脑栓塞可发生于任何年龄,以中青年居多。起病极急骤,常于数秒或更短时间内症状发展到高峰,个别患者可在数日内呈阶梯式进行性恶化,系由反复栓塞所致。部分患者可在起病时有短暂的意识模糊、头痛或抽搐。神经系统局灶症状突然发生,并限于一个动脉分支的分布区。多为颈内动脉－大脑中动脉分布区,表现为偏瘫、失语,尤以面部及上肢较重,而下肢相对较轻。少数为椎－基底动脉系统病变的表现,出现眩晕、复视、共济失调、交叉性瘫等症状。

2.诊断要点 可通过询问病史及了解心脏病、骨折、气胸等栓子来源而考虑脑栓塞。其他脏器包括肾、脾、肠系膜动脉、肢体动脉及视网膜动脉栓塞的存在有助于本病的诊断。心电图异常有参考意义;亚急性细菌性心内膜炎者常有发热、皮肤黏膜淤点、贫血、白细胞增多,血培养有致病菌等。

(三)治疗

预防心脏病是防治脑栓塞的一个重要环节。一旦发生脑栓塞,其治疗原则上与动脉硬化性脑梗死相同,并且对心脏病变应同时进行治疗。

脂肪栓塞的治疗,有人主张用小剂量肝素、右旋糖酐 40、5％碳酸氢钠注射液 250mL 静滴,每日 2 次,有助于脂肪颗粒的溶解。空气栓塞的治疗同心源性脑栓塞。

第五节　脑出血

脑出血是指有脑部动脉、静脉或毛细血管破裂引起的脑实质内和脑室内出血,其中动脉破裂出血最为常见。脑出血起病急、病情重、病死率高,是急诊常见急症。

一、概述

脑出血常是多种因素共同作用所致。多在高血压和高血压所引起的慢性动脉病变的基础上发生。

高血压所致脑出血的动脉系直接来至较大的脑底动脉,其管径小、行径长,经常受到较大动脉血流的冲击,加之脑动脉的外膜和中膜结构较薄且中层纤维少,没有外弹力纤维,患者高血压时伴有小动脉变性增厚、微动脉瘤形成及小动脉壁受损等病理变化,当血压发生急剧波动时,极易破裂出血。

脑出血多数发生在大脑半球内,只有小部分原发于小脑、脑干和脑室。基底节区壳核出血最多见,约占50%～70%。出血动脉主要来源于大脑中动脉深穿支豆纹动脉。球脑出血次之,占20%左右。脑叶出血,或称大脑皮质下出血,占15%左右。出血可有皮层下动脉破裂引起,或有基底节区出血扩延所致。小脑出血,占10%左右,主要源于基底动脉的旁中央支。脑室出血分为原发性出血与继发性脑室出血两种。前者系指脑室脉络丛、脑室内和脑室壁血管以及室管膜下1.5cm以内脑室旁区的出血;后者较为多见,多为脑实质内出血破入脑室所致。

二、临床表现

脑出血多发生于50岁以上有高血压的患者,60～70岁更多见。一年四季皆可发病,寒冷或气温骤变时节发生较多;发病通常在情绪激动、精神紧张、激烈活动、用力过度、咳嗽、排便等诱因下发病。起病常较突然,出血前多数无前驱症状,出血后临床表现轻重与以下因素有关:①出血点原发动脉。②血肿扩展的方向。③脑实质破坏的程度。④有否破入脑室。⑤出血量。持续性出血致血肿扩大是病情加重的原因之一,表现为患者突然或逐渐意识障碍加深和血压持续升高。

(一)前驱期

一般病前无预感,少数患者在出血前数小时或数日可有头痛、头晕、短暂意识模糊、嗜睡、精神症状、一过性肢体运动、感觉异常或说话不清等脑部症状。

(二)发病期

其与出血的部位、速度、出血量有关,但都起病急骤,数分钟或数小时内病情即可发展到高峰,也可在数分钟内陷入昏迷。病程中有下述不同表现:①头痛:常为首发症状,表现突发剧烈头痛,少量幕上脑出血和部分高龄患者仅有轻度头痛或不出现头痛。②头晕:可伴于头痛,亦可为主要表现,多在后颅凹幕下出血时发生。③恶心呕吐:头痛剧烈时表现更明显,是早期症状之一。④意识障碍:轻者意识混浊、嗜睡,重度昏迷、去脑强直、高热,极少量出血可无明显意识障碍。⑤血压增高:绝大多数的病例在170～250/100～150mmHg之间。⑥瞳孔改变:一般大脑半球出血量不大时,瞳孔大小正常,光反应良好,有时病侧瞳孔较对侧小,如发生脑疝,则病侧瞳孔散大,光反应迟钝或消失,如病情继续加重,对侧瞳孔也散大。如脑干脑桥出血或脑室出血进入蛛网膜下腔,瞳孔常呈针尖样缩小。⑦其他:眼底检查可见动脉硬化、视网膜出血及视乳头水肿,出血进入蛛网膜下腔出现脑膜刺激征,血肿占位与破坏脑组织导致偏瘫、失语及眼位的改变等,由于出血部位及范围不同可产生一些特殊定位性临床症状。

1.壳核-内囊出血 临床最常见,约占脑出血的60%。壳核-内囊出血病灶对侧常出现偏瘫、偏身感觉障碍与偏盲的"三偏综合征"。双眼向病灶侧凝视,呈"凝视病灶"。优势半球病变可有失语。

2.丘脑出血 约占脑出血的20%~25%,多见于50岁以上,有高血压动脉硬化的病史。常为膝状体动脉或丘脑穿动脉破裂出血,前者常为丘脑外侧核出血,后者常为丘脑内侧核出血。丘脑出血几乎都有眼球运动障碍,如下视麻痹、瞳孔缩小等。临床表现有明显的意识障碍甚至昏迷,对侧肢体完全性瘫痪,脑膜刺激征等。丘脑内侧或下部出血,出现双眼内收下视鼻尖,上视障碍,是丘脑出血的典型体征。

3.脑叶出血 脑叶出血又称皮质下白质出血,约占脑出血的13%~18%,绝大多数呈急性起病,多先有头痛、呕吐或抽搐,甚至尿失禁等临床表现;意识障碍少而轻;偏瘫较基底节出血少见,而且较轻,又昏迷者多为大量出血压迫脑干所致。

4.小脑出血 小脑出血约占10%,好发于一侧小脑半球齿状核部位,多见于小脑上动脉的分支破裂出血,临床上可分为小脑半球和用蚓部出血。多表现为突然发作的枕部头痛、眩晕、呕吐、肢体或躯干共济失调及眼球震颤等,但血肿影响到脑干和脑脊液循环通路时,出现脑干受压和急性梗阻性脑积水。小而局限的出血,多无意识障碍,只有CT检查方可确诊;重者短时间内迅速昏迷,发生小脑扁桃体疝可致突然死亡。也有部分患者呈进行性加重,逐渐出现昏迷和脑干受压的体征,如不能得到及时正确的治疗,多在48h内死亡。

5.原发性脑干出血 90%以上的高血压所致的原发性脑干出血发生在脑桥,少数发生在中脑。

(1)中脑出血:侵犯一侧大脑脚则同侧动眼神经麻痹,伴对侧肢体瘫痪(Weber综合征)。

(2)脑桥出血:常迅速出现深昏迷,瞳孔明显缩小呈针尖样,但对光反射存在;四肢瘫痪,双侧椎体束体征阳性,高热,呼吸不规则,血压不稳;部分患者并发消化道出血,病情进行性恶化,多在短时间内死亡。

(3)延髓出血:一经出现很快死亡。

6.脑室出血 分为原发性和继发性两种。原发性脑室出血表现为血液成分刺激引起的脑膜刺激征和脑脊液循环梗阻引起的颅内压增高症状;继发性脑室出血除了具有上述原发性脑室出血的临床特征外,还同时伴有原发性出血灶导致的神经功能障碍。

三、诊断和鉴别诊断

(一)诊断要点

根据病史资料和体格检查多可作出诊断:患者年龄多在50岁以上,既往有高血压动脉硬化史;多在情绪激动或体力劳动时发病。起病突然,发病后出现头痛、恶心、呕吐,半数患者有意识障碍或出现抽搐、尿失禁;有明显定位体征,如偏瘫、脑膜刺激征;发病后血压明显升高;CT 扫描及 MRI 可见出血灶,脑脊液可呈血性。

(二)鉴别诊断

1.脑梗死　由于脑出血和脑梗死在治疗原则上完全不同,因此对两者的鉴别十分重要。应用 CT 检查可直接明确有无脑出血。

2.蛛网膜下腔出血　起病急骤,伴剧烈的头痛、呕吐、一过性意识障碍。有明显的脑膜刺激征,很少出现局限性神经系统体征,脑脊液呈血性,一般鉴别不困难。临床上,脑出血一般先出现偏瘫,待血液破入脑室和蛛网膜下腔时才出现脑膜刺激征;而动脉瘤和动静脉畸形破裂出血可直接进入蛛网膜下腔,故先出现脑膜刺激征,而后才出现偏瘫。脑血管造影可明确诊断(表 3-1)。

表 3-1　高血压脑出血的鉴别诊断

疾病表现	出血性脑血管病		缺血性脑血管病	
	脑出血	蛛网膜下腔出血	脑血栓形成	脑栓塞
常见病因	高血压病	动脉瘤或血管畸形	动脉粥样硬化	脑栓塞
年龄	40~60 岁	中青年	65 岁以上	35~45
起病	急	急	较慢	最急
诱因	情绪激动、用力时	情绪激动、用力时	休息睡眠时	心律失常时
头痛	常见	剧烈	无	无
呕吐	多见	多见	无	可有
偏瘫	有	无	有	有
脑膜刺激征	有	明显	无	无
脑脊液压力	增高	增高	正常	可增高
血性脑脊液	有	有	无	无

3.颅内肿瘤出血　病程较长,多在原有症状的基础上突然加重,也可为首发症状。增强的头颅 CT 和 MRI 对肿瘤出血具有诊断价值。

4.其他原因引起的昏迷　由于脑出血多数伴有意识障碍,常需要与其他疾病所致昏迷相鉴别。如肝性脑病、高渗性糖尿病昏迷、尿毒症等,通过 CT 等辅助检查可明确诊断。

(三)辅助检查

1.颅脑 CT 扫描　在高清晰度的 CT 图像上,脑出血的诊断几乎可达 100%。CT 检查既是有效的诊断方法,也是制订治疗方案、观察疗效、判断预后的重要依据。脑出血依据病期不同,CT 表现亦不同。

(1)血肿形成期(急性期):发病后 1 周内,CT 呈现边缘清楚密度均匀一致的高密度阴影,血肿出血量通常以多田民方程式计算,即 $(\pi/6) \times 长(cm) \times 宽(cm) \times 高(cm) = 出血量(mL)$。

（2）血肿吸收期：此期大约从第 2 周到 2 个月，血肿高密度影呈向心性缩小，边缘模糊，一般于第 4 周变为等密度或低密度区。

（3）囊腔形成期：发病 2 个月后血肿一般完全吸收，周围水肿消失，不再有占位表现，呈低密度囊腔。

2. 颅脑 MRI 扫描　慢性血肿的 MRI 特征：高信号血肿，外加一个低信号含铁血黄素环。尽管 CT 仍是急性脑内出血的首选检查方法，但 MRI 诊断亚急性与慢性血肿比 CT 敏感，尤其对陈旧血肿，MRI 可清晰显示含铁血黄素衬边的低信号残腔，容易与陈旧性脑梗死鉴别。

3. 脑血管造影　临床上怀疑动静脉畸形（AVM）或脑动脉瘤破裂出血时，脑血管造影可明确病因，具有其他检查无法替代的价值。

4. 腰椎穿刺　对确诊脑出血有一定的价值，但对颅内压很高的患者，腰穿检查有诱发脑疝的危险。CT 广泛应用后，已很少采用腰椎穿刺诊断脑出血。

四、治疗

脑出血急性期的治疗，主要包括现场急救处理、内科和手术治疗。

（一）急救处理

对昏迷患者及时清理口腔和呼吸道分泌物，保持呼吸道通畅，对呼吸衰竭患者必要时行气管切开给予人工通气。接诊医生简明扼要询问病史，做较全面体检，对血压过高、脑疝危象、抽搐者给予及时处理，尽量减少不必要的搬动。建立静脉通道，监测生命体征。

（二）内科治疗

急性期内科治疗原则是维持生命体征、止血和防止再出血，减轻和控制脑水肿，预防和治疗各种并发症。主要目的是挽救患者生命，降低残废率，防止复发。

1. 一般处理

（1）绝对卧床休息、监测生命体征，如烦躁不安，可用安定类药物，禁用吗啡类药物。

（2）保持呼吸道通畅，吸氧，必要时气管插管或行气管切开术。有尿潴留者，应保留导尿。对昏迷患者应定时翻身，防止压疮。

（3）保持水电解质平衡及营养支持：急性期 24～48h 应予禁食，并适当静脉输液，总量控制在 1500～2000mL/d。48h 后，如果意识好转，且吞咽无障碍者可试进流食，少量多餐，否则应下胃管鼻饲维持营养。

（4）保持功能体位，防止肢体畸形。

2. 特殊治疗

（1）急性期血压的处理：脑出血后一般血压升高，收缩压＞200mmHg 时，应给予降压药物，也是进一步出血的关键。使血压维持在 160/100mmHg 左右。

（2）控制脑水肿、降低颅内压：应立即使用脱水剂。甘露醇的疗效最为确切。作用也最快，常用量为 20% 的溶液 250～500mL，每 4～6h 静滴 1 次。病情较平稳的患者可用甘油果糖，250～500mL，2 次/d，静滴。

（3）止血药物的应用：除有出血倾向和并发消化道出血的患者可适当应用止血药外，多数患者不必常规使用。

（4）脑保护剂与低温疗法：常用尼莫地平、维生素 E、维生素 C。甘露醇也有清除自由基的作用。低温可降低细胞的代谢，抑制脑单胺和兴奋性氨基酸递质的合成和释放，对脑组织损伤有保护作用。常用头枕冰袋、冰帽，可起到一定作用。冬眠疗法可使用冰毯、冰帽可使体温下降至 35℃，起到脑保护的作用。

（三）急诊手术

急诊手术治疗的指征尚无统一的标准。以出血量用来选择治疗：壳核出血＞30mL、丘脑出血＞14mL、小脑半球出血＞15mL，应行手术治疗。具体应根据出血量、部位、手术距离出血的时间、患者年龄和全身情况以及术者的经验来决定。常用清除血肿的方法有以下几种。

1. 神经内镜　具有手术时间短、创伤小等优点，避免了开颅手术对脑组织大量暴露、切开、牵拉等可能带来的后遗症，有助于快速康复。

2. 微创置管引流术　对脑出血部位准确定位后，只在患者的颅骨上开一个 5×5mm 的小孔，或直接微创定向锥颅建立进入颅内血肿靶点通道，并由此在出血部位置入一根软的硅胶管吸引血肿，术后反复注入纤溶药物，将血凝块溶解，有置入的硅胶管引出。微创置管引流与保守治疗相比可使脑内血肿吸收时间明显缩短，有助于患者康复，并且操作快速简便，损伤小。

3. 开颅血肿清除术　是传统术式，但对血肿很大或已出现脑疝的危重患者，开颅在直视下彻底清除血肿、止血并行减压术，仍是最佳手术方法。

4. 立体定向抽吸术　采用立体定向技术，将导管精确置入血肿腔内，用血肿碎化器将血肿打碎后冲洗吸出。

（四）防止并发症

脑出血常见的并发症有消化道出血、肺部感染、泌尿道感染、压疮、肾功能衰竭等。

消化道出血多发生在脑出血后 24h 内，特别是 4h 内多发，以呕血为主。基本治疗原则是降低颅内压、控制脑水肿、减轻下丘脑及脑干的损害，同时给予止血药、胃黏膜保护剂及制酸剂治疗。对出血严重者，有条件的可内镜下止血。重症患者可预防性使用抗生素。严重的肺部感染应积极地采取气管切开和排痰措施，保证呼吸道的通畅。

患者出现尿潴留，特别是发生无张力性膀胱时，常并发泌尿系感染，应给予留置导尿，每日定时膀胱冲洗。要特别强调护理，每小时翻身一次，预防压疮。

第六节　颅内动脉瘤

颅内动脉瘤是神经系统的常见急症，居脑血管意外的第三位，是由于颈内动脉和\或椎-基底动脉系统的动脉壁异常造成的局限性膨出，可发生于任何年龄，多发生于 20～60 岁，女性发病率较男性略高。颅内动脉瘤是一种极其凶险的疾病，病死率和致残率均较高，严重威胁人民群众生命健康,以蛛网膜下腔出血为主要临床表现,部分患者由于瘤体压迫造成局灶体征及脑血管痉挛造成缺血、梗塞等。

一、诊疗流程(见图3—1)。

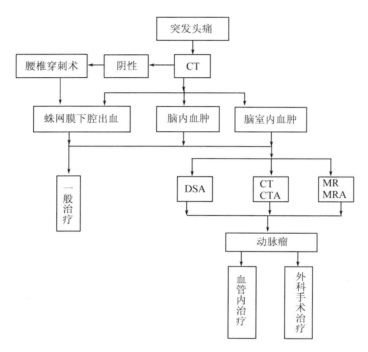

图3—1　颅内动脉瘤的诊疗流程

二、病因及发病机制

有关颅内动脉瘤的发病原因观点很多,目前认为颅内动脉瘤是一个由多种病因造成的疾病。颅内血管与外周血管结构上差异明显,外弹力层缺如,动脉瘤多发生在动脉分叉部位,可能与该部位局部厚度较薄、中层弹力纤维薄弱甚至缺如、承受的血流量较大有关;动脉硬化可造成动脉中层弹力纤维变性、断裂、消失,削弱了动脉壁对血液及血流冲击的承受力,管壁的局部逐渐呈囊或瘤性膨出而形成动脉瘤;也有人认为,高血压在动脉瘤的形成过程中,起着重要的作用,感染、创伤等也与动脉瘤的发生有关。

动脉瘤的好发部位:颈内动脉系统者占90%,其中发生在颈内动脉及其分叉处占40%,大脑前动脉和前交通动脉占30%,大脑中动脉及分支占20%,椎—基底动脉系统占10%。20%为多发性的,40%呈对称性,尤其常见于大脑中动脉。一般动脉壁在其分支处比较薄弱,故上述脑动脉分支处是动脉瘤的好发部位。

动脉瘤的分类:①囊状:占95%,系由动脉壁某处向外膨出呈囊状,常带有瘤颈,根据动脉瘤的形态还可分为球形、葫芦形和漏斗形。②梭形：占4％,是由动脉的某段向四周膨出而形成。③壁间形：占1％其由动脉壁的某处向一侧膨出,没有瘤颈。根据动脉瘤体的直径大小又可归为四类：小型的直径小于0.4cm;一般型为0.5～1.5cm;大型为1.5～2.5cm;巨型可达2.5cm以上,有时可达4～5cm以上。以一般型动脉瘤占大多数,其次为小型(15.5％),大型或巨型少见(7.8％)。

三、临床表现及特征

脑动脉瘤的临床表现复杂多样,取决于瘤体的大小,所处的部位及其是否破裂出血。动脉瘤体积较小、未破裂时可没有任何临床症状。动脉瘤较大或动脉瘤破裂后出现临床症状,包括出血症状、局灶症状及缺血症状。

(一)不典型症状

动脉瘤未破裂时,约20％～59％的患者可出现非特异性临床症状,最常见表现为慢性发作性头痛和头晕,大多为一侧眼眶部或后枕部的搏动性疼痛,可能与瘤体搏动或少量渗血有关,这些症状通常出现在动脉瘤破裂大量出血之前,有学者称为"预警性症状"。大部分患者在出现"预警性症状"后数周内发生破裂出血,有预警症状者发生破裂出血后死亡率明显高于无预警症状者,如能在破裂以前明确诊断并进行治疗,将明显降低动脉瘤患者的死亡率和病残率,可惜由于上诉症状缺乏特异性,因此常常被医生和患者忽略,延误了诊疗的时机。

(二)蛛网膜下腔出血

动脉瘤直径较小时,因其瘤颈及瘤壁均较厚不易破裂,当动脉瘤直径小于4mm时,出血的可能性仅占2％;动脉瘤瘤体较大时,易在腔内形成血栓造成瘤壁增厚,破裂出血的可能性也较小;80％的蛛网膜下腔出血发生于4～12mm的动脉瘤。出血最常出现在囊状动脉瘤的瘤体顶端,特别是其囊上有小阜者。梭形动脉瘤出血则相对较少。动脉瘤破裂后导致的蛛网膜下腔出血发作,通常表现为突发的不能缓解的劈裂样头痛,大多数表现为全头痛和后颈部疼痛,少数表现为局部或一侧头痛,伴有恶心、呕吐、面色苍白、颈项强直、畏光、出冷汗等。约半数患者有明显诱因如运动、情绪激动、排便、咳嗽、头部创伤、性交或分娩等,也可在睡眠、静息时发作。在动脉瘤破裂导致的蛛网膜下腔出血病例中,患者的意识状态可能受到影响,轻者可表现为嗜睡,约半数患者有意识丧失,一般不超过1h,重者表现为持续昏迷直至死亡,猝死也不罕见。在动脉瘤破裂造成的蛛网膜下腔出血中可出现癫痫,其他症状有谵妄、木僵、定向障碍及痴呆等。查体可见脑膜刺激症状、椎体束症状或眼底出血等。蛛网膜下腔出血的形态有助于判断动脉瘤的部位。15％的动脉瘤首次破裂造成蛛网膜下腔出血的患者可发生再出血,再出血的蛛网膜下腔出血患者病死率明显增加,可高达40～65％。

(三)颅内血肿

动脉瘤破裂后可单独出现颅内血肿、脑室内血肿或与蛛网膜下腔出血伴发,此时常伴有脑水肿、定位体征,颅内压明显增高,重者可发生脑疝。一般前交通动脉瘤和大脑中动脉瘤颅内出血的发生率较高。大脑中动脉瘤的血肿常位于颞叶;颈内动脉末端动脉瘤的血肿在额叶眶面外侧面或颞叶内侧面;前交通动脉瘤的血肿多在额叶内侧。椎一基底动脉系统动脉瘤不如颈内动脉系统动脉瘤那样容易形成血肿。出现颅内血肿或蛛网膜下腔出血合并颅内血肿的患者，出现昏迷的纪律明显高于单独蛛网膜下腔出血者，血肿破入脑室者症状常较重，可因积血刺激视丘下部神经核、丘脑核、迷走神经核等，导致全身系统并发症，使患者死亡率增高。少数患者因动脉瘤破裂后出血迅猛，撕裂蛛网膜，进入硬膜下间隙形成硬膜下血肿。

（四）脑积水

动脉瘤破裂后可发生急性期脑积水，多由于蛛网膜下腔出血堵塞了脑脊液循环通路或血液堵塞了蛛网膜颗粒的绒毛孔，造成脑脊液吸收障碍所致，急性期脑积水可导致患者意识障碍加深、病情恶化，甚至引起患者死亡。在蛛网膜下腔出血出血吸收后也可出现慢性脑积水，主要有血液分解产物造成蛛网膜粘连所致。急性期脑积水需行脑室引流作为紧急治疗，但须避免颅内压骤降造成动脉瘤再次破裂出血；慢性期脑积水症状明显者可行脑室腹腔分流术。

（五）全身性并发症

颅内动脉瘤患者可出现全身系统并发症，主要由蛛网膜下腔出血和/或脑室内积血刺激视丘下部神经核、丘脑核、迷走神经核等所致，表现为肺部并发症、心血管系统并发症、泌尿系统并发症、胃肠系统并发症及水、电介质平衡紊乱、中枢性高热、感染、静脉血栓栓塞等。

（六）再出血

再次破裂出血是导致动脉瘤患者死亡的最主要原因，也是目前治疗唯一可以预防的致死性因素，多发生于初次出血后短期内，当第一次出血形成血肿时，更易发生再出血。一般高峰时间在初次出血 24h 内，约 4%，2 周内降至每天 1%～2%，一个月后，再出血率稳定在每年3%左右。动脉瘤再出血后患者死亡率明显增高，可高达 75%，为降低由于再出血导致的患者死亡率和病残率增高，对于动脉瘤患者的诊断和治疗应尽早进行。

（七）癫痫

大约 10% 的动脉瘤患者会在蛛网膜下腔出血后出现癫痫发作，多于出血后短期内出现，少数延迟发生。表现为局限性或全身性发作，癫痫增加再出血的危险因素，应给予抗癫痫药物预防性治疗。

（八）局灶体征

颅内动脉瘤多起源于 Willis 环，周围结构复杂，当颅神经或其他组织受压或由于动脉瘤搏动受到损害时可出现局灶体征。

1.动眼神经麻痹：表现为复视、同侧上眼睑下垂、眼球内收受限和瞳孔散大等动眼神经麻痹症状，其中又以上眼睑下垂最为突出和常见，是动脉瘤最常见的局灶性症状，多见于后交通动脉动脉瘤，但临床上见到的单侧动眼神经瘫仅 30% 由动脉瘤破裂引起。

2.偏瘫和失语：见于大脑中动脉瘤破裂时。

3.眼球突出：见于海绵窦部位的动脉瘤压迫或堵塞海绵窦引起该侧眼静脉血液回流受阻所致，常伴有睑结膜的充血水肿和第Ⅲ、Ⅳ、Ⅵ等颅神经不全麻痹症状。

4.视力障碍和视野缺损：因视神经和/或视交叉受压或动脉瘤搏动造成的慢性损伤所致，见于眼动脉、大脑前动脉、前交通动脉上的动脉瘤，常因压迫或动脉瘤破裂引起同侧视力减退，甚至失明和视神经萎缩或视野缺损，后交通动脉上的动脉瘤常压迫视束引起双眼对侧同向偏盲。

5. 三叉神经症状常见于海绵窦后部及颈内动脉管内的动脉瘤,常出现患侧面部发作性刺痛,同侧角膜反射减退或消失,咀嚼肌无力,张口下颌偏向患侧和同侧面部痛觉减退等。

6. 外展神经症状和脑干症状:可由基底动脉瘤破裂引起。

7. 前交通动脉瘤破裂可引起记忆力下降和柯萨科夫综合征。

8. 约 1/5 的动脉瘤患者可出现视网膜出血,单侧出血时对于判断动脉瘤部位有帮助。

9. 部分患者蛛网膜下腔出血后由于颅内压增高可出现视神经乳头水肿。

脑缺血及脑血管痉挛症状动脉瘤破裂后蛛网膜下腔出血分解产物可造成动脉痉挛,是动脉瘤破裂出血后发生脑缺血的重要原因。此外,瘤内血栓的脱落和蔓延,以及瘤内血流缓慢而紊乱也是造成脑缺血和血栓形成的原因。蛛网膜下腔出血造成脑损害使大脑皮质对缺血的耐受性减弱而产生缺血症状。其症状随脑梗死部位的不同而异。CT 图像蛛网膜下腔出血的厚度及部位是血管痉挛的主要危险因素,大约 50% 有症状的血管痉挛患者进一步发展成脑梗死,15%～20% 出现致残性脑卒中或死于进展性脑缺血。血管痉挛通常表现为头痛加剧或意识障碍加深,也可出现局灶性神经功能障碍。TCD 和脑血管造影可以明确诊断。

四、诊断及鉴别诊断

动脉瘤破裂后患者病情危重,死亡率及病残率均较高,而一旦正确治疗患者预后明显改观。因此,对于每一例怀疑动脉瘤或蛛网膜下腔出血的患者均不应轻易放过,必须结合病史、临床症状和体征及必要的辅助检查进行及时、准确的诊断。

(一)CT 检查

一旦怀疑动脉瘤破裂造成诊断蛛网膜下腔出血时,应首选 CT 检查,目前的 CT 检查在非增强图像可显示出 95% 的蛛网膜下腔出血,根据出血的位置判断破裂动脉瘤的位置。CT 检查应尽早进行,因为随着出血时间的延长,血液降解导致 CT 的检出率下降,蛛网膜下腔出血 2 周后 CT 检出率仅为 30%。颅脑 CT 平扫可发现直径在 1cm 以上的动脉瘤,增强扫描可发现直径 0.5cm 以上的动脉瘤,巨大动脉瘤瘤内的层状血栓呈高密度,瘤腔中心流动的血液密度又有差别,在 CT 影像上显示为密度不同的同心环形图像,称为"靶环征",为特征性表现。CT 能显示整个动脉瘤,与脑血管造影只能显示动脉瘤的血流流动部分不同。

(二)腰椎穿刺术

腰椎穿刺术是诊断蛛网膜下腔出血的直接证据,对于 CT 检查阴性但临床高度怀疑蛛网膜下腔出血的患者意义更大。蛛网膜下腔出血急性期可见血性脑脊液,蛛网膜下腔出血两周后脑脊液常可见黄变和淋巴细胞增多,因此应该在症状暴发或发作后两周内进行腰穿检查,如果未能发现红细胞或黄变即可排除蛛网膜下腔出血的可能性。腰穿目的为明确脑脊液性状及测压,在蛛网膜下腔出血病因未治疗之前,不能过多放脑脊液,以免颅内压骤降造成动脉瘤再次破裂出血及脑疝。

(三)脑血管造影

脑血管造影是诊断动脉瘤的金标准,对其诊断具有不可替代的价值。检查时应行全脑血管造影,以免遗漏多发动脉瘤或其他合并的血管疾患。脑血管造影应该尽早进行,以免由于再出血或血管痉挛错过治疗时机。采用高分辨的血管造影,仍然有 15%～20% 的患者不能明确出血原因,可能与血管痉挛、造影质量、动脉瘤内血栓形成、病变位置和大小有关,首次血管造影阴性的患者,应该在 1～2 个月内行血管造影复查。采用可旋转、三维重建的数字减影机,对检出率的提高也有帮助。造影顺序应结合患者具体情况而定,一般先根据 CT、MR 初步判断动脉瘤位置,首先选择载瘤动脉进行造影。

（四）MRI

随着磁共振设备及软件的发展,对颅内细微病变的显示能力进一步提高,目前 MRI 可显示脑动脉瘤的部位、大小及形状,瘤体内有否血栓及血流情况,瘤颈部位及大小,动脉瘤与周围组织的关系,尤其对于巨型动脉瘤由于 MRI 在组织分辨方面的优势,显示更加清楚。

（五）其他检查方法

磁共振血管造影(MRA)和 CT 血管造影(CTA)也可以用来诊断血管性病变造成的蛛网膜下腔出血,可以通过创伤较小的方法对患者进行检查,对自发性蛛网膜下腔出血的病因诊断有参考价值,但是在解剖细节的显示仍不能代替常规血管造影。经颅多普勒超声(TCD)可以对脑底动脉环的血流速度进行无创性的检查,对于血管痉挛有诊断价值,可作为血管痉挛的常规监测方法。

（六）鉴别诊断

颅内动脉瘤主要与下述疾病进行鉴别。

1. 血管性头痛　绝大多数是由血管收缩功能障碍引起,只有极少数是由于颅内动脉瘤所致,脑 CT、MRI、MRA 检查有助于鉴别,如确疑有颅内动脉瘤者应行脑血管造影检查。

2. 脑血管畸形　虽有血管性头痛及蛛网膜下腔出血,但脑血管造影可助确诊。

3. 糖尿病　糖尿病患者眼外肌受累时也可出现上睑下垂及复视症状,应与动脉瘤鉴别,DSA 可明确诊断。

4. 颅内占位性病变　颅内动脉瘤较大,出现占位效应时,应与颅内肿瘤进行区别,增强 CT、MR、MRA 或 DSA 检查更有助于鉴别。

五、治疗

颅内动脉瘤的治疗主要在两个方面,一是预防再次破裂出血,二是处理出血造成的原发和继发损伤。

（一）动脉瘤临床分级

为了指导选择手术时机和判断预后,将动脉瘤患者按照病情轻重进行分级,目前分级方法较多,常用为 Hunt 和 Hess 分级。

0 级:未破裂动脉瘤。

Ⅰ级:无症状或有轻度头痛和颈项强直。

ⅠA 级:无急性脑膜或脑反应,但有固定的神经功能障碍。

Ⅱ级:中度至重度头痛,颈项强直,除有脑神经瘫痪外无其他神经功能障碍。

Ⅳ级:木僵,中度至重度偏瘫,可有去脑强直和自主神经功能紊乱。

Ⅴ级:深昏迷,去脑强直,垂危。

凡伴有全身性疾病(高血压、糖尿病、重度动脉硬化、慢性肺部疾病)以及脑血管造影有严重血管痉挛者向下降一级。

(二)手术治疗

为了治疗动脉瘤,神经外科医生进行了艰苦而漫长的努力。1937年,Dandy开展了首例动脉瘤夹闭术,此后近70年治疗颅内动脉瘤的黄金标准。除极个别病例外,几乎所有动脉瘤患者均需接受动脉瘤夹闭术。颅内动脉瘤治疗的首要目的在于将动脉瘤夹闭,同时保护正常的脑循环和脑组织不受破坏。由于动脉瘤患者的多样性、动脉瘤复杂的解剖及缺乏有效的临床观察和预后统计资料,对于手术时机已经争论了近30年,目前一般认为早期手术有助于降低动脉瘤在破裂出血的发生率,病情较轻的患者应早期接受手术以减少动脉瘤再出血的风险,而病情重的患者应延期手术以获得改善病情的时机,也有学者认为病情较轻、单发的患者应早期手术,其他的则应根据临床表现具体情况具体分析。显微神经外科技术给动脉瘤的外科治疗带来了革命性的进步,手术显微镜和显微神经外科器械及各种动脉瘤夹的应用使术者能在术中安全有效的处理脑池、更易于处理大多数前循环和基底动脉顶端动脉瘤。大多数的动脉瘤可以经翼点入路进行夹闭,对于复杂动脉瘤如巨大动脉瘤、梭形动脉瘤和宽颈动脉瘤,可以行孤立术或近端动脉结扎术、颈内动脉架桥术等。

(三)血管内治疗

随着神经外科向微创和显微外科发展,血管内治疗技术为颅内动脉瘤的治疗提供了新的方法。1973年,苏联的Serbinenko首创可脱性乳胶球囊闭塞载瘤动脉,开创了血管内治疗颅内动脉瘤的先河。1988年,Hilal等首次采用涤纶包绕的铂金弹簧圈栓塞颅内动脉瘤,1990年3月,留美意大利学者Guglielmi等用电解可脱式弹簧圈成功地栓塞了一海绵窦段动脉瘤,克服了游离弹簧圈可控性差的缺点。电解可脱弹簧圈(GDC)已经被欧美及我国的一些大医院广泛应用进行颅内动脉瘤的血管内治疗。目前认为,大多数颅内动脉瘤可以采用血管内栓塞的方法来治疗,尤其对于因动脉瘤解剖部位特殊或重要而外科手术处理困难以及高龄或一般状态差而不能耐受手术的病例,显示了其微创的优点。血管内治疗的适应证:①大多数颅内窄颈动脉瘤都适合血管内治疗。②Hunt and Hess分级Ⅲ级以下的破裂动脉瘤。③如破裂出血后Hunter分级Ⅲ级以上,应在3天内严重的脑血管痉挛到来之前进行治疗。④患者并发颅内血肿或急性脑积水,病情进行性加重时,可配合急诊手术治疗。⑤颅内动脉瘤夹闭效果不理想。⑥以往作为禁忌证的宽颈和梭形动脉瘤通过瘤颈重塑形技术及血管内支架成形术的应用,也可以通过血管内治疗取得满意的治疗效果。对于严重血管痉挛、脑缺血进行性加重的患者,还可采用经皮腔内血管成形术。随着材料学的发展,已经出现了专门用于颅内的支架(Neuform支架)和非黏附性液体栓塞材料(如Onyx),对于颅内动脉瘤,血管内治疗的适应证进一步增宽,相信在不久的将来,会逐渐取代动脉瘤夹闭术成为治疗颅内动脉瘤的主要方法。

(四)内科治疗

主要在于围手术期防止再出血和控制动脉痉挛及术后处理出血造成的原发和继发损伤。

1. 一般处理 如绝对卧床、镇痛、镇静、抗癫痫、止血等。使患者保持安定,避免情绪激动。同时加强营养,维持水电解质平衡,监测心血管功能等。

2.调整血压　术前控制性低血压是预防和减少动脉瘤再次出血的重要措施之一。但不宜降得过低,以免造成脑灌注量不足,通常将原有血压降低 10%～20% 即可,高血压患者可至30%～35%。

3.降颅内压　20% 甘露醇(125～250mL 每 8 小时静滴一次)不仅能降低颅内压,增加脑血流量,推迟血脑屏障损害并减轻脑水肿,还能增加手术中临时阻断脑动脉的时间,如与速尿合用效果更佳。因甘露醇能增加血容量、升高平均血压,有导致动脉瘤破裂的危险值得注意。

4.解除脑血管痉挛　对脑蛛网膜下腔出血后的各种理化因素所引起的脑血管痉挛,目前尚无特效疗法。尼莫通现较常用,每日 10mg(50mL)以每小时 2.5～5.0mL 速度经静脉泵入,持续 1～3 周后改用尼莫地平 10～20mg,一日三次口服,维持 2～3 周。

5.脑脊液引流　颅内动脉瘤出血后的急性期,脑表面可有大量积血而引发颅内压增高,或因小的血肿或凝血块阻塞室间孔或中脑导水管引起急性梗阻性脑积水而出现意识障碍;或在颅内动脉瘤出血后的慢性期,由于基底池等的粘连引起脑积水而使脑室扩大时,均可考虑脑室引流以改善症状。

(五)疗效标准及预后(颅内直接手术术后 6 个月)

1.优　无症状,完全恢复原来工作。

2.良　有轻度神经功能缺失,可以恢复原来工作。

3.中　有重度神经功能缺失,不能恢复原来工作,但生活能自理。

4.劣　重度神经功能缺失,生活不能自理,需要人照顾。

5.死亡。

其预后与是否发生蛛网膜下腔出血有关。出血次数越多死亡率越高,三次及以上蛛网膜下腔出血者死亡率极高。部分患者由于蛛网膜下腔出血量不大,和得到及时的内、外科治疗,也可完全恢复,不留后遗症和不再复发。

第七节　高血压脑出血

高血压性脑出是高血压的严重并发症之一,占非损伤性脑出血发病的 90%,发病年龄多见于 50～60 岁,以男性患者多见,在脑血管疾病死亡病例中约 20% 为脑出血患者。1933 年,Penfield 首先报道了手术成功的病例,1965 年,Caurico 等提出,手术前神志障碍程度、血压水平以及病情进展程度和预后密切相关。20 世纪 50 年代以前,限于诊断设备和技术条件,使高血压脑出血的手术成功率很低。20 世纪 50 年代以后,由于脑血管造影技术发明,特别是 70年代以后 CT 问世,使高血压脑出血定位明确,同时显微外科手术技术和立体定向技术的应用,使手术成功率不断提高。

一、病因和病理

高血压患者的脑血管,特别是脑底的穿动脉,常常出现玻璃样或纤维样变性。其结果是血管弹性下降,出现局部坏死或局限性扩张,形成微小动脉瘤。在原有高血压基础上,突然的血压再升高,常见诱因是突然的体力活动或情绪激动时,也有睡眠中的快速动眼期,上升的血压导致从失去正常结构的血管处漏血或微小动脉瘤破裂,造成大小不等的出血。大的出血可以形成血肿,或沿阻力低的方向扩沿,甚至破入脑室。常见的同高血压出血有关的穿动脉主要有:外侧豆纹动脉,由大脑中动脉主干发出,一般有3～6支,进入脑组织后先向外侧斜行上升,绕过和穿过壳核,之后转向内侧,穿内囊达尾状核体部。丘脑穿动脉,分布在丘脑内侧部分。丘脑膝状动脉,分布在丘脑外侧部分。脉络丛后内动脉,分布在丘脑前侧。

典型的高血压脑出血对于脑组织的损害主要包括以下几种。①原发性脑损伤,这是血肿对于脑组织直接造成的物理损伤,其结果是损伤部位的神经组织和神经纤维破坏,导致神经系统不可逆的神经功能障碍。根据出血部位不同,其严重性也不一样。②半暗带区,由于血肿的压迫和暂时性缺血,导致血肿周围未破坏的脑组织暂时丧失神经功能,甚至这些神经元暂时停止神经电位活动。这部分脑组织在及时解除压迫或恢复血液供应后,会逐渐恢复正常的神经功能,否则转变为不可逆损伤。③血肿周围的脑水肿,由于血管源性、细胞毒性以及血块凝固或溶解的代谢产物等原因,均可以引起出血部位周围的脑组织发生脑水肿。有研究表明,出血后脑组织的缺血较脑出血直接导致的脑水肿更为明显。对一些脑出血患者动态CT、SPECT观察发现,脑水肿在出血后数小时就已经很明显,通过对没有再次出血的患者观察可见,发病72h内,水肿体积增加了36%,血流量容积平均下降55%。

二、临床表现

(一)发病方式

1.起病急骤,患者突然头痛或头昏,可以呕吐,可无或有神经缺失症状,随着时间推移,病情趋于稳定。多见于非功能区,壳核以及小脑出血,同时出血量不多的病例。

2.起病迅猛,发病后立即昏迷甚至脑疝,出现去皮层或去脑样强直,并有植物神经系统功能紊乱。多见于脑干、脑内大量出血或出血破入脑室。

3.起病急骤,突然头痛或头昏,可以呕吐,可无或有神经缺失症状,随着时间推移病情逐渐加重,意识障碍和肢体瘫痪不断加重,颅压进行性加重,并有脑疝出现,晚期出现生命体征衰竭而死亡,多见于出血逐渐增多引起。

4.起病较为缓慢,无意识障碍,可有神经缺损表现,易于同缺血性脑病症状相混淆,多为出血量不多,病情较局限者。

(二)常见出血部位

经大宗病例统计,高血压脑出血约80%发生在幕上,20%发生在幕下。其中55%在壳核区,15%在脑叶白质内,10%在丘脑,10%在桥脑,10%在小脑半球内,中脑和延髓原发出血少见。

(三)常见出血分型

颅脑CT扫描问世后,许多学者对于高血压脑出血进行了详细的分类,近年被认可的分型主要有以下。

1.壳核出血分型　Ⅰ型:壳核局限型,主要指血肿位于外囊部位。Ⅱ型:内囊前肢型,指血肿已经波及内囊前肢。Ⅱa型:内囊后肢型。Ⅱb型:内囊后肢血肿破入脑室内。Ⅲa型:内囊前、后肢型。Ⅲb型:内囊前、后肢型血肿破入脑室内。Ⅳ型:丘脑损害型,指出血扩展到丘

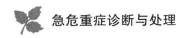

脑或下丘脑。

2.丘脑出血分类　Ⅰa型:丘脑局限型。Ⅰb型:丘脑出血破入脑室。Ⅱa型:出血扩展到内囊。Ⅱb型:出血扩展到内囊并破入脑室。Ⅲa型:出血扩展到中脑。Ⅲb型:出血扩展到丘脑下部、中脑并破入脑室。

3.小脑出血分型　①轻型:血肿最大直径小于3cm,无脑干受压和幕上脑室扩大,患者无意识障碍。②中型:血肿最大直径大于3cm,有脑干受压和幕上脑室扩大趋势,患者可有嗜睡。③重型:血肿最大直径大于3cm,有脑干受压和幕上脑室扩大,患者意识障碍进行性加重或有浅昏迷。④极重型:血肿最大直径大于3cm,有脑干受压和幕上脑室扩大,发病早期即出现深昏迷和脑干受累症状。

4.脑干出血分型　①大量出血型:出血累及桥脑基底和双侧被盖部位。②双侧被盖型:出血在双侧被盖部位。③基底-被盖型:出血位于桥脑基底与双侧被盖之间的连接部位。④单侧被盖型:出血量较少,位与一侧被盖部位。

5.脑室内血肿分型　Ⅰ型:壳核或丘脑出血少于20mL,破入脑室内血肿无铸型,无环池受压。Ⅱ型:壳核或丘脑出血大于20mL,破入脑室内血肿无铸型,环池受压消失。Ⅲ型:壳核或丘脑出血大于20mL,破入脑室内的出血在侧脑室或整个脑室系统凝固铸型,环池积血或受压消失。Ⅳ型:桥脑或小脑出血破入第三、第四脑室,阻塞脑脊液循环途径,引起脑积水。

(四)脑出血后意识状况分级

脑出血后的意识状况改变直接反应了脑损伤程度,同时与治疗效果密切相关。Ⅰ级:清醒或嗜睡,可有神经缺失症状。Ⅱ级:嗜睡或朦胧,有神经缺失症状。Ⅲ级:浅昏迷,有神经缺失症状,瞳孔等大。Ⅳ级昏迷,有神经缺失症状,瞳孔等大或不等大。Ⅴ级:深昏迷,去脑强直或四肢软瘫,单或双侧瞳孔散大。

三、手术适应证和手术时机

(一)手术适应证

目前尚没有高血压脑出血的手术适应证的统一标准,一般是根据临床经验及患者综合情况决定可供参考的有以下几点。

1.出血部位　由于各种手术方法的开展,应该说对于脑内各部位出血均可以完成,但是目前脑干出血手术效果尚不甚满意。

2.出血量　通常认为大脑半球出血超过30mL,小脑出血超过10mL即有手术指正,但是近来通过观察,即使出血量没有达到这些标准时,及时清除血肿,对于脑功能的恢复,特别是"半暗带"区神经元恢复是非常有意义的。小脑出血邻近脑干的患者,容易突然发生枕骨大孔疝,因此,应当积极手术清除血肿。

3.意识情况　对于有意识障碍的患者,应该及早手术治疗,对于意识清楚的患者,则应根据情况选择最佳的手术时机。

4.脑出血发病凶猛,短时间出现脑干功能衰竭,或患者血压200/120mmHg,或伴有心、肺、肾等严重功能障碍患者,手术效果不佳,应慎重。

（二）手术时机

手术时机争议很大,一般认为对于相对可以耐受的患者,在出血后 24～48h 为最佳手术时机,这是因为早期手术危险性大,晚期脑水肿肺部并发症出现同样不利于手术治疗。对于病情危重,已经出现脑疝的患者,则应尽早手术治疗,但是应该注意,一些患者在脑出血后 3h 内还有继续出血的倾向,因此手术在出血稳定期后进行,效果更好。目前认为,根据病理学研究结果,在脑出血后 6～7h,已经出现脑水肿,因此又有学者认为,在脑水肿出现前手术效果最佳。

四、手术方法

无论采取哪一种手术方式,都应该遵循清除血肿、降低颅内压、保护脑组织以及促使暂时丧失功能的神经元恢复活动的原则完成。常用的手术方法主要包括以下几种。

（一）开颅血肿清除术

根据形成血肿的大小、部位、脑中线结构移位情况以及患者有无脑疝,可以选择骨瓣开颅或骨窗开颅手术。骨瓣开颅手术的优点是便于操作,减压充分,常用于出血量多,病情危重的患者。开颅血肿清除术的缺点是手术损伤大,特别是清除深部血肿或进行血肿腔隙止血时,对正常脑组织损伤较多。手术中应注意,不一定要彻底清除血肿,特别少量粘连在脑组织上的血块不要强行吸除以免引起不必要的损伤。清除血肿时吸引力度适当,有条件应该在显微镜下操作。

（二）立体定向血肿清除术

立体定向血肿清除术可以应用在任何部位的高血压脑出血的治疗中,具有简单易行,手术时间短,损伤小,安全性高,危重患者易耐受等优点。一般手术在局麻下完成,又避免了全麻易出现的并发症。经 CT 定位三维重建后,可以精确的计算出出血量,可以指导排除血肿量以及术后使用溶解血块药物的量。结合立体定向使用内窥镜操作,可以使手术效果更理想。手术中应注意:①定位框架要安置妥善。②液化血肿尽量用细穿刺针抽吸,凝固血块用血肿碎化器排出。③抽吸血肿时注意参考 CT 图像,在血肿中心吸引,防止损伤脑组织。④对出血 6h 以内的患者,血肿排除量一般在出血 2/3,或残留血肿大脑内 20mL±,小脑内 8mL±,以防止再出血或损伤脑组织。⑤手术后血肿腔置入管,以便引流及注药。⑥首次注入促溶药物最好在手术后 3h 以后。

（三）颅骨锥孔（钻孔）血肿引流术

不具备立体定向技术,或患者病情危急无法开颅手术清除血肿,或在基层医院中,均可以采用结合 CT 影像,经粗略定位后,进行颅骨锥孔（钻孔）血肿引流术。目前针对此种手术,已经开发出了如可将硬性套管固定在颅骨上等一些专用手术器械。手术是应注意,操作应在距离血肿最近,同时避开重要功能区或血管体表投影部位进行。

（四）脑室钻孔引流术

用于脑室内出血（铸型）和幕下出血。手术中应注意:①一侧脑室出血（铸型）时,在对侧脑室钻孔引流。②双侧脑室出血（铸型）时,两侧脑室同时钻孔引流。③幕下出血有脑脊液循环障碍倾向患者,在非优势半球侧脑室钻孔引流。④脑室钻孔引流选择在侧脑室前角,一般

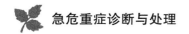

引流时间不超过 7d。⑤治疗中每日行腰穿放血、测压和检验。⑥可以使用促溶药协助溶解脑室内血肿。

五、高血压性脑出手术后功能恢复判定标准

日常生活能力分级（ADL）。

Ⅰ级：完全恢复日常生活。

Ⅱ级：部分恢复日常生活或可独立生活。

Ⅲ级：需人帮助，扶拐可走。

Ⅳ级：卧床，但保持意识。

Ⅴ级：植物生存状态。

第四章　心血管系统急危重症

第一节　充血性心力衰竭

充血性心衰亦称为慢性心衰或慢性心功能不全。它是指慢性原发性心肌病变和心室因长期压力或容量负荷过重，致心肌收缩力减弱，心室顺应性降低，导致心排血量降低。早期机体通过各种代偿机制，包括根据 Frank－Starling 定律的内在反射机制，即当心排血量减少导致心室舒张末期容量和室壁张力增加，心腔扩大时，使心肌细胞伸张增加，在适当范围内可使心肌收缩力增加；通过颈动脉窦及主动脉弓压力感受器，反射性地兴奋交感－肾上腺素系统的外在后备机制，提高心率和加强心肌收缩力；通过肾素－血管紧张素－醛固酮系统调整血容量，以及心肌细胞肥大、心腔扩大等一系列代偿机制，使心排血量尚能满足机体需要时称为代偿期。后期即使通过充分代偿机制也不能维持足够的排血，以及神经体液激素过度激活、心脏重塑，使心功能进一步恶化，称为失代偿期。

根据充血性心衰首先或主要发生在那一侧心腔，可分为左心衰竭、右心衰竭和全心衰竭三种临床类型。分述如下。

一、左侧心力衰竭的诊断

左心衰竭是指左心不能将肺静脉回流血液充分排出，引起肺瘀血和动脉系统缺血，重要脏器供血不足。左心衰竭可进一步分为左心房衰竭和左心室衰竭。前者常见病因有二尖瓣狭窄、左心房黏液瘤、左心房巨大血栓或赘生物阻塞二尖瓣口，导致左心室充盈受阻，左心房瘀血、扩大，继而导致肺瘀血；后者常见病因包括高血压、缺血性心脏病、心肌炎、心肌病、主动脉瓣狭窄和（或）关闭不全、二尖瓣关闭不全、克山病、急性肾小球肾炎，以及室间隔缺损、动脉导管未闭、主动脉缩窄等先天性心脏病。

（一）临床表现特点

1. 呼吸困难　是最主要的临床症状，根据病情轻重，由开始仅在剧烈运动或体力劳动后出现呼吸困难，直至轻微活动甚至休息时也感呼吸困难，当肺瘀血和肺水肿严重时可出现端坐呼吸或夜间阵发性呼吸困难等。此外，可伴有咳嗽、咯血、咯白色或粉红色泡沫样痰（急性肺水肿）、乏力、发绀、心悸等症状。严重者可出现潮式呼吸，系脑部严重缺血、缺氧所致。

2. 不同病因的心脏病尚有不同病史　并可出现相应的特殊症状，如缺血性心脏病患者可

71

有心绞痛、心肌梗死、乳头肌功能不全等表现;高血压患者有头晕、头痛,甚至脑血管意外的症状;二尖瓣狭窄者可有风湿热史和声音嘶哑;而肥厚型心肌病者可有昏厥史等。

3.左心室衰竭者常有心浊音界向左下扩大(左心室肥大) 心尖区呈抬举性搏动,心率加快,第一心音减弱,出现各种心律失常,心尖区可有收缩期吹风样杂音(左心室扩大,二尖瓣相对关闭不全),常有病理性第三心音、第四心音(奔马律),脉搏强弱交替(即交替脉)。此外,不同心脏病尚可出现相应体征,如主动脉瓣病变可在相应瓣膜区出现收缩期或舒张期杂音;室间隔缺损可在胸骨左缘第三、第四肋间出现 3 级以上收缩期杂音;二尖瓣关闭不全者在心尖区有 3 级以上收缩期反流性杂音等。肺底有小水泡音,可伴哮鸣音,约 1/4 患者有胸腔积液体征。左心房衰竭临床上以二尖瓣狭窄和左房黏液瘤最常见,除有肺水肿体征外,可有第一心音亢进,心尖区舒张期杂音,前者尚有二尖瓣开瓣音,后者可出现肿瘤扑落音。当肺动脉高压时,可出现肺动脉瓣第二音亢进和格雷厄姆·斯蒂尔(Graham Stell)杂音等体征。

(二)实验室及其他辅助检查特点

1.胸部 X 线检查 常有左心室和(或)左心房扩大,肺瘀血或肺水肿征,出现 Kerley B 线(肺淋巴管扩张,肺小叶间隔变粗所致)。不同病因尚有相应 X 线表现,如主动脉瓣病变心脏常呈靴型心,主动脉增宽、伸长等;而二尖瓣狭窄常呈梨形心改变,食管吞钡常有左心房局限性压迹等。慢性左心衰竭患者尚可有胸腔积液 X 线征。

2.心电图 左心房和(或)左心室肥大、ST-T 改变,V_1 导联 P 波终末电势负值增大≤-0.02mm/s。此外,可出现各种心律失常图形,左心房明显扩大者,尤其是二尖瓣狭窄、扩大型心肌病,常出现心房颤动。

3.超声心动图 除可直接显示瓣膜病变、室间隔缺损和其他先天性畸形外,尚可检测心腔大小和室壁活动情况,并可作有关心功能检查,对确立左心衰竭的病因、衡量病变严重程度和估价心功能状况颇有帮助。

4.B 型利钠肽(BNP) 在急诊情况下结合临床评估应用,可有助于鉴别引起呼吸困难的原因是心力衰竭还是其他原因,应用这种方法可减少住院时间与治疗费用。

5.其他检查 在某些情况下,左心室功能不全程度尚可用左侧、右侧血流导向气囊导管(Swan-Ganz 导管)和心血管 X 线电影造影术等创伤性检查,以及放射性核素扫描、血池显像,收缩时间间期测定、超声多普勒彩色血流显像或频谱分析等无创性方法予以评价。常用指标有容积指数、心排血量、心排血指数、射血分数、肺毛细血管楔嵌压等。

二、右侧心力衰竭的诊断

右心衰竭是指右心不能将静脉回流血液充分地排出,引起体静脉系统瘀血和动脉系统供血不足。常继发于左心衰竭所致肺动脉高压,也可因肺源性心脏病、肺动脉栓塞、肺动脉瓣狭窄或关闭不全、原发性肺动脉高压症、房间隔缺损、法洛四联症、主动脉窦瘤破入右心、心肌炎、心肌病、甲状腺功能亢进性心脏病等疾病所致。

(一)临床表现特点

1.常有尿少,夜尿增多,胃肠道瘀血症状如恶心、呕吐、食欲减退等,也可出现心悸、气促、乏力等症状。

2.体循环瘀血征象,包括下垂性水肿、胸水、腹水、颈静脉怒张并搏动、肝颈静脉反流征阳性、发绀、腹胀、肝肿大,甚至出现黄疸、心源性肝硬化等。

3.可有相应心脏病的有关体征,因右心衰竭多继发于左心衰竭基础上,故常有左、右心扩大,心前区抬举性搏动,肝有扩张性搏动,以及三尖瓣听诊区有收缩期杂音(三尖瓣相对性关闭不全)、右心室性和第三心音或奔马律。

(二)实验室及其他辅助检查特点

1.X线检查　可有右心或左、右心扩大,上腔静脉和奇静脉扩张,可伴有双侧或单侧胸腔积液征。

2.心电图　右心房、右心室肥大、ST－T改变,电轴右偏等。

3.超声心动图　常有右心房、右心室肥大,右心室流出道增宽,以及相应心脏病改变。

4.其他　静脉压明显增高。重度右心衰竭时可有肝、肾功能异常。

三、全心衰竭的治疗

同时伴有肺循环和体循环瘀血表现,其临床表现为左、右侧心力衰竭征象的综合,但可以某一侧心衰为主。不少右心衰竭是继发于左心衰竭,一旦出现右心衰竭后,肺瘀血和左心衰竭的症状反而得以部分缓解。

心衰的治疗应包括病因、诱因的防治和心衰本身的治疗两个方面。

(一)病因的防治

病因的治疗应视为治疗心衰的基本措施。不少心脏病的病因是可以根治或控制的,因此必须认真对待,如多数先天性心脏病若能及时诊断,可以获得手术根治,若迟至发生不可逆性的血流动力学变化时,如原先左向右分流变为右向左分流,则往往会失去手术时机,心衰也难以纠治。先天性或获得性心瓣膜病变可通过介入性球囊导管扩张术、分离术、瓣膜修补成形术或人造瓣膜置换术,使患者心功能状态得到明显改善。脚气性心脏病、贫血性心脏病、甲状腺功能亢进性或甲状腺功能减退性心脏病,若能及时诊治,均可阻止心衰的发生,或使心衰明显好转或消失。高血压患者采用有效的降血压措施,可以有效地控制心衰。缺血性心脏病、心肌炎、心肌病等通过适当的内科治疗,也可使病情改善。因此,针对病因作相应治疗,在防治心衰方面具有重要的价值。

控制或消除心衰的诱因。患者心功能的恶化常常与某些诱因有关,控制或消除这些诱因常能使患者的心功能明显改善,起到事半功倍的作用。临床上心衰最常见诱因包括感染,特别是呼吸道感染、严重心律失常、过度疲劳、风湿活动、情绪激动或忧虑、过度劳累、肺栓塞、妊娠和分娩等,必须针对诱因进行相应治疗,如应用抗生素控制感染、应用抗心律失常药物或电治疗消除心律失常、应用激素或阿司匹林治疗风湿活动等。

(二)心力衰竭本身的治疗

包括减轻心脏负荷、提高心肌收缩力、改善心脏泵血功能等。减轻心脏负荷的措施有休息、镇静、限制水钠摄入,应用利尿剂和容量血管扩张剂以降低心脏前负荷,使用阻力血管扩张剂以降低心脏后负荷。提高心肌收缩力的措施主要是应用洋地黄类及其他正性肌力药物,改善心室重塑应使用β受体阻滞剂和血管紧张素转换酶抑制剂。

1. 休息　休息是减轻心脏负荷和能量消耗的重要措施之一,但休息的程度应根据心衰的轻重而定。心功能属于轻度降低者,可根据具体情况允许做一些轻度活动;而心功能 3～4 级者,则应卧床休息急性左心衰竭者宜采取半坐卧位。但是长期卧床休息易发生静脉血栓、肢体废用性萎缩、食欲减退等症状。因此,待病情改善后应鼓励患者做轻度力所能及的活动,做到劳逸结合,这样有利于康复。必须指出,休息不仅仅局限于体力上的休息,亦应包括脑力、精神上的休息,对于焦虑、烦躁不安、失眠的患者,可酌情应用镇静剂,如地西泮等,同时要做好耐心细致的思想工作,取得患者的配合,树立战胜疾病的坚强信心。

2. 限制水钠摄入　心衰患者的饮食宜清淡和少食多餐,食物应富含维生素和易于消化,并注意热量平衡。对于肥胖、冠心病患者宜低热量、低脂饮食,适当减轻体重。长期营养不良的慢性患者则要保证营养,提高体质。鉴于心衰的水肿与静脉及毛细血管瘀血、细胞外液增加有关,而水肿的发生多继发于钠的潴留。因此适当限制钠的摄入对消除水肿有效。一般认为轻度心衰者每日氯化钠摄入应控制在 5g 以下,中度心衰者 2.5g,重度心衰者不超过 1.0g,而不加盐的正常人饮食中每日约含氯化钠 2～4g。因此,对于重度心衰或顽固性心衰者,必要时应采取戒盐饮食。但是长期的严格戒盐往往会影响患者的食欲,必须权衡利弊。近年来,由于各种利尿剂不断问世,目前过分严格地限制钠盐摄入已无必要,特别是大量利尿时,有时由于钠盐排泄过多会造成低钠血症,而血钠过低亦会影响利尿剂的疗效,应予注意。在限钠情况下,水分一般可不加限制,但重度心衰、明显水肿者,每日水分摄入应控制在 2000mL 左右。

3. 利尿剂的应用　经适当限制水钠摄入后仍有水肿者,可使用利尿剂,它可消肿、减少血容量和减轻心脏前负荷。此外,利尿剂亦能降低血压而减轻心脏后负荷,从而增加心排血量,改善心功能。

(1)噻嗪类:大多数噻嗪类利尿剂口服后迅速吸收,口服 2h 左右达血浓度高峰,作用持续 15h 以上,多数以原形药从尿中排出,主要由近曲小管分泌。其作用部位是髓襻升支粗段的皮质部,抑制该段肾小管对氯化物、钠及水的重吸收,从而促进肾脏对氯化钠的排泄而产生利尿作用。同时由于转运到远曲小管钠增加,遂与钾进行交换,促进了钾的分泌和丢失,故长期使用可引起低钠、低氯和低钾血症及碱血症。不良反应除可造成上述电解质紊乱外,尚可引起高尿酸血症,这是由于在近曲小管,噻嗪类可与尿酸竞争同一载体,干扰尿酸分泌,致血中尿酸浓度增高,也可使血糖升高,这是由于噻嗪类能抑制胰岛素的释放及葡萄糖的利用所致。为了减轻上述不良反应,服药期间要补充钾盐或潴钾利尿剂联用。合并糖尿病、痛风的患者应慎用。

常用制剂有以下几种:①氢氯噻嗪 25mg,每日 2～3 次。②苄氟噻嗪 5mg,每日 1～2 次。③环戊氯噻嗪 0.25mg,每日 2 次。④氯噻酮 50～100mg,每日 1 次。

噻嗪类属中效利尿剂,一般适用于轻、中度充血性心衰的治疗,对于急、重度心衰或顽固性心衰。则需与其他利尿剂合用,或改用强利尿剂。长期服用时,使用最小维持量,必要时间歇服用,这样不仅利尿效果较好,且可减少水、电解质紊乱。

(2)袢利尿剂:该类药物主要作用于髓襻升支的髓质部及皮质部,抑制其对钠、氯的再吸收,促进钠、氯、钾的排出和影响肾髓质高渗透压的形成,从而干扰尿的浓缩过程。此外,对近曲小管、肾小球滤过率也有作用。本类药物属强利尿剂,视病情可口服或注射,主要适用于急性心衰和重度充血性心衰的患者。

常用制剂有以下几种:①呋塞米:20～40mg,每日 1～3 次,口服后 20～30min 开始利尿,1～2h 达高峰,持续 6～8h;20～40mg,每日 1～2 次,肌内注射或静脉注射,注后 2～5min 开始利尿,30～90min 达高峰,持续 4～6h;对于严重顽固性心衰、明显水肿者,有时可采用冲击剂量,每日用量可达 400～600mg,分次静脉注射或静脉滴注,待利尿和心衰改善后减量,常能取得较好疗效;由于本药属强利尿剂,不良反应包括水、电解质紊乱,低血容量,低血钾、低血氯性碱中毒,长期应用可使听力减退、高尿酸血症和胃肠道症状;为了避免不良反应,一般从小剂量开始,酌情加量,并适当补充钾盐或与潴钾利尿剂联用,以避免水、电解质紊乱。②依他尼酸:其作用机制与呋塞米相似,但毒副反应较大。一般剂量为 25～50mg,每日 1～2 次,服后 30min 开始利尿,2h 达高峰,持续 6～8h;静脉注射 25～50mg,注后 2～10min 开始利尿,1～2h 达作用高峰,持续 2～3h。③布美他尼:其作用与呋塞相似,1～2mg,每日 1～2 次,口服,服后 30min 开始利尿,1～1.5h 达高峰,持续 5～6h;0.5～2mg,每日 1 次,静脉注射,注后 10min 开始利尿,30min 后达高峰,持续 2h。其利尿作用强度为呋塞米的 20～25 倍,不良反应较少,可引起水、电解质紊乱,偶可使血糖、血尿酸增高。④天尼酸:一般剂量为 250～500mg,每日 1～2 次,口服 1h 开始利尿,3～5h 达高峰,持续 12～24h。

(3)潴钾利尿剂(含醛固酮拮抗剂):主要作用于远曲小管的远端,有排钠、排氯的作用,对钾则相对潴留,单独应用时其利尿作用弱且起效慢,长期应用可导致血钾增高,临床上常与排钾利尿剂(如噻嗪类和袢利尿剂)联用,这样既可加强利尿作用,又可减轻电解质的紊乱。

常用制剂有以下几种:①螺内酯:尤适用于继发性醛固酮增多性顽固性水肿。常用量为 20～40mg,每日 3～4 次。不良反应少,偶有头痛、嗜睡现象,伴肾功能不全及高血钾者忌用;目前认为,本药除利尿作用外,尚能改善心脏重塑,尤其适用于心功能Ⅳ级患者。②氨苯蝶啶:50～100mg,每日 3 次,服后 1h 开始利尿,4～6h 达高峰,持续 12～16h。目前认为,本药并非通过拮抗醛固酮起作用,而是作用于远曲小管和集合管,抑制钠的重吸收和钾的排泄,使尿中钠、氯排出增加而利尿,对 K^+ 则有潴留作用。不良反应较少,偶有嗜睡及胃肠道相关症状。③阿米洛利(氨氯吡咪):其作用机制与氨苯蝶啶相似,一般剂量为 5～10mg,每日 1～2 次。

(4)其他利尿剂如汞撒利,由于毒性大,现已少用;碳酸酐酶抑制剂如乙酰唑胺,因利尿作用弱,且易产生耐受性,也很少应用。

4.血管扩张剂的应用 20 世纪 70 年代以来,各种新型正性肌力药物的问世,血管扩张剂的广泛使用,大大提高了心衰的治疗效果,使不少以往认为是顽固性(难治性)心衰变为可治。血管扩张剂治疗心衰的机制或是降低外周血管阻力和心室排血阻力,减轻心脏的后负荷,或是降低静脉张力,扩张容量血管使回心血量减少,从而降低心室舒张末期容量,减轻心脏的前负荷,减少心肌耗氧,改善心室功能。

血管扩张剂主要适用于心功能 3～4 级的慢性充血性心衰;对于瓣膜反流性心脏病(如二尖瓣、主动脉瓣关闭不全)、室间隔缺损等,可减少反流或分流,增加前向心排血量;但主动脉瓣关闭不全者不宜将血压尤其是舒张压过分降低,以免冠状动脉灌注减少,诱发或加重心绞痛及心肌缺血。对于二尖瓣和(或)主动脉瓣狭窄及左心室流出道梗阻患者,不宜应用动脉扩张剂,可用静脉扩张剂。此外,血容量不足、低血压和肾衰竭者不宜用血管扩张剂。目前认为,单纯血管扩张剂虽可改善临床症状,但长期使用并不能改善心衰的预后。根据血管扩张剂的作用部位和血流动力学反应不同,大致可分为 3 类。

(1)扩张静脉为主:代表药物为硝酸酯类,以硝酸甘油应用最广,视疾病情况采用皮肤、舌下、口服或静脉给药。对于急性心衰和危重患者通常选用静脉给药,一般患者可口服或舌下含服。业已证实,本类药物小剂量时主要扩张外周静脉,中等剂量能降低心室前负荷,较大剂量有扩张动脉作用。最理想的患者是经洋地黄和利尿剂治疗后,仍有呼吸困难和端坐呼吸,左室充盈压增高超过 2.7kPa(20mmHg),低心排血量和外周阻力增高的患者。对于左室充盈压<2.7kPa(20mmHg)的患者,因其可引起低血压和心动过速,不仅不能改善心衰,而且反而使心排血量减少,应予注意。一般开始剂量为 2～10μg/min,视病情可每隔 5～15min 递增 2～10μg/min。硝酸酯类不良反应有头胀、头痛、心动过速、面红、恶心等,偶有体位性低血压,适当减量或停药后多能消失。

(2)扩张小动脉为主:本类药物主要降低心脏后负荷,对于外周阻力增高为主、心排血量降低的心衰患者最为理想。常用药物包括肼屈嗪、乌拉地尔、血管紧张素转换酶抑制剂。肼屈嗪口服剂量为 25～50mg,每日 3 次,尤其适用于慢性心衰,若与硝酸酯类如硝酸异山梨酯联用,可获最大每搏量。但长期服用本药,可通过肾素-血管紧张素-醛固酮系统导致水钠潴留,可合用利尿剂来克服。此外,长期服用偶可引起红斑狼疮、类风湿关节炎和周围神经病等不良反应,停药后多能消失。

乌拉地尔具有外周和中枢阻断 α 受体的作用,适用于急性肺水肿及难治性心力衰竭,特别是左心衰竭伴外周阻力明显增高者,但急性肺水肿并非首选。静脉使用,开始用量为每分钟 6mg,维持量为每小时 120mg。

血管紧张素转换酶抑制剂已成为防治充血性心衰的基石,除有禁忌外,几乎所有心衰患者均应使用血管紧张素转换酶抑制剂,其禁忌证为低血压、明显肾功能不全和双侧肾动脉狭窄。血管紧张素转换酶抑制剂治疗心衰的作用机制包括:①抑制血管紧张素Ⅰ转变成缩血管活性更强的血管紧张素Ⅱ;抑制缓激肽的降解,增加循环前列环素水平,从而扩张外周小动脉和静脉系统,减轻心脏的前、后负荷。②抑制心脏、血管组织的肾素-血管紧张素系统,可能防止心室和血管重塑。③抑制交感神经系统,降低循环儿茶酚胺水平(其活性水平直接与心衰预后有关),因而血管紧张素转换酶抑制剂扩张血管不伴有反射心动过速和继发性血去甲。肾上腺素升高。此外,可使心衰患者下调的 β 受体密度上升而改善心室功能。④有助于纠正心衰患者低钾、低镁血症,降低室性心律失常的发生率。血管紧张素转换抑制剂常用制剂有卡托普利 6.25～25mg,每 8h 1 次,必要时可增至每日 150mg;依那普利 2.5～5mg,每日 1～2 次,可增至 10mg,每日 2 次;培哚普利 2～4mg,每日 1 次;培那普利 10～20mg,每日 1 次;福辛普利 5～20mg,每日 1 次等。

(3)动、静脉扩张剂:临床上主要使用的是硝普钠,急性肺水肿时硝普钠常为首选,本药需静脉给药,且需避光使用,应临时新鲜配制,并于 4～6h 更换 1 次,开始量为 2～10μg/min,每 5～10min 增加 2～10μg,直至获效。使用过程中应密切注意血压、心率和全身情况,对血压偏低者可与多巴胺或多巴酚丁胺合用。不良反应有低血压、嗜睡、恶心、呕吐等。长期用药时,血中代谢产物硫氰化物浓度过高,可引起神经中毒的表现及甲状腺功能低下。

选用血管扩张剂视病情而定,一般选用原则是:急性肺水肿为主,多选用硝普钠,其他则首选硝酸甘油。

5. 增强心肌收缩力　正性肌力性药物大致分为两大类,即洋地黄和非洋地黄类正性肌力药物。

(1)强心苷:以洋地黄为代表的强心苷,迄今仍是治疗心衰的主要正性肌力药物。目前认为洋地黄应用的目的在于改善收缩性心衰患者的临床状况,它没有明显降低心衰患者病死率的作用,因而不推荐应用于心功能Ⅰ级患者。它能直接增强心肌收缩力,对功能不全的心脏,心肌净耗氧最明显降低。此外,能减慢心率,减慢房室传导,缩短心肌细胞的复极过程,使周围血管收缩,抑制肾小管对钠的再吸收而产生直接利尿作用。但洋地黄正性肌力作用机制迄今尚未完全阐明。现已证实,钙是启动心肌收缩的关键物质,治疗量的洋地黄能增加兴奋时胞质内 Ca^{2+} 浓度,从而增强兴奋一收缩耦联过程。目前认为,心肌细胞收缩所需的 Ca^{2+},主要不是来自肌浆网或线粒体,而是来自细胞膜外,洋地黄类的强心作用在于它能增加 Ca^{2+} 进入细胞内,从而促进肌凝蛋白和肌纤维蛋白结合的过程。此外,尚能抑制细胞膜上 Na^+-K^+ -ATP 酶(离子主动运转酶系)的活性,使 Na^+-K^+ 交换系统活性降低,导致细胞内 K^+ 减少而 Na^+ 相对增加,以致细胞内 Na^+-Ca^{2+} 交换活跃,促进 Ca^{2+} 内流增加。洋地黄通过直接或间接对自主神经系统的作用,以及心功能的改善,使心率减慢。洋地黄通过减慢心肌细胞动作电位曲线 0 位相上升速率,降低膜反应性而减慢传导,缩短动作电位间期,缩短不应期,使 Q-T 间期缩短,改变 1、2 位相的斜率使 ST 段偏移,增强 4 位相舒张期自动除极,可兴奋低位异位起搏点的自律性,导致心律失常。中毒量洋地黄还可直接作用于心脏传导系统,造成部分或完全性传导阻滞。

洋地黄的适应证:①充血性心衰,尤其心功能 3～4 级收缩性心衰。②心衰伴快速心房颤动(肥厚型心肌病或预激综合征所致者应属禁忌或慎用)。③对于窦性心律的慢性心衰应先用利尿剂和血管扩张剂(包括血管紧张素转换酶抑制剂),只有在上述治疗无效,无低血钾情况下,给予洋地黄。④非洋地黄引起的心律失常,包括快速心室率性心房扑动或颤动、阵发性室上性心动过速(预激综合征所致者慎用)等。⑤曾有心衰史患者或疑有潜在心功能低下者,施行外科手术(包括心脏手术)、妊娠、分娩或并发其他严重疾病时,可预防性酌情应用洋地黄,以预防心衰发生。

下列情况不宜应用洋地黄:①预激综合征合并心房颤动,洋地黄可缩短旁路不应期而导致心室颤动。②二度及三度房室传导阻滞。③病态窦房结综合征(无起搏器保护者),特别是老年人。④单纯舒张功能不全性心衰,如肥厚型心肌病,尤其伴流出道梗阻者。对于急性心肌梗死早期(前 24h 内)、心肌炎、肺源性心脏病、巨大心脏等情况下合并心衰,洋地黄应慎用,剂量宜小,并应密切观察和作相应治疗。对二尖瓣狭窄(心房颤动合并右心衰竭除外)除能减慢心率外,其他帮助不大。大量心包积液或缩窄性心包炎,洋地黄疗效欠佳。洋地黄中毒所致心肌收缩力减退或引起心律失常是洋地黄绝对禁忌证。此外,室性心动过速亦属洋地黄禁忌。

洋地黄类制剂及用法:根据给药后起效的快慢,大致可分为速效、中效和慢效三种制剂。常用速效制剂有毒毛花苷 K、毛花苷 C(西地兰)、羊角拗苷、铃兰毒苷、黄夹苷(强心灵)和冰凉花总苷(福寿草总苷)等,经静脉给药后多在 5～30min 内起效,主要用于急重心衰患者。中效制剂常用的有地高辛、甲基地高辛等,口服后1~2h内起效,为临床上最常用制剂。慢效制剂常用的有洋地黄叶和洋地黄毒苷等。对于慢性心衰一般情况下可选用中效或慢效制剂,危重或急性心衰患者可选用速效制剂,待症状控制后,改用中效或慢效制剂维持。常用洋地黄类药物用法及剂量详见表4—1。

表4—1　常用洋地黄类制剂作用时间及剂量

药物	给药途径	起效时间 (min)	作用高峰 时间(h)	维持时 间(d)	消失时 间(d)	半衰期(d)	负荷量(mg)	每日维持 量(mg)
毒毛花苷K	静脉注射	5	1~2	1~2	2~5	1~1.5	0.25~0.5	
毛花苷C	静脉注射	10~30	0.5~2	1~2	3~6	1.5	1.2	
羊角拗苷	静脉注射	5~10	1~2	1~2	2~5	1	0.5~1	
铃兰毒苷	静脉注射	20~30	2	1~2	2~3	1	0.2~0.3	0.05~0.1
冰凉花总苷	静脉注射	15~30	2	1~2	2~5	1	1~1.5	0.5
黄夹苷	静脉注射						0.25~0.5	
	口服	60~120	4~8	1~2	3~5周	2	1.5~2	0.25~0.5
地高辛	口服	60~120	4~12	1~2	5~7	1.5~2	1~2	0.25~0.5
	静脉注射	10~30	2~4	3	3~6	2	0.75~1.25	0.25
甲基地高辛	口服	10~30	1	1~2	5~7	1.5~2	0.6~1.2	0.1~0.3
	静脉注射						0.2~0.3	
洋地黄毒苷	口服	120~240	8~12	3~10	2~3周	5~7	0.8~1	0.05~0.1
	静脉注射	30	4~8	12~20			0.5~1	

强心苷给药方法有两种:①速给法:多采用静脉注射速效洋地黄制剂,如毛花苷C可视病情先静脉注射0.2~0.4mg,2~4h后再注0.2~0.4mg;毒毛花苷K首剂0.25mg,2h后再注0.125~0.25mg;铃兰毒苷首剂0.1mg,加入5%葡萄糖液20mL中缓慢静脉注射,2~4h后再注0.05~0.1mg;羊角拗苷首剂0.25~0.5mg,2~4h后再注0.25mg。这种在治疗上最初快速给予较大剂量洋地黄类制剂,能迅速发挥最高疗效而又不出现毒副反应所需要的剂量称为洋地黄负荷量或洋地黄化量。目前此法主要用于治疗急性左心衰竭或快速心房颤动伴心衰者,亦适用于危重的充血性心衰患者,有效后改口服维持。②每日维持量疗法:适用于病情不太急的慢性心衰患者。目前临床应用最广的是地高辛0.125~0.25mg,每日1次,口服,心房颤动和个别患者为每日0.375~0.5mg,有5个半衰期(即1.5×5=7.5d)后血浓度即可达到治疗水平。现已证实,洋地黄治疗心衰时剂量与心肌的收缩效应呈线性关系,并非全或无,即使用小剂量也可使心肌收缩力增强,随剂量增加收缩力也随之增强,但剂量超过一定限度后,收缩力不仅不再增加甚至下降。因此,盲目增加洋地黄剂量不仅易出现中毒反应,且能加重心衰。因此,传统的先给予饱和量(负荷量),继以维持量疗法,由于易致洋地黄中毒,现已少用,除非属较急或危重的心衰。在一般情况下宜采用每日维持量疗法,其优点是既可降低洋地黄用量,又可减少其毒副反应。

应用洋地黄类药物的注意事项:使用洋地黄应坚持个体化用药的原则,但对每个具体患者确定其最佳治疗剂量并非易事。一般而言,剂量与体重有关,但肥胖者矫正剂量应以标准体重为准,而不是根据实际体重计算。老人、肾功能损害者、消瘦者,以及同时服用增加洋地黄吸收(尤其口服制剂)、提高有效血浓度或延长其半衰期的药物,如口服吗啡类(可待因、罂粟碱等),抗胆碱能药物(阿托品、莨菪碱、丙胺太林等),青霉素、红霉素、氯霉素、新霉素和四环素类抗生素,阿司匹林、吲哚美辛和布洛芬等消炎镇痛药,利血平、胍乙啶等降压药,α受体阻滞,奎尼丁、维拉帕米、胺碘酮、丙吡胺等抗心律失常药,肾上腺皮质激素和利尿剂等,洋地黄应适当减量,以免血清浓度过高导致毒副反应发生。相反,考来烯胺(消胆胺)甲氧氯普胺(胃复安),抗酸剂如三硅酸镁、氢氧化铝等均能降低地高辛的胃肠道吸收,使其血清浓度降低。而酚妥拉明、硝普钠等血管扩张剂可使地高辛肾小管排泌增加,使血清有效浓度降低,苯马比妥、苯妥英钠和保泰松可加速洋地黄在肝内生物转化过程,也可使血清有效浓度降低。故洋地黄与上述药物联用时,则要适当增加剂量。此外,应用洋地黄过程中应密切监测电解质水平,尤其注意低钾、低镁血症可诱发或加重洋地黄毒性反应。近年来应用放射免疫法测定血液中洋地黄的浓度,对防止洋地黄中毒的监测有一定作用,一般认为,地高辛有效血浓度在 $1\sim1.5\mu g/L$,超过 $2\mu g/L$ 时易发生中毒。但无中毒者和有中毒者血清洋地黄浓度间仍有明显重叠现象,因此,临床症状的改善及中毒症状的出现与否仍然是调整洋地黄用量的重要依据。

洋地黄的毒副反应:洋地黄治疗量与中毒量仅相差 1.6 倍,两者十分接近,使用不当易发生中毒,常见的诱因包括:①电解质紊乱,特别是低血钾、低血镁和高钙血症。②甲状腺功能减退。③老年患者。④肾功能减退。⑤风湿活动、心肌炎等对洋地黄敏感性增加。⑥肺源性心脏病、严重缺氧、急性心肌梗死、心肌病、心脏极度扩大等对洋地黄的耐受性降低。⑦同时使用可提高洋地黄血浓度的药物等。

洋地黄中毒在心脏方面的毒性主要表现有频率和节律的变化,其中,以室性早搏最常见,可呈二联律、三联律或多源性,其次是伴或不伴有传导阻滞的房性心动过速、非阵发性交界性心动过速,严重中毒者可引起室性心动过速与心室颤动。洋地黄亦可引起心动过缓,包括窦性心动过缓,窦房阻滞或一度、二度、三度房室传导阻滞等。心律失常是洋地黄中毒的主要表现,老年人在充血性心衰治疗过程中若出现缓慢性心律失常,应考虑到洋地黄中毒的可能。洋地黄心外毒性反应包括胃肠道症状,如厌食、恶心、呕吐、腹泻;视觉障碍包括视力模糊、色视、出现盲点、复视等;神经系统反应有头痛、忧郁、失眠、乏力等。

洋地黄中毒的治疗:一旦发现中毒应立即停用,一般情况下若属快速性心律失常(无论是室性或室上性),即使血钾不低也可适当补钾,因为血钾正常并不代表细胞内不缺钾,只要血钾不高就可以了。心律失常较轻者可口服 10%氯化钾 10～15mL,或缓释钾片 1.0g,每 4～6h 1 次,直至心律失常纠正。较重者,尤其伴低钾血症者,应静脉给药,一般用量为 10%氯化钾 10～20mL,加入 5%葡萄糖液 250～500mL 中静脉滴注,每小时滴注 0.5g 左右,并用心电监护,直至控制异位心律。在紧急室性心律失常时,也可立即静脉注射利多卡因 50～100mg,必要时隔 5～10min 重复 1 次,但 1h 总量不宜超过 300mg,然后静脉滴注维持。若利多卡因无效,也可改和苯妥英钠,首剂 100mg,加入 20mL 注射用水中,缓慢静脉注射,必要时 5～10min 后重复给药,总量不宜超过 300mg,以免发生低血压、呼吸抑制,待症状改善后改为口服 100mg,每日 3 次。洋地黄中毒致缓慢性心律失常,则不宜在无血钾检查结果时补钾,若同时合并室性早搏,可先用苯妥英钠,待测得血钾结果后再决定是否补钾。高度房室传导阻滞、肾衰竭、少尿者不宜补钾。心动过缓伴阿一斯综合征发作者宜安置临时心脏起搏器,一般情况下可用阿托品类治疗,如阿托品 0.5～1mg 肌内注射,视病情每 4～8h 1 次。病情轻者也可口服。基于低血钾常伴有低镁血症,硫酸镁不仅能纠正低血镁,而且可兴奋受洋地黄抑制的 Na^+-K^+-ATP 酶,制止心肌钾的丢失,也适用于洋地黄中毒所致心律失常。一般剂量为 25% 硫酸镁 10mL,加入 5% 葡萄糖液 250mL 中静脉滴注;当血钾<3.5mmol/L,加 10% 氯化钾 5～7mL,此为 1 剂之量,每日可给 1～2 剂。心律失常纠正后预防用药为隔日或每日 1 剂。对于严重快速心律失常者,可用 25% 硫酸镁 10mL,加入 5% 葡萄糖液 20mL 中缓慢静脉注射。此外,亦可用门冬氨酸钾镁 20mL(每 10mL 内含镁、钾各 500mg)加入 5% 葡萄糖液 250mL 中静脉滴注。经上述非特异性疗法仍不能控制的严重心律失常,可采用特异性地高辛抗体进行治疗。用法是治疗前即刻记录心电图及有关电解质(钾、钠、钙、镁)检查,常规作地高辛特异的性抗体 $F(ab')_2$ 皮试:先将 $F(ab')_2$ 0.1mL,加生理盐水 0.9mL,作皮试,其观察方法同青霉素皮试。若皮试阴性,在心电图或心电示波器监护下,将地高辛特异性抗体 $F(ab')_2$ 800mg,用生理盐水稀释成 20mL,缓慢静脉注射,如 30min 后无任何好转可重复注射 1 次,直至心律失常消失,一般情况下总量为 800～2400mg。必须指出,使用地高辛性特异抗体 $F(ab')_2$ 之前应肯定为洋地黄中毒才可使用,更不要将洋地黄不足误诊为中毒,因为使用 $F(ab')_2$ 后有可能使心肌内的地高辛急剧转移到抗体上,使原先的正性肌力作用锐减,导致心衰加重。

在基层若无地高辛特异性抗体 $F(ab')_2$,而上述抗心律失常药物又无效时,可考虑施行食管心房调搏术或安置临时起搏器,应用超速抑制或通过程序刺激法多能控制心律失常。至于电击复律,一般不主张用于洋地黄中毒所致室性心动过速,以免发生心室颤动。只有在其他方法均无效情况下,采用低能量(5～10J,一般应<50J)电击。

(2)非洋地黄类正性肌力药物:该类药物是近年来发展最为迅速的药物之一,临床上应用较广的包括以下几类。

β受体兴奋剂:目前应用较多的如多巴胺和多巴酚丁胺,两者均能兴奋及心脏 β 受体,激活腺苷环化酶,使腺苷三磷酸(ATP)转化为 cAMP,促进 Ca^{2+} 进入心肌细胞膜,选择性地增强心肌收缩力,增加心排血量和降低肺毛细血管楔嵌压,改善心功能。但前者使血压、体循环血管阻力、左室充盈压、心率增加;后者主要兴奋 $β_1$ 受体,对血压、左室充盈压和心率影响较小,且能降低体循环血管阻力。因此,对于心排血量低、左室充盈压高、体循环血管阻力正常或低下,特别是合并低血压时宜选多巴胺;而心排血量低、左室充盈压高、体循环血管阻力和动脉压在正常范围的患者,应选用多巴酚丁胺。因两药均需静脉给药,故多用于急性心衰或危重患者。基于充血性心衰时,心室肌 β 受体数量减少或调低,持久兴奋不足以维持正性肌力作用,故有人主张本药应与洋地黄交替使用,或采用间歇用药。多巴胺常规用量开始 0.5～1.0μg/(kg·min),可逐渐增至 2～10μg/(kg·min)。多巴酚丁胺用量一般为 2～10μg/(kg·min),每日总量可达 80～240mg,但滴速不宜过快,以免引起头痛、恶心、呕吐、心悸和心律失常等不良反应。

近年来,应用较广的 β一受体兴奋剂尚有:①普瑞特罗(对羟苯心安),为 $β_1$ 受体兴奋剂,口服或静脉注射均有效,作用持久,具有明显正性肌力作用,增加心排血量而无收缩血管作用,且能增加洋地黄的正性肌力作用而不引起的心律失常。静脉注射剂量为每次 2.5～5mg,5～10min 达最大作用,作用持续 3h;口服为 5～20mg,每日 3 次。由于本药不良反应较大,大剂量可引起心肌缺血,近年来已较少使用。②多培沙明通过降低心脏前、后负荷和正性肌力作用,能明显提高每搏量、心排血量和降低心室充盈压;通过增加肝、肾等内脏器官的血流,可改善重要脏器的功能,增加尿量和钠的排泄。此外,多培沙明尚能改善心室顺应性。常规剂量为 0.25～1.0μg/(kg·min),静脉滴注。若剂量高于 1.0μg/(kg·min),可产生心悸,诱发心律失常、心绞痛等不良反应。③吡布特罗(吡丁醇)为 β_2 受体兴奋剂,对 β_1 受体也具兴奋作用。用法为 20mg,每日 3 次。④沙丁胺醇作用与吡布特罗相似,口服剂量为 4～8mg,每日 3～4次。⑤扎莫特罗属新型 β_1 受体兴奋、保护双重作用的药物。用法为每次 0.2μg/kg,静脉注射;200mg,每日 2 次,口服。⑥异波帕明(多巴胺异丁酯),一般剂量为 100～200mg,每日 2～3 次。

　　双异吡啶类:该类药物中,临床应用最广的是氨利酮(氨吡酮)和米利酮(二联吡啶酮)。该类药物主要通过选择性抑制磷酸二酯酶Ⅲc 起作用,抑制 cAMP 降低,使细胞内 cAMP 含量增加,后者通过 3 种途径调节或潜在性激发心肌收缩,即:①通过肌膜 Ca^{2+} 通道磷酸化,促进 Ca^{2+} 跨膜内流增加。②肌质网有关蛋白磷酸化,激活 Ca^{2+}－ATP 酶,使肌质网摄取和释放 Ca^{2+} 增加。③收缩蛋白磷酸化,特别是肌钙蛋白Ⅰ和肌球蛋白磷酸化,使心肌收缩力增强和正性松弛作用。血管平滑肌细胞内 cAMP 增加,使平滑肌细胞的肌质网摄取 Ca^{2+} 增加,细胞质 Ca^{2+} 减少,导致血管扩张。本类药物与洋地黄合用时具有协同作用。氨利酮一般推荐首次负荷量为 0.75mg/kg,静脉注射,必要时 30min 后重复 1 次,然后每分钟 5～10μg/kg,静脉滴注。口服剂量为 100～200mg,每日 2～3 次,服后 1h 内起作用,最大作用时间 1～3h,持续 4～6h。本药若与肼屈嗪联用可明显提高心排血量、降低肺毛细血管楔嵌压,适用于顽固性心衰。不良反应包括胃肠道症状、血小板减少和腹痛等。近年来,氨利酮逐渐被作用更强的米利酮代替。米利酮不仅有明显的正性肌力作用,比氨利酮强 10～40 倍,而且能选择性地松弛血管平滑肌,具有扩张周围血管作用,并可改善左心室舒张功能,在改善血流动力学的同时不增加氧耗、不使动脉压下降,是较理想的抗心衰的药物之一。剂量为 25～75μg/kg,静脉注射,从小剂量开始,根据需要递增。口服剂量为 2.5～10mg,每日 2～4 次。

　　咪唑类化合物:如依诺昔酮(氢甲苯咪酮),具有正性肌力和扩张血管双重作用,其强心作用与心脏磷酸二酯酶同工酶Ⅲ抑制有关,使心肌 cAMP 浓度增高,促进心肌细胞内流,肌浆网主动摄取 Ca^{2+} 及激活磷酸化酶而使糖原分解增加,ATP 生成增多而使心肌收缩力增强。此外,高浓度时尚能抑制 Na^+－K^+－ATP 酶,使心肌细胞外 Na^+ 浓度降低,细胞内 Na^+ 浓度通过抑制 Ca^{2+} 与载体结合而减少 Ca^{2+} 外流,以及 Na^+ 促进肌浆网释放 Ca^{2+} 而产生正性肌力作用,其扩血管作用也可能与平滑肌内 cAMP 浓度增加有关。当血管平滑肌内 cAMP 增加,蛋白激酶激活后促进 Ca^{2+} 外运,阻止 Ca^{2+} 内流,使细胞内可和少 Ca^{2+} 浓度降低,平滑肌兴奋－收缩耦联过程受阻,因而外周血管扩张。依诺昔酮剂量为每次 0.5mg/kg,静脉注射,注后 10min 有明显血流动力学效应,作用持续 6h 左右。口服剂量为每次 3mg/kg,视病情可每日 2～3 次。

其他类似药物如下：①匹罗昔酮 50mg，每日 2～3 次，口服；静脉注射为 0.5mg/kg。②硫马唑，首剂 0.1～0.4mg/kg，静脉注射，继之以 0.35mg/min，静脉滴注，每 30min 可酌加剂量，但不宜超过 1.4mg/min，连续静脉滴注 72h；口服剂量为 50～200mg，每日 3 次。

鉴于非洋地黄类正性肌力药物仅短期内改善血流动力学效应，长期应用时缺乏持续血流动力学效应，应用不当可诱发严重心律失常，甚至使病死率增加，因此仅适用于充血性心衰急性恶化时，或心衰经利尿剂、ACEI、地高辛和血管扩张剂联合治疗仍无效的患者。

6. 改善心肌代谢和供能　有部分学者认为，对于重症心衰患者虽可酌情应用能量合剂和营养心肌药物，如 ATP、辅酶 A、辅酶 Q_{10}、细胞色素 C 和 1,6－二磷酸果糖（FDP），但无明显疗效的循证医学证据。

7. 血管紧张素转化酶（ACE）抑制剂　ACE 抑制剂应从小剂量开始，并根据血压等情况逐渐增加剂量，同时监测血压和肾功能的变化。

8. β－受体阻滞剂　病情稳定后从小剂量开始使用。

9. 其他治疗措施　包括吸氧、支持疗法、对症治疗、加强护理等。

第二节　急性心力衰竭

急性心力衰竭是指心排血量短期内急剧下降，甚至丧失排血能力。常见于严重的急性心肌炎、心肌梗死、严重心瓣膜狭窄、心室流出道梗阻、心房内球瓣样血栓或黏液瘤嵌顿、肺动脉主干或大分支阻塞；急起的心脏容量负荷过重，如外伤、感染性心内膜炎、心肌梗死等所致瓣膜穿孔及损害、腱索断裂、心室乳头肌功能不全、心室间隔穿孔、主动脉窦瘤破入心腔、输流过多或过快；急起的心室舒张受限制，如急性大量心包积液和积血，快速异位心律，严重心律失常如心室颤动、心室停顿、显著心动过缓等。

一、诊断

按心脏排血功能减退的程度、速度和持续时间、代偿功能的差别，可出现下述表现。

（一）临床表现特点

1. 晕厥　指心排血量减少致脑部缺血而发生的短暂性意识丧失，若持续数秒以上，可发生四肢抽搐、呼吸暂停、发绀、心音消失或相应的心律失常。发作大多短暂，发作后意识常立即恢复。

2. 休克　除有心功能不全征象外，尚有休克的临床表现。

3. 心脏骤停。

4. 急性肺水肿　为急性左心衰竭的主要表现。典型者常突然发作，高度气急，呼吸浅速（30～40 次/min）、端坐呼吸、咳嗽、咯白色或粉红色泡沫样痰；若为肺间质水肿，则为干咳，患者面色灰白、口唇及肢端发绀、大汗、烦躁不安、心悸、乏力等。体征包括双肺广泛水疱音和（或）哮鸣音，心率增快，心尖区第一心音低钝，可出现收缩期杂音和奔马律，心界向左下扩大，可有心律失常和交替脉，血压可以升高也可降低，若伴血压下降者往往病情更为严重。此外，不同心脏病尚有相应症状和体征。

（二）实验室及其他辅助检查特点

1.胸部X线检查　肺门有蝴蝶形大片阴影并向周围扩展,心界扩大,心尖搏动减弱。此外,不同心脏病尚有相应X线征,如高血压、主动脉瓣病变等可呈靴形。心改变;二尖瓣狭窄致左心房衰竭可有梨形心改变。

2.心电图检查　常有窦性心动过速或各种心律失常,心肌损害,左心房、左心室肥大等。

3.超声心电图　可显示左心房、左心室肥大,搏动减弱,同时可检出相应心脏病的形态学改变。

二、治疗

（一）心源性晕厥

基于发作多历时短暂,以防治原发病和控制心律失常为主。一般可采用以下措施:轻者可让患者平卧、下肢抬高以增加回心血量;心动过缓者可注射阿托品或山莨菪碱;血压偏低宜用升压药,如间羟胺、多巴胺等。

（二）急性肺水肿的治疗

急性肺水肿是心脏急症,应分秒必争,其具体急救措施如下。

1.体位　将患者置于半坐卧位,双腿下垂,以改善肺活量和减少静脉回流,减轻心脏前负荷。

2.立即供氧并消除泡沫　可将氧气先通过50％～70％乙醇湿化瓶后吸入,也可用1％硅酮溶液代替乙醇,或吸入二甲基硅油去泡气雾剂,以降低泡沫的表面张力使泡沫破裂,改善肺通气功能。一般情况下,可用鼻导管供氧,严重缺氧者亦可采用面罩正压供氧,氧气浓度以40％～60％为宜,一般流量为4～6L/min。严重时可无创通气。

3.镇静　立即用吗啡2.5～5mg,皮下注射或肌内注射。业已证实,吗啡不仅具有镇静、解除患者焦虑状态的作用,而且能扩张静脉和动脉,从而减轻心脏前、后负荷,改善肺水肿。对于高龄、哮喘、昏迷、严重肺部病变、呼吸抑制和心动过缓、房室传导阻滞者应慎用或禁用。

4.洋地黄类药物　急性肺水肿宜采用静脉注射快作用洋地黄制剂,常用的有毛花苷C(西地兰)0.2～0.4mg,必要时2h后再注0.2～0.4mg。对于二尖瓣狭窄所致左心房衰竭,除心动过速、合并快速型心房颤动外,一般可不用强心苷,以免右心排血量增加反而加剧肺水肿。即使应用,剂量宜小,其目的主要用来减慢心室率,以改善左心室舒张期充盈,必要时可合用少量β受体滞剂如美托洛尔2～5mg静脉注射,以降低心率。

5.静脉注射袢利尿剂　一般情况下可先静脉注射呋塞米20～40mg,或由美他尼1～2mg,必要时隔4～6h后再注1次,以减少血容量、降低前负荷。

6.应用血管扩张剂　静脉使用血管扩张剂,常用制剂有硝普钠和硝酸甘油等,常首选硝普钠,按血压水平调整用量。

7.正性肌力药　必要时选用非洋地黄正性肌力药物,如多巴酚丁胺、氨力酮、米利酮、依若昔酮等。

8.治疗原发病、消除诱因和纠正心律失常　如高血压所致急性左心衰竭,关键是要采取积极降压措施;二尖瓣严重狭窄者,必要时可施行紧急经皮二尖瓣球囊成形术或二尖瓣分离

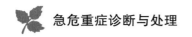

术等。对于诱因如感染者给予抗生素,有严重心律失常导致血流动力学障碍应给予抗心律失常治疗,包括药物或电治疗等。

第三节　顽固性心力衰竭

顽固性心衰亦称为难治性心衰,是指症状持续,且对各种治疗反应较差的充血性心衰,它可能是心脏病终末期的表现,但其中一部分是由于考虑不周、治疗措施不力或治疗不当所致。对于这部分患者,经过努力调整治疗方案和悉心治疗后,有可能挽回患者生命,康复出院,变难治为可治。必须指出,不同时期对顽固性心衰的概念和诊断标准不尽相同。近年来,由于心肌力学、心脏血流动力学和心衰的病理生理机制的认识深化,心衰治疗也取得了长足的进步,使以往认为是顽固性心衰变为可治。经典的所谓顽固性心衰是指休息、限制水钠、给予利尿剂和强心剂后,心衰仍难以控制者,而这类心衰目前有可能通过应用血管扩张剂、血管紧张素转换酶抑制剂和非洋地黄类正性肌力药物,以及改善心肌顺应性而控制。因此,目前顽固性心衰的诊断标准应包括上述治疗措施均难以控制的心衰。

一、诊断前的注意事项

心衰患者疗效不佳时,应深入细致地探索其原因,一般应考虑以下原因。

1. 患者是否真有心衰,有无诊断错误,不要把肺部疾患、代谢性酸中毒和肝、肾疾病等所致呼吸困难或水肿误认为是心衰,特别是器质性心衰患者同时合并有上述疾病时,必须认真加以鉴别。

2. 是否存在可以完全或部分矫正的病因,如甲状腺功能亢进、贫血、维生素 B 缺乏症等可以通过内科治疗获得根治或缓解;心瓣膜病、某些先天性心脏病、心肌梗死后室壁瘤等,可能通过介入性治疗技术或手术治疗获得矫正。对上述病因在治疗上是否已作相应治疗。

3. 心衰的诱因是否合理去除,如感染(特别是呼吸道感染)、妊娠、心律失常、风湿活动、感染性心内膜炎、肺栓塞、尿路梗阻等。

4. 心衰的治疗措施应用是否适当,包括利尿剂、洋地黄、血管扩张剂、ACEI 和 β 受体阻滞剂使用是否合理,有无严格限制水钠摄入,电解质紊乱、酸碱平衡失调有无纠正,有无影响心功能的药物合并使用。如果上述问题都注意到了,能矫正的都矫正了,心衰仍难以控制,则是真正的顽固性心衰。

二、治疗

顽固性心衰的治疗是迄今尚未解决的难题,现将治疗中可能遇到的实际问题及其对策,简述如下,供临床参考。

1. 洋地黄过量与不足　洋地黄仍是治疗心衰最基本和最主要的正性肌力药物。严重心衰患者对洋地黄需要量大而耐受性差,因此,治疗量与中毒量更为接近,使用不当极易发生用量不足或过量,这是治疗中经常遇到的矛盾。在临床实践中,发现多数有用量偏大的倾向,不少医务人员知道洋地黄过量可引起各种心律失常,但不了解过量也可抑制心肌收缩力,使心排血量降低,使一度好转的心衰再度加重,甚至呈持续心衰状态,若此时误认为洋地黄不足,继续追加洋地黄必将进一步导致心衰加重和出现严重毒副反应。有条件的单位可监测血清洋地黄浓度来判断,若血清地高辛浓度>2μg/L,则往往提示过量,宜停药观察。在基层只能通过临床缜密的观察来判断,如果停用洋地黄后心衰反而改善,则可认为是洋地黄过量,对于鉴别困难时可暂停洋地黄1~2d,并用其他正性肌力药物代替,或加强其他治疗措施。必须指出,有时洋地黄剂量并不大,由于某些因素的影响,如低血钾、低血镁、高血钙、高龄、肾功能不全,并用某些药物如口服吗啡类、抗胆碱能药物、青霉素、红霉素、氯霉素、新霉素和四环素类抗生素,以及胺碘酮、维拉帕米等抗心律失常药和利尿剂等亦可出现毒副反应,应予注意。此外,或属于舒张功能不全性心衰,洋地黄弊多利少,应用不当反而会加重心衰。

2.顽固性水肿与利尿剂 顽固性水肿之所以难治,其中相当部分是由于合并低钠或低钾血症有关,必须予以纠正,因为无论是缺钠性还是稀释性低钠血症,均能使利尿剂失去利尿作用,前者应口服或静脉补充钠盐,后者必须严格限制水分摄入,唯此才能发挥利尿剂的作用。明显水肿者可选用呋塞米、布美他尼等髓袢利尿剂,视病情采用静脉注射或口服。若仍然无效,可采用呋塞米40~120mg、多巴胺20~40mg、酚妥拉明10~15mg,微泵静脉注射或加入5%葡萄糖液250~500mL中静脉滴注,必要时加用多巴酚丁胺20~240mg,加于上述补液内,更具有强心利尿作用。此外,若能同时输入少量白蛋白,如25%白蛋白50mL,尤其是伴有低血浆蛋白质和低渗透压的患者,其利尿作用更为明显。对于药物治疗无效者,也可考虑采用高渗性腹膜透析或血液净化疗法。必须指出,消除心源性水肿不能太快,短期内过度利尿不仅可引起水、电解质紊乱,增加洋地黄的毒副反应,而且也可造成有效血容量和回心血量明显减少,导致心脏前负荷不足,反而使心排血量降低,达不到治疗目的。

3.正确使用血管扩张剂 该类药物只能降低心脏前、后负荷;并无增强心肌收缩力的作用,有时使用不当反而有害。使用何种血管扩张剂最好,应根据血流动力学监测结果进行选择,并应在足够的有效血容量前提下使用。

4.使用非洋地黄类正性肌力药物 如氨利酮、米利酮、多巴酚丁胺、依诺昔酮等,该类药物亦可与洋地黄联用。一般认为该类药物短期内使用可改善心功能,长期大剂量应用并不能提高心衰生存率,应予注意。

5.酌情使用激素 肾上腺皮质激素可改善衰竭心肌的代谢,纠正长期心衰患者潜在的肾上腺皮质功能不全,抑制醛固酮和抗利尿激素的分泌,对改善症状和消除水肿有效,但不宜长期使用,因激素亦有潴留水钠和排钾的不良反应。一般可用地塞米松,每日10~20mg,分次静脉注射或静脉滴注,用2~4d。

6.心脏再同步治疗 1/3低EF和NYHAⅢ—Ⅳ级的心衰患者QRS增宽>120ms,这种心电图改变提示心室收缩不同步。此外组织多普勒亦可显示心室收缩不同步。收缩不同步可致心室充盈欠佳、左室dp/dt(心室收缩力或压力的升高速率)下降、二尖瓣反流时间延长,以及室间隔反常运动。心室不同步导致心衰患者死亡率增加。通过使用双心室起搏装置同步刺激左、右心室可治疗不同步收缩,称为心脏再同步化治疗(CRT),它可提高心室收缩并减少继发性二尖瓣反流的程度,改善心脏功能和血流动力学的同时不增加氧耗,并使衰竭心脏产生适应性生化改变。有充分证据支持CRT可改善接受理想药物治疗后仍有症状的心脏不同步患者的症状、运动能力、生活质量、LVEF、生存以及减少住院率。

7.其他治疗措施 视病因采取相应治疗措施,如心肌梗死并室壁瘤所致顽固性心衰,有条件的单位可施行室壁瘤切除术和冠状动脉搭桥术;若严重瓣膜病变可作瓣膜置换术,先天性心脏病用手术矫治畸形等。对于极重度心衰也可开展辅助循环,如主动脉内球囊反搏术、左心室辅助泵、双心室辅助泵等,通过机械装置减轻心脏工作负荷或暂时代替心脏工作,使病变心脏得到及时休息,有利于功能恢复。对于终末期患者也可施行同种心脏移植术。

第四节 高血压急症

高血压急症是指短时间内(数小时或数天)血压明显升高,舒张压＞16.0kPa(120mmHg)和(或)收缩压＞24.0kPa(180mmHg),伴有重要器官组织,如心脏、脑、肾、眼底、大动脉的严重功能障碍或不可逆性损害。高血压急症可以发生在高血压患者,表现为高血压危象或高血压脑病;也可发生在其他许多疾病过程中,主要在心、脑血管病急性阶段,如脑出血、蛛网膜下隙出血、缺血性脑卒中、急性左侧心力衰竭伴肺水肿、不稳定型心绞痛、急性主动脉夹层和急、慢性肾衰竭等情况时。

单纯的血压升高并不构成高血压急症,血压的高低也不代表患者的危重程度;是否出现靶器官损害以及哪个靶器官受累不仅是高血压急症诊断的关键,也直接决定治疗方案的选择。及时正确处理高血压急症,可在短时间内使病情缓解,预防进行性或不可逆性靶器官损害,降低死亡率。根据降压治疗的紧迫程度,高血压急症可分为紧急和次急两类。前者需要采用静脉途径给药在几分钟到1h内迅速降低血压;后者需要在几小时到24h内降低血压,可使用快速起效的口服降压药。

一、发病机制

长期高血压及伴随的危险因素引起小动脉中层平滑肌细胞增殖和纤维化,中动脉、大动脉粥样硬化,管壁增厚和管腔狭窄,导致重要靶器官,如心、脑、肾缺血。在此基础上或在其他许多疾病过程中,因紧张、疲劳、情绪激动、突然停服降压药、嗜铬细胞瘤阵发性高血压发作等诱因,小动脉发生强烈痉挛,血压急剧上升,使重要靶器官缺血加重而产生严重功能障碍或不可逆性损害;或由于过高的血压突破了脑血流自动调节范围,脑组织血流灌注过多引起脑水肿、脑功能障碍。

妊娠时子宫胎盘血流灌注减少,使前列腺素在子宫合成减少,从而促使肾素分泌增加,通过血管紧张素系统使血压升高。

二、临床表现

1.高血压脑病 常见于急性肾小球肾炎,亦可见其他原因高血压,但在醛固酮增多症和嗜铬细胞瘤者少见。常表现为剧烈头痛、烦躁、恶心、呕吐、抽搐、昏迷、暂时局部神经体征。舒张压常≥18.7kPa(130mmHg),眼底几乎均能见到视网膜动脉强烈痉挛,脑脊液压力可高达3.9kPa(400mmH$_2$O),蛋白增加。经有效的降压治疗,症状可迅速缓解,否则将导致不可逆脑损害。

2.急进型或恶性高血压 多见于中青年,血压显著升高,舒张压持续≥18.7kPa(130mmHg),并有头痛、视力减退、眼底出血、渗出和视盘水肿;肾损害突出,持续蛋白尿、血尿与管型尿;若不积极降压治疗,预后很差,常死于肾衰竭、脑卒中、心力衰竭。病理上以肾小球纤维样坏死为特征。

3.急性脑血管病 包括脑出血、脑血栓形成和蛛网膜下隙出血。

4.慢性肾疾病合并严重高血压 原发性高血压可以导致肾小球硬化,肾功能损害,在各种原发或继发性肾实质疾病中,包括各种肾小球肾炎、糖尿病肾病、红斑狼疮肾炎、梗阻性肾病等,出现肾性高血压者可达 80%～90%,是继发性高血压的主要原因。随着肾功能损害加重,高血压的出现率、严重程度和难治程度也加重。

5.急性左侧心力衰竭 高血压是急性心力衰竭最常见的原因之一。

6.急性冠脉综合征(ACS) 血压升高引起内膜受损而诱发血栓形成致 ACS。

7.主动脉夹层 主动脉内的血液经内膜撕裂口流入囊样变性的中层,形成血肿,随血流压力的驱动,逐渐在主动脉中层内扩展。临床特点为急性起病,突发剧烈胸、背部疼痛、休克和血肿压迫相应的主动脉分支血管时出现的脏器缺血症状。多见于中老年患者,约 3/4 的患者有高血压。超高速 CT 和 MRI 能明确诊断,必要时主动脉造影。一旦诊断明确,立即进行解除疼痛、降低血压、减慢心率的治疗。

8.子痫 先兆子痫是指以下三项中有两项者:血压＞21.3/14.7kPa(160/110mmHg);尿蛋白≥3g/24h;伴水肿、头痛、头晕、视物不清、恶心、呕吐等自觉症状。子痫指妊娠高血压综合征的孕产妇发生抽搐。辅助检查:血液浓缩、血黏度升高、重者肌酐升高、凝血机制异常,眼底可见视网膜痉挛、水肿、出血。

9.嗜铬细胞瘤 可产生和释放大量去甲肾上腺素和肾上腺素,常见的肿瘤部位在肾上腺髓质,也可在其他具有嗜铬组织的部位,如主动脉分叉、胸腹部交感神经节等。临床表现为血压急剧升高,伴心动过速、头痛、苍白、大汗、麻木、手足发冷。发作持续数分钟至数小时。通过发作时尿儿茶酚胺代谢产物香草基杏仁酸(VMA)和血儿茶酚胺的测定可以确诊。

高血压次急症,也称为高血压紧迫状态,指血压急剧升高而尚无靶器官损害。允许在数小时内将血压降低,不一定需要静脉用药。包括急进型或恶性高血压无心、肾和眼底损害,先兆子痫,围手术期高血压等。

三、诊断与评估

1.诊断依据
(1)原发性高血压病史。
(2)血压突然急剧升高。
(3)伴有心功能不全、高血压脑病、肾功能不全、视盘水肿、渗出、出血等靶器官严重损害。
2.评估 发生高血压急症的患者基础条件不同,临床表现形式各异,要决定合适的治疗方案,有必要早期对患者进行评估,做出危险分层,针对患者的具体情况制订个体化的血压控制目标和用药方案。

在病情诊断及评估中,简洁但完整的病史收集有助于了解高血压的持续时间和严重性、合并症情况以及药物使用情况;需要明确患者是否有心血管、肾、神经系统疾病病史,检查是否有靶器官损害的相关征象;进行必要的辅助检查:血电解质、尿常规、ECG、检眼镜等。根据早期评估选择适当的急诊检查,如 X 线胸部平片、脑 CT 等。一旦发现患者有靶器官急性受损的迹象,就应该进行紧急治疗,绝不能一味等待检查结果。

四、治疗原则

1. 迅速降低血压　选择适宜有效的降压药物静脉滴注,在监测下将血压迅速降至安全水平,以预防进行性或不可逆性靶器官损害,避免使血压下降过快或过低,导致局部或全身灌注不足。

2. 降压目标　高血压急症降压治疗的第一个目标是在 30～60min 将血压降到一个安全水平。由于患者基础血压水平各异,合并的靶器官损害不一,这一安全水平必须根据患者的具体情况决定。指南建议:①1h 内使平均动脉血压迅速下降但不超过 25%。一般掌握在近期血压升高值的 2/3 左右。但注意对于临床的一些特殊情况,如主动脉夹层和急性脑血管病患者等,血压控制另有要求。②在达到第一个目标后,应放慢降压速度,加用口服降压药,逐步减慢静脉给药的速度,逐渐将血压降低到第二个目标。在以后的 2～6h 将血压降至 21.3/13.3～14.7kPa(160/100～110mmHg),根据患者的具体病情适当调整。③如果这样的血压水平可耐受和临床情况稳定,在以后 24～48h 逐步降低血压达到正常水平,即高血压急症血压控制的第三步。

五、常见高血压急症的急诊处理

(一)高血压脑病

高血压脑病临床处理的关键一方面要考虑将血压降低到目标范围内,另一方面要保证脑血流灌注,尽量减少颅内压的波动。脑动脉阻力在一定范围内直接随血压变化而变化,慢性高血压时,该设定点也相应升高,迅速、过度降低血压可能降低脑血流量,造成不利影响。因而降压治疗以静脉给药为主,1h 内将收缩压降低 20%～25%,血压下降幅度不可超过 50%,舒张压一般不低于 14.7kPa(110mmHg)。在治疗时要同时兼顾减轻脑水肿、降颅压,避免使用降低脑血流量的药物。迅速降压过去首选硝普钠,起始量 20μg/min,视血压和病情可逐渐增至 200～300μg/min。但硝普钠可能引起颅内压增高,并影响脑血流灌注,以及可能产生蓄积中毒,在用药时需对患者进行密切监护。现多用尼卡地平、拉贝洛尔等。其中由于尼卡地平不仅能够安全平稳地控制血压,同时还能较好的保证脑部、心脏、肾等重要脏器的血供。尼卡地平急诊应用于高血压急症时,以静脉泵入为主,剂量为每分钟 0.5～6μg/kg,起始量每分钟 0.5μg/kg,达到目标血压后,根据血压调节点滴速度。拉贝洛尔 50mg 缓慢静脉注射,以后每隔 15min 重复注射,总剂量不超过 300mg,或给初始量后以 0.5～2mg/min 的速度静脉点滴。对合并有冠心病、心功能不全者可选用硝酸甘油。颅压明显升高者应加用甘露醇、利尿药。一般禁用单纯受体阻断药、可乐定和甲基多巴等。二氮嗪可反射性地使心率增快,并可增加心搏量和升高血糖,故有冠心病、心绞痛、糖尿病者慎用。

（二）急性脑血管病

高血压患者在出现急性脑血管病时，脑部血流的调节机制进一步紊乱，特别是急性缺血性脑卒中患者，几乎完全依靠平均动脉血压的增高来维持脑组织的血液灌注。因而在严重高血压合并急性脑血管病的治疗中，需首先把握的一个原则就是"无害原则"，避免血流灌注不足。急性卒中期间迅速降低血压的风险和好处并不清楚，因此，一般不主张对急性脑卒中患者采用积极的降压治疗，在病情尚未稳定或改善的情况下，宜将血压控制在中等水平[约21.3/13.3kPa(160/100mmHg)]，血压下降不要超过20%。治疗时避免使用减少脑血流灌注的药物，可选用尼卡地平、拉贝洛尔、卡托普利等。联合使用血管紧张素转换酶抑制药（ACEI）和噻嗪类利尿药有利于减少卒中发生率。

1.脑梗死　许多脑梗死患者在发病早期，其血压均有不同程度的升高，且其升高的程度与脑梗死病灶大小及是否患有高血压有关。脑梗死早期的高血压处理取决于血压升高的程度及患者的整体情况和基础血压来定。如收缩压在24.0～29.3kPa(180～220mmHg)或舒张压在14.7～16.0kPa(110～120mmHg)，一般不急于降压治疗，但应严密观察血压变化；如血压≥29.3/16.0kPa(220/120mmHg)，或伴有心肌缺血、心衰、肾功能不全及主动脉夹层等，或考虑溶栓治疗的患者，则应给予降压治疗。根据患者的具体情况选择合适的药物及合适剂量。如尼卡地平5mg/h作为起始量静脉点滴，每5min增加2.5mg/h至满意效果，最大15mg/h。拉贝洛尔50mg缓慢静脉注射，以后每隔15min重复注射，总剂量不超过300mg，或给初始量后以0.5～2mg/min的速度静脉点滴。效果不满意者可谨慎使用硝普钠。β受体阻断药可使脑血流量降低，急性期不宜用。

2.脑出血　脑出血时血压升高是颅内压增高情况下保持正常脑血流的脑血管自动调节机制，脑出血患者合并严重高血压的治疗方案目前仍有争论，降压可能影响脑血流量，导致低灌注或脑梗死，但持续高血压可使脑水肿恶化。一般认为，在保持呼吸道通畅，纠正缺氧，降低颅内压后，如血压≥26.7/14.7kPa(200/110mmHg)时，才考虑在严密血压监测下使用经静脉降压药物进行治疗，使血压维持在略高于发病前水平或24.0/14.0kPa(180/105mmHg)左右；收缩压在22.7～26.7kPa(170～200mmHg)或舒张压在13.3～14.7kPa(100～110mmHg)，暂不必使用降压药，先脱水降颅压，并严密观察血压情况，必要时再用降压药。可选择ACEI、利尿药、拉贝洛尔等。钙通道阻滞药能扩张脑血管、增加脑血流，但可能增高颅内压，应慎重使用。α受体阻断药往往出现明显的降压作用及明显的直立性低血压，应避免使用。在调整血压的同时，防止继续出血、保护脑组织、防治并发症，需要时采取手术治疗。

（三）急性冠脉综合征

急性冠脉综合征包括不稳定性心绞痛和心肌梗死，其治疗目标在于降低血压、减少心肌耗氧量，但不可影响到冠脉灌注压，从而减少冠脉血流量。血压控制的目标是使其收缩压下降10%～15%。治疗时首选硝酸酯类药物，如硝酸甘油，开始时以5～10μg/min速率静脉滴注，逐渐增加剂量，每5～10min增加5～10μg/min。早期联合使用其他降血压药物治疗，如β受体阻断药、ACEI、α1受体阻断药，必要时还可配合使用利尿药和钙通道阻滞药。另外，配合使用镇痛、镇静药等。特别是尼卡地平能增加冠状动脉血流、保护缺血心肌，静脉点滴能发挥降压和保护心脏的双重效果。拉贝洛尔能同时阻断α1和β受体，在降压的同时能减少心肌耗氧量,也可选用。心肌梗死后的患者可选用 ACEI、β 受体阻断药和醛固酮拮抗药。此外,原发病的治疗如溶栓、抗凝、血管再通等也非常重要,对 ST 段抬高的患者溶栓前应将血压控制在 20.0/12.0kPa(150/90mmHg)以下。

(四)急性左侧心力衰竭

急性左侧心力衰竭主要是由收缩期高血压和缺血性心脏病导致的。严重高血压伴急性左侧心力衰竭治疗的主要手段是通过静脉用药,迅速降低心脏的前后负荷。在应用血管扩张药迅速降低血压的同时,配合使用强效利尿药,尽快缓解患者的缺氧和高度呼吸困难。就心脏功能而言,应力求将血压降到正常水平。血压被控制的同时,心力衰竭亦常得到控制。血管扩张药可选用硝普钠、硝酸甘油、酚妥拉明等,广泛心肌缺血引起的急性左侧心力衰竭,首选硝酸甘油。在降压的同时以吗啡 3～5mg 静脉缓注,必要时每隔 15min 重复 1 次,共 2～3次,老年患者酌减剂量或改为肌内注射;呋塞米 20～40mg 静脉注射,2min 内推完,4h 后可重复 1 次;并予吸氧、氨茶碱等。洋地黄仅在心脏扩大或心房颤动伴快速心室率时应用。

(五)急性主动脉夹层

3/4 的主动脉夹层患者有高血压,血压增高是病情进展的重要诱因。治疗目标为通过扩张血管、减缓心动过速、抑制心脏收缩、降低血压及左心室射血速度、降低血流对动脉的剪切力,从而阻止夹层血肿的扩展。主动脉夹层在升主动脉及有并发症者尽快手术治疗;主动脉夹层病变局限在降主动脉者应积极内科治疗。患者应绝对卧床休息,严密监测生命体征和血管受累征象,给予有效止痛、迅速降压、镇静和吸氧,忌用抗凝或溶栓治疗。疼痛剧烈患者立即静脉使用较大剂量的吗啡或哌替啶。不论患者有无收缩期高血压,都应首先静脉应用 β 受体阻断药来减弱心肌收缩力,减慢心率,降低左心室射血速度。如普萘洛尔 0.5mg 静脉注射,随后每 3～5min 注射 1～2mg,直至心率降至 60～70/min。心率控制后,如血压仍然很高,应加用血管扩张药。降压的原则是在保证脏器足够灌注的前提下,迅速将血压降低并维持在尽可能低的水平。一般要求在 30min 内将收缩降至 13.3kPa(100mmHg)左右。如果患者不能耐受或有心、脑、肾缺血情况,也应尽量将血压维持在 16.0/10.7kPa(120/80mmHg)以下。治疗首选硝普钠或尼卡地平静脉点滴。其他常用药物有乌拉地尔、艾司洛尔、拉贝洛尔等。必要时加用血管紧张素 Ⅱ 受体拮抗药、ACEI 或小剂量利尿药,但要注意 ACEI 类药物可引起刺激性咳嗽,可能加重病情。肼苯达嗪和二氮嗪因有反射性增快心率,增加心排血量作用,不宜应用。主动脉大分支阻塞患者,因降压后使缺血加重,不宜采用降压治疗。

(六)子痫和先兆子痫

妊娠急诊患者的处理需非常小心,因为要同时顾及母亲和胎儿的安全。在加强母儿监测的同时,治疗时需把握三项原则:镇静防抽搐、止抽搐;积极降压;终止妊娠。

1.镇静防抽搐、止抽搐　常用药物为硫酸镁,肌内注射或静脉给药,用药时监测患者血压、尿量、腱反射、呼吸,避免发生中毒反应。镇静药可选用冬眠 1 号或地西泮。

2.积极降压　当血压升高>22.7/14.7kPa(170/110mmHg)时,宜静脉给予降压药物,控制血压,以防脑卒中及子痫发生。究竟血压应降至多少合适,目前尚无一致意见。注意避免血压下降过快、幅度过大,影响胎儿血供。保证分娩前舒张压在 12.0kPa(90mmHg)以上,否则会增加胎儿死亡风险。紧急降压时可静脉滴注尼卡地平、拉贝洛尔或肼苯达嗪。尼卡地平是欧洲妊娠血压综合征治疗的首选药,它的胎盘转移率低,长时间使用对胎儿也无不良影响,能在有效降压的同时,延长妊娠,有利于改善胎儿结局,尤其适用于先兆子痫患者使用。另外,尼卡地平有针剂和口服两种剂型,适合孕产妇灵活应用。但应注意其可能抑制子宫收缩而影响分娩,在与硫酸镁合用时应小心产生协同作用。肼苯达嗪常用剂量为 40mg 加于 5% 葡萄糖溶液 500mL 静脉滴注,0.5~10mg/h。血压稳定后改为口服药物维持。ACEI、血管紧张素 Ⅱ 受体拮抗药可能对胎儿产生不利影响,禁用;利尿药可进一步减少血容量,加重胎儿缺氧,除非存在少尿情况,否则不宜使用利尿药;硝普钠可致胎儿氰化物中毒亦为禁忌。

3.结合患者病情和产科情况,适时终止妊娠。

(七)特殊人群高血压急症的处理

1.老年性高血压急症　老年人患高血压比例较高,容易出现靶器官损害,甚至是多个靶器官损害,高血压急症的发展速度较快,危险度更高。降压治疗可减少老年患者的心脑血管病及死亡率。但是老年高血压患者血压波动大,控制效果差。另外,老年患者多有危险因素和复杂的基础疾病,因而在遵循一般处理原则的同时,需格外注意以下几点:①降压不要太快,尤其是对于体质较弱者。②脏器的低灌注对老年患者的危害更大,建议血压控制目标为收缩压降至 20.0kPa(150mmHg),如能耐受可进一步降低。舒张压若<9.3kPa(70mmHg)可能产生不利影响。③大多数患者的药物初始剂量宜降低,注意药物不良反应。④常需要两种或更多药物控制血压。由于尼卡地平具有脏器保护功能的优势,对于老年人高血压急症,建议优先使用。⑤注意原有的和药物治疗后出现的直立性低血压。

2.肾功能不全患者　治疗原则为在强效控制血压的同时,避免对肾功能的进一步损害,通常需要联合用药,根据患者的具体情况选择合适的降压药物。血压一般以降至 20.0~21.3/12.0~13.3kPa(150~160/90~100mmHg)为宜,第 1h 使平均动脉压下降 10%,第 2h 下降 10%~15%,在 12h 内使平均动脉压下降约 25%。选用增加或不减少肾血流量的降压药,首选 ACEI 和血管紧张素 Ⅱ 受体拮抗药,常与钙通道阻滞药、小剂量利尿药、β 受体阻断药联合应用;避免使用有肾毒性的药物;经肾排泄或代谢的降压药,剂量应控制在常规用量的 1/3~1/2。病情稳定后建议长期联合使用降压药,将血压控制在<17.3/10.7kPa(130/80mmHg)。

六、常用于高血压急症的药物评价

高血压急症的降压治疗除了选择起效迅速、作用持续时间短、停药后作用消失较快、不良反应小的静脉用药外,为增强降压作用、减少不良反应、保护重要脏器血流,以及出于特殊人群的需要,常需联合使用口服降压药,并且在血压控制后逐步减少静脉用药,转而用口服降压药物长期维持治疗。选择药物时应充分权衡血压与组织灌注、心脏负荷、血管损害、出凝血等的关系,合理控制降压的幅度与速度,考虑各种降压药物的作用和不良反应。

临床上用于降低血压的药物主要分为钙通道阻滞药、ACEI、血管紧张素 Ⅱ 受体拮抗药、α 受体阻断药、β 受体阻断药、利尿药及其他降压药 7 类,其中,常用于高血压急症的静脉注射药物为:硝普钠、尼卡地平、乌拉地尔、二氮嗪、肼苯达嗪、拉贝洛尔、艾司洛尔、酚妥拉明等。其他药物则根据患者的具体情况酌情配合使用,如紧急处理时可选用硝酸甘油、卡托普利等舌下含服;ACEI、血管紧张素Ⅱ受体拮抗药对肾功能不全的患者有很好的肾保护作用;α受体阻断药可用于前列腺增生的患者;在预防卒中和改善左心室肥厚方面,血管紧张素Ⅱ受体拮抗药均优于β受体阻断药;心衰时需采用利尿药联合使用 ACEI、β受体阻断药、血管紧张素Ⅱ受体拮抗药等药物。

部分常用药物比较如下。

1. 硝普钠　能直接扩张动脉和静脉,降压作用迅速,停药后效果持续时间短,可用于各种高血压急症。但是由于快速降低血压的同时也带来一系列不良反应,从而使硝普钠在临床的应用具有一定的局限性。如其控制血压呈剂量依赖性,同时还可以降低脑血流量,增加颅内压;对心肌供血的影响可引起冠脉缺血,增加急性心肌梗死早期的死亡率。静脉滴注时需密切观察血压,以免过度降压,造成器官组织血流灌注不足。长期或大剂量应用时可导致血中氰化物蓄积中毒,引起急性精神病和甲状腺功能低下等。小儿、冠状动脉或脑血管供血不足、肝肾或甲状腺功能不全者禁用;代偿性高血压、动静脉并联、主动脉狭窄和孕妇禁用。高血压急症伴急性冠状动脉综合征、高血压脑病、急性脑血管病或严重肾功能不全者使用时应谨慎。

2. 尼卡地平　尼卡地平为二氢吡啶类钙通道阻滞药,是世界上第一个取得抗高血压适应证的钙通道阻滞药。尼卡地平主要扩张动脉,降低心脏后负荷,对椎动脉、冠状动脉、肾动脉和末梢小动脉的选择性远高于心肌,在降低血压的同时,能改善脑、心脏、肾的血流量,并对缺血心肌具有保护作用。另外,它还具有利尿作用,也不影响肺部的气体交换。基于以上机制,尼卡地平在治疗高血压急症时具有以下特点:降压作用起效迅速、效果显著、血压控制过程平稳、血压波动性小;能有效保护靶器官;不易引起血压的过度降低,用量调节简单、方便;不良反应少且症状轻微,停药后不易出现反跳,长期用药也不会产生耐药性,安全性很好。与硝普钠相比降压效果上近似,而其安全性及对靶器官的保护作用明显优于硝普钠,因而尼卡地平不仅是治疗高血压的一线药物,也是急诊科在处理大多数高血压急症的理想选择。

3. 乌拉地尔　选择性 α₁受体阻断药,具有外周和中枢双重降压作用,起效快,效果显著,不影响心率,无反跳现象,对嗜铬细胞瘤引起的高血压危象有特效。暂不提倡与 ACEI 类药物合用;主动脉峡部狭窄、哺乳期妇女禁用;妊娠妇女仅在绝对必要的情况下方可使用;老年患者需慎用,初始剂量宜小,在脏器供血维持方面欠佳。

4. 拉贝洛尔　对 α₁和β受体均有阻断作用,能减慢心率,减少心排血量,减小外周血管阻力。其降压作用温和,效果持续时间较长。特别适用于妊娠高血压。充血性心力衰竭、房室传导阻滞、心率过缓或心源性休克、肺气肿、支气管哮喘、脑出血禁用;肝、肾功能不全、甲状腺功能低下等慎用。

5. 艾司洛尔　选择性 β₁受体阻断药,起效快,作用时间短。能减慢心率,减少心排血量,降低血压,特别是收缩压。支气管哮喘、严重慢性阻塞性肺病、窦性心动过缓、二至三度房室传导阻滞、难治性心功能不全、心源性休克及对本品过敏者禁用。

第五节　心绞痛

心绞痛是心肌血氧供求不平衡所致,以心前区发作性疼痛、憋闷或不适为主要表现的临床综合征。这是冠心病的常见类型,但也见于重度主动脉瓣病变(狭窄或关闭不全)、肥厚性心肌病、二尖瓣脱垂等。

心肌耗氧量增加和(或)心肌供血减少是心绞痛发作的主要发病机制。临床上常用心率和收缩压的乘积作为估计心肌耗氧量的指标,而心肌的血供则取决于冠状动脉狭窄的程度,有无冠状动脉痉挛参与,以及侧支循环的多少等因素。各种易患因素导致血管内膜损伤、前列环素(PGI_2)生成减少和脂质渗入与沉积常是动脉粥样硬化发生的始动机制,血小板随之黏附、聚集于局部,释出血栓素 A_2(TxA_2),则明显使病变加速、病情加重。心绞痛发作与 TxA_2/PGI_2 比值失调密切相关。冠状动脉 α 受体兴奋性增高,平滑肌细胞内 Ca^{2+} 浓度增加即是冠状动脉痉挛的主要机制。

心绞痛发作乃由于心肌无氧代谢产物刺激心脏内传入神经末梢,并常传播到相同脊髓段的皮肤浅表神经,引起不同程度的痛觉和相应的放射。心肌急性或严重血氧供求失衡,也导致心电生理和心泵功能的异常变化。

一、诊断

(一)临床表现特点

1. 典型心绞痛发作的特点

(1)胸骨后或心前区发作性疼痛、憋闷或不适,可放射至左肩、左上肢、右肩、颈部、背部、下颌部、牙齿、咽喉部、舌头、鼻、耳垂、乳突、上腹部等。

(2)发作频率不定,随病情轻重而异。发作持续时间多在 1~5min 内,但少数严重患者可持续较长时间。

(3)多发生于劳累、情绪激动、饱餐、受冷等情况,但也有发生于平卧位等休息情况。

(4)休息或舌下含服硝酸甘油数分钟常可缓解。但病情重笃者常需进一步积极治疗方能控制。

2. 体检 多无特殊体征,部分患者特别是在心绞痛发作时,可出现以下体征。

(1)心率加快、血压升高。

(2)第三和(或)第四心音。应注意患者心功能情况。

(3)心尖区收缩期杂音,多提示乳头肌功能不全。

(4)心律失常,以室性早搏较常见。

(二)实验室检查及其他辅助检查特点

1. 心电图检查

(1)平静心电图:呈现 ST 段下移,T 波倒置。由于冠状动脉具有较大储备力,其血流量要减少到 30%~60%,平静心电图才有明确变化,故 1/2~2/3 的患者在平静时心电图正常。异常者也以心绞痛发作时的动态改变意义较大。

(2)运动负荷试验:包括双倍二级梯运动试验、活动平板运动试验及踏车运动试验,敏感性高,但仍有一定的假阳性(特别是在非易患人群和 40~60 岁年龄组的女性中更易出现)、假阴性(多见于自发性心绞痛患者),在判断时除应注意结合临床情况(如有无心绞痛发作、心率及收缩压降低等),注意 ST 段、T 波的缺血性变化外,尚宜注意运动前后 R 波振幅、室间隔 Q

波、U 波及室内阻滞等资料的综合分析,以提高检查的敏感性和特异性。

(3)动态心电图(Holter 监测):可以随身佩带磁带式记录器对患者进行 24h 连续心电图检查,从而了解心电图异常的频率、规律及其症状、诱因的关系。但从动态心电图上判断 ST—T 变化应该慎重,因为在日常活动情况下易受一些非缺血性因素(如过度换气,心脏位置变化等)影响。

2.超声心动图检查　可见室壁节段性运动减弱,与正常心肌段相比较,呈现鲜明对比("阶梯征"),这在心绞痛发作或运动负荷试验时有较高阳性率。

3.放射性同位素检查

(1)运动负荷^{201}Tl 或^{99m}Tc 标记甲氧基异丁基异腈(^{99m}Tc—MIBI)心肌灌注显像:心肌内^{201}Tl 的分布与冠状动脉血流密切相关,如有心肌缺血存在,即可见血流的不均匀分布与摄取缺损("冷区"),平静时心肌灌注显像检出率低,"冷区"主要见于心肌梗死后的瘢痕部位,运动负荷即能明显地提示冠状动脉供血不足的心肌部位而大大提高检出率,比单纯运动负荷试验心电图检查为优。

(2)"首次通过"放射性核素心血管造影(FPRA)及门电路心脏血池显像(GCBPI):冠心病患者由于区域性心肌灌注减低,从而产生左心室壁节段性缺血和运动异常,同时引起左心室射血分数(EF)下降,运动试验时 EF 不增加或反而降低。方法较简便,需时较短,花费也较小,且能同时提供左心室功能的资料,若与^{201}Tl 心肌灌注显像三者联合应用,可检出大多数冠心病患者。

4.冠状动脉造影　不能直接反映胸痛是否为心绞痛,但可以了解冠状动脉狭窄或阻塞性病变的程度、分布范围及侧支循环建立情况,明确一些少见的情况(如冠状动脉起源畸形、冠状动静脉瘘、冠状动脉的夹层血肿等),从而对冠心病具有直接确诊的意义。对于病变较轻或小冠状动脉病变,则造影常不能显示。

5.心肌活检　有助于诊断小冠状动脉病(指冠状动脉分支直径小于 1mm 的血管,这些血管供应窦房结、房室结、希氏束、乳头肌以及大冠状动脉营养血管,且行经心房肌和心室肌的全层,并构成正常的动、静脉的吻合支。小冠状动脉病变时可发生心绞痛和冠心病的各类型表现,大多预后良好,少数预后较差),也有助于心肌硬化型冠心病(缺血性心肌病)与其他心肌病的鉴别。

(三)鉴别诊断

心绞痛发作呈典型表现者,诊断常不难确立,但对不典型者应除外以下情况。

1.胸壁病变　如肋软骨炎,疼痛表浅在胸壁,且局部有肿起、压痛。

2.纵隔病变　如食管裂孔疝,疼痛与进食有关,多发生于饱餐后平卧时,作卧位的胃肠钡餐检查可明确诊断。

3.心脏神经症　如 β 受体高敏综合征,普萘洛尔(心得安)常有比较好的诊断和治疗作用。

依据患者的年龄(40 岁以上)、易患因素、必要的心脏检查(体检及辅助检查),常可除外非冠状动脉病变(如主动脉瓣病变、肥厚型心肌病和二尖瓣脱垂等)引起的心绞痛。对剧烈和(或)持续较长的心绞痛患者,应注意心电图监测和血清酶学检查,与急性心肌梗死鉴别。

二、分型

由于心绞痛发作的机制不同,取决的因素各异,临床上依据患者发作的诱因、发作的程度和规律作出分型,但目前尚无统一意见,长期习用的国际分型还是十分可取的,因为这种分型较能代表着各自的病理基础和临床表现特点,对指导治疗和评价预后有着明确的临床意义。

（一）稳定型心绞痛

它指普通常见的由体力劳动或其他增加心肌耗氧量的因素（如情绪激动、饱餐等）可诱发的心绞痛。其发作的程度和规律在3个月内基本相仿,即发作和心肌耗氧量的增加有固定关系。患者冠状动脉病变相对较轻和（或）有较良好的侧支循环,病情相对较稳定,发展较慢,部分可转变为不稳定型。

（二）不稳定型心绞痛

1. 初发型心绞痛　指过去未发生过或近数月未发作过心绞痛的患者,在最近1个月内出现的心绞痛。

2. 恶化型心绞痛　指原有的慢性劳力型心绞痛发作的程度和规律在最近3个月内突然加重或加速发展。

3. 卧位型心绞痛　指平卧1h以上发生的心绞痛。患者有较长的劳力性心绞痛病史和（或）不同程度的心脏扩大,心绞痛发作前常有心率、血压增加,部分患者肺毛细血管楔嵌压正常,即使稍有增高,也不超过2.4kPa(18mmHg),心排血量增加,也有部分患者肺毛细血管楔嵌压急剧升高超过正常范围,少数可超过2.4kPa(18mmHg)而呈现肺瘀血,严重者出现肺水肿。胸痛、胸闷常较剧烈且持续时间长而需坐起甚或站立,此与平卧位回心血量增加、心室壁张力增加有关,但也可能提示患者有潜在以至明显的心功能不全。

4. 梗死后心绞痛　指急性心肌梗死后1周～3个月内发生的心绞痛,提示另一支冠状动脉的病变在发生、发展。

不稳定型心绞痛是介于慢性稳定型心绞痛和急性心肌梗死之间的一个临床综合征,为一种暂时状态,可转变为稳定型,也可随症状消失而自然缓解,20%～40%可演变为急性心肌梗死,也有猝死于室性心律失常者。由于不稳定型心绞痛患者的冠状动脉病变发展较快或较严重,而又未能建立较好的侧支循环,故本病有不可预料性特征。研究证明,当患者心绞痛发作时,流经心肌的TxA$_2$明显增加,从而可导致狭窄的冠状动脉部位发生进一步痉挛和（或）一过性血小板聚集"填塞",如不及时消除,则最终发展至心肌梗死。对此型心绞痛患者冠状动脉造影时,常发现可能是构成病变加速发展的新鲜血栓的形成。

（三）变异型心绞痛

1959年,Prinzmetal等描述的一种自发性心绞痛,冠状动脉痉挛为发病的主要机制。其临床特点如下。

1. 自发性　休息时发作,发作不伴心肌耗氧增加。

2. 恒时性　常在一日的下半夜或清晨或其他固定时间发作。

3. 透壁性　发作主要是冠状动脉大支痉挛,引起相应区域的整个心室壁厚度急性心肌缺血,故发作时心电图某些导联出现ST段抬高。此时需除外急性心肌梗死,并与急性心包炎、室壁瘤、心室肥厚及早期复极综合征等鉴别。若患者平静心电图检查原有 ST 段下移、T 波倒置,则发作时检查常示 ST 段、T 波恢复"正常"("伪善"),故诊断时应前后对照,心绞痛发作缓解后 ST 段、T 波常迅速恢复至发作前平静心电图图型。

4.扩冠性　治疗用药主要以硝酸酯类、钙通道阻滞剂等扩张冠状动脉,改善心肌供血,不宜单独应用或慎用 β 受体阻滞剂,以免增加 α 受体的兴奋性,加重血管痉挛。

三、治疗

治疗包括终止和预防心绞痛发作、病因治疗及消除总缺血负荷。心绞痛发作频繁剧烈或持续时间较长,特别是不稳定型心绞痛患者应住院观察及积极治疗。

(一)一般治疗

1.给予合理饮食、合理作息的指导如低动物脂肪、低胆固醇饮食,应戒烟,肥胖患者应限制热量摄入,并适当增加活动量以减轻体重,避免过劳、精神;紧张,给予解释和安慰,消除恐惧心理等。重症者应卧床休息。

2.检出和治疗易患因素对高血压患者应积极治疗,适当应用降压药,力求血压平稳于合理水平。对高血脂、高胆固醇血症患者应用降胆固醇、降血脂药物。糖尿病应积极控制。

3.防治各种可能诱发和加重心绞痛发作的疾病如贫血、甲状腺功能亢进、心衰和心律失常等。

(二)抗心绞痛药物

由于不同患者发病机制不一,对药物的敏感性和耐受量各异,故选择药物和给予剂量均应个别化,因人而异和酌情调节。为了求得最佳有效剂量而又避免不良反应,可考虑联合用药,特别是混合型心绞痛患者(既有耗氧增加,也有供血不足)和病情较重者,但需注意各药的不良反应和配伍禁忌。

1.扩张冠状动脉,改善心肌供血药物

(1)硝酸酯类:扩张冠状动脉及其侧支循环;扩张周围血管(对静脉作用大于动脉),减少回心血量,从而降低心肌耗氧量。是防治心绞痛发作的基础药物,目前常用的有硝酸甘油和硝酸异山梨酯。

①硝酸甘油:有多种剂型,用于终止发作的有舌下含服的片剂及雾化吸入的气雾剂,作用快速,0.3～0.6mg,舌下给药,1～2min 即可奏效,作用持续 30min。用于预防发作的有硝酸甘油缓释膜或 1%～2% 硝酸甘油软膏,贴或涂于皮肤上使之逐步吸收,作用可持续 6～8h 甚或 12h。用于频繁发作或严重心绞痛者可用硝酸甘油注射液,以 10～25mg,溶于 5% 葡萄糖液 500mL 中,从 4 滴/min 开始进行静脉滴注,每 5min 观察心率和血压情况,如无明显变化则增加 4 滴,至能有效控制病情则用维持量,一般不超过 200μg/min。不良反应有头胀、头痛、头晕、心率增快,个别可引起血压下降甚或虚脱,对伴有低血容量的患者尤应注意。青光眼患者等禁用。

②硝酸异山梨酯(消心痛):每次 5～10mg,舌下含服,可于 2～3min 内终止发作,持续 2h。5～20mg,口服,30min 内起效,持续 4～5h,常用于预防发作。不良反应除与硝酸甘油的不良反应相似外,尚有恶心、上腹不适等胃肠道症状,减量后则自行消失。

③单硝酸异山梨酯(异乐定):作用及不良反应与硝酸异山梨酯相似,每次 20mg,每日 2～

3 次。长效制剂为每次 40～50mg,每日 1 次。

(2)钙通道阻滞剂:拮抗 Ca^{2+} 进入细胞,故可扩张冠状动脉大支及小动脉,也可扩张循环中的小动脉,降低周围血管阻力。增加冠状动脉血流量的作用较硝酸甘油强而持久,故常用于防治变异型心绞痛。目前常用的有硝苯地平、地尔硫草(硫氮草酮)和维拉帕米。

①硝苯地平:扩张血管作用强,有降血压作用,为目前常用的降压药,故有血压过高或偏高的心绞痛患者尤为适用,而血压偏低者则应慎用。对有心室功能不良者可减轻左室舒张末压,改善舒张期功能。舌下含服亦常能迅速终止发作,但多用于口服,每次 10～20mg,每日 3～4 次。孕妇禁用。

②地尔硫草:无增快心率的作用,甚至可减慢心率和抑制房室传导功能。每次 30～60mg,每日 3～4 次,口服。

③维拉帕米:因其对 Ca^{2+} 进入心肌的抑制较明显,减慢房室结的传导,偶可引起心衰,而扩张小动脉的作用并不比上两种药物优越,常用于心率偏快、合并心房颤动、室上性心动过速又无心衰的患者。每次 40～80mg,每日 3～4 次,口服;长效制剂为 120～240mg,1 次顿服。

2.减慢心率、降低心肌耗氧药物

β受体阻滞剂:通过减慢心率,减弱心肌收缩强度,从而减少心肌耗氧,增加运动耐量,使心绞痛得到缓解。适用于劳力型心绞痛;而自发型心绞痛,即不论其为变异型心绞痛,还是卧位型心绞痛,均应慎用,以免其加重冠状动脉痉挛或诱发心功能不全。目前常用的制剂如下。

(1)普萘洛尔:为非选择性 β受体阻滞剂,对 $β_1$ 和 $β_2$ 受体均有阻滞作用,无内在拟交感活性,对心脏有较明显的抑制作用。除治疗心绞痛外,还常用于高血压和快速型心律失常的患者。由于个体的吸收、血液白蛋白结合和肝内代谢率的不同,故剂量个体差异甚大,宜从小剂量开始,按反应逐步增大至获效,一般每次 10～40mg,每日 3～4 次。本药有抑制心肌收缩、抑制房室传导、增加呼吸系统阻力、促使支气管痉挛的作用,故心衰、房室传导阻滞、支气管哮喘或阻塞性肺气肿者应予禁用。

(2)纳多洛尔(萘羟心安):也是一种非选择性 β受体阻滞剂,但作用时间较长,用药每日 1 次(40～320mg),简便有效,且对心肌的抑制作用较弱而较为安全。

(3)美托洛尔(甲氧乙心安、美多心安):为 $β_1$ 受体选择性阻滞剂,亦无内在拟交感活性,在治疗剂量范围内一般不易引起支气管痉挛或其他区受体阻滞的不良反应,但应注意个体敏感性的差异。每次 50～100mg,每日 1～3 次,口服。

(4)阿替洛尔(氨酰心安):作用同美托洛尔,每次 25～100mg,每日 2 次,口服。

3.血栓防治制剂　血小板局部的黏附聚集、高凝状态和血栓形成在冠心病心绞痛的发生、发展病程中起着十分重要的作用。冠状动脉内膜损伤、痉挛和血小板激活之间相互作用可导致冠状动脉血栓形成。在多数情况下,动脉粥样硬化病变是自幼年开始的一种缓慢发展过程,但一旦伴有血栓形成则常迅速发展,斑块上血栓形成可能和局部纤溶系统[如抗凝血酶Ⅲ(AT－Ⅲ)]缺陷有关,在血栓形成过程中,由于凝血酶的催化反应,最终使可溶性纤维蛋白原转化为不溶性纤维蛋白,由纤维蛋白单体聚合成一种复杂的网状组织,后者网罗血液成分而形成血栓。故对冠心病患者,特别是心绞痛发作频剧者,应不同层次地选择有关药物防止

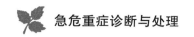

血栓形成及病变发展。

(1)抗血小板药物:常用的有阿司匹林、银杏黄酮制剂、噻氯匹定(抵克力得)和双嘧达莫(潘生丁)。

阿司匹林:目前多数认为小剂量阿司匹林(每日 50～300mg)可降低血小板集聚度,降低 TxA_2/PGI_2 比值,但如剂量增大则可明显地同时抑制 PGI_2 的产生,后果适得其反。长期用药有可能对胃黏膜产生刺激和损伤,甚或引起胃出血,故最好用肠溶性阿司匹林。

噻氯匹定:通过抑制纤维蛋白原与血小板膜的腺苷二磷酸(ADP)依赖性结合,有效地抑制血小板聚集和血小板因子释放。每次 0.25g,每日 1 次,口服。

银杏黄酮制剂:具有抗血小板聚集和防止血栓形成的作用,并可抑制细胞脂质过氧化反应,保护局部缺血的心肌。国内常用的有银杏叶制剂(天保宁),每次 40～80mg,每日 3 次,口服。

双嘧达莫:本药可扩张冠状动脉,改善心肌供血,但目前临床应用主要考虑其能延长血小板寿命,抑制血小板凝集,若与阿司匹林合用则更有协同作用。每次 25～50mg,每日 3 次,口服。少数患者服后可有头痛、头晕、胃肠道反应等。

(2)抗凝药物:可静脉滴注右旋糖酐 40,每日给予 500mL,有抗凝血作用。对症状明显和频发的心绞痛患者,有学者主张及早应用肝素,皮下注射或静脉注射,临床随机试验表明可明显降低急性心肌梗死的发生率,一般可用 100～200mg,加入 1000mL 液体中缓慢静脉滴注,根据凝血时间(试管法)调整用药时间及浓度,治疗要求是使凝血时间维持在 15～30min 之内。

(3)溶栓药物:能溶解已形成的血栓,改善冠状动脉循环,增加心肌血供,对新鲜血栓效果较好。有报道在一组大量的不稳定型心绞痛患者冠状动脉造影资料中,发现 1.3% 有血栓形成,但实际上发生率要高得多,一部分患者可因此一直持续至发生心肌梗死。故有学者主张对一些经上述疗法无效的心绞痛患者采取溶栓疗法,以终止病情的进一步恶化。目前常用的药物有链激酶、尿激酶,用法当以小剂量静脉滴注为宜,如尿激酶,每日 2 万 U,10～20d 为一疗程,链激酶有抗原性,用前应皮试和静脉注射地塞米松,用药期间要注意出血倾向。

(三)降脂药

降低血总胆固醇(尤其是低密度脂蛋白胆固醇)对延缓动脉粥样斑块的进展或使斑块消退、降低心脏事件和病死率起重要作用。根据多中心研究结果,心肌梗死后如血总胆固醇高于 5.2mmol/L,就应长期服用降脂药。临床常用他丁类,如辛伐他丁,每次 5～10mg,每日 1 次,或普伐他丁,每次 10mg,每日 1 次,晚上服用。

(四)辅助治疗

1.体外反搏治疗 为一种无创性治疗方法,可提高患者冠状动脉灌注压,改善心肌缺血、缺氧的辅助循环,有利于患者症状、心电图异常和血液流变学的改善,以及侧支循环的开放。具体做法是在肢体外及臀部套上气囊,通过微机化控制,当心脏舒张时气囊充气,加压于肢体及臀部,压迫血反流回主动脉,使主动脉内舒张压增高;当心脏收缩时气囊放气,肢体及臀部外压力迅速解除,该部位的血管随之开放,接纳从主动脉流出的血液,使收缩压下降,从而减轻心脏后负荷。禁忌证为:①严重主动脉瓣关闭不全。②肺栓塞或四肢静脉血栓形成。③活动性脑出血。④血压超过 24.0/16.0kPa(180/120mmHg)。

2.高压氧治疗　提高血氧含量和血氧分压,使血氧弥散增加,从而改善心肌缺氧状态。

(五)介入治疗

1.经皮腔内冠状动脉成形术(PTCA)　冠状动脉狭窄及阻塞性病变是粥样斑块形成和(或)血栓性物质所致,可被加压球囊压缩至血管壁周围,使管腔通畅。其中以药物不能控制的心绞痛,近端孤立型、单支非钙化性病变,冠状动脉狭窄而未完全阻塞,但左心室功能尚好的患者为最佳适应证。成功率高达 85%～95%。且对患者创伤小,术后如再狭窄,可多次重复施行,并可安置冠状动脉内支架。

2.冠状动脉内膜切除术　包括定向冠状动脉内膜旋切术和经皮腔内旋磨术等。前者为用旋切刀将血管内壁斑块从血管壁上分离下来,并将切除下来的组织带出体外;后者为利用宝石晶体的圆头,快速旋转切除血管内的狭窄组织。尤其适用于偏心、血管开口处的病变。

3.激光治疗

(1)激光血管成形术:激光对冠状动脉内导致狭窄以至完全阻塞的物质(血栓或有钙化的斑块)有气化清除作用。

(2)心肌血运重建术:应用高速激光将左心室打成许多直径为几微米的孔道(无血液渗出),其后这些孔道保持通畅并内皮化,从而改善心肌供血。据报道疗效非常满意,原活动度减弱的心室壁的活动恢复正常。

(六)主动脉－冠状动脉旁路手术

采用患者大隐静脉或乳内动脉等移植至主动脉和冠状动脉之间,以增加狭窄或阻塞段冠状动脉远端的血流,改善心肌供血,从而缓解心绞痛,改善心肌功能,减少心肌梗死和猝死的发生。尤适合于合并心绞痛的心室壁瘤切除术、瓣膜置换术、冠状动脉主干病变和弥漫性病变者。

对心绞痛患者的治疗不仅要积极终止发作,还应着力于消除总缺血负荷(指所有心肌缺血发作的总和,无论其是否伴有症状)。现有资料表明,心绞痛的严重程度和心绞痛的有效控制未能影响冠心病患者的远期预后,总缺血负荷与预后密切相关。当无症状心肌缺血发作时间较长,且较严重时,同样有可能发展为心肌梗死,或引起猝死。

第六节　急性心肌梗死

急性心肌梗死是在冠状动脉病变的基础上,冠状动脉血供急剧减少或中断,使相应的心肌发生严重而持久的急性缺血,导致的心肌细胞坏死。临床表现为持久的胸骨后剧烈疼痛、发热、白细胞计数和血清心肌坏死标志物增高以及心电图进行性改变,可发生心律失常:休克、心力衰竭和猝死,属急性冠状动脉综合征的严重类型。

一、病因和发病机制

基本病因是冠状动脉粥样硬化,导致一支或多支冠状动脉管腔狭窄和心肌供血不足,而侧支循环尚未充分建立。在此基础上,在各种生理和病理因素的促发下,不稳定的粥样斑块破裂、出血,激活血小板和凝血系统,形成富含血小板的血栓或形成以纤维蛋白和红细胞为主的闭塞性血栓(红色血栓),从而造成冠状动脉血流明显减少或中断,使心肌发生严重而持久性的急性缺血达 30min 以上,即可发生心肌梗死。

促使粥样斑块破裂出血及血栓形成的诱因如下。

1. 晨起 6～12 时交感神经活动增加,机体应激反应增强,心肌收缩力、心率、血压增高,冠状动脉张力增高。

2. 在饱餐特别是进食多量脂肪后,血脂增高、血黏度增高。

3. 重体力活动、情绪激动、血压剧增或用力大便时,使左心室负荷明显加重。

4. 休克、脱水、出血、严重心律失常或外科手术,致心排血量骤降,冠状动脉灌注锐减。急性心肌梗死可发生在频发心绞痛的患者,也可发生在从无症状者。急性心肌梗死后发生的严重心律失常、休克或心力衰竭,均可使冠状动脉灌流量进一步减少,心肌坏死范围扩大。

二、病理变化

（一）冠状动脉病变

绝大多数急性心肌梗死患者冠状动脉内可在粥样斑块的基础上有血栓形成,使管腔闭塞,而由冠状动脉痉挛引起管腔闭塞者,个别可无严重粥样硬化病变。

1. 左冠状动脉前降支闭塞,引起左心室前壁、心尖部、下侧壁、前间壁和二尖瓣前乳头肌梗死。

2. 右冠状动脉闭塞,引起左心室膈面(右冠状动脉占优势时)、后间壁和右心室梗死,并可累及窦房结和房室结。

3. 左冠状动脉回旋支闭塞,引起左心室高侧壁、膈面(左冠状动脉占优势时)和左心房梗死,可累及房室结。

4. 左冠状动脉主干闭塞,引起左心室广泛梗死。

（二）心肌病变

1. 坏死心肌　冠状动脉闭塞后 20～30min,局部心肌即有少数坏死。1～2h 绝大部分心肌呈凝固性坏死,心肌间质充血、水肿,伴有多量炎症细胞浸润。以后,坏死的心肌纤维逐渐溶解,形成肌溶灶,随后逐渐有肉芽组织形成。大面积心肌梗死累及心室壁全层或大部分者常见,心电图上相继出现 ST 段抬高、T 波倒置和 Q 波,称为 Q 波性心肌梗死(透壁性心肌梗死)。可累及心包而致心包炎症,累及心内膜而致心腔内附壁血栓。当冠状动脉闭塞不完全或自行再通形成小面积心肌梗死呈灶性分布,急性期心电图上仍有 ST 段抬高,但不出现 Q 波的称为非 Q 波性心肌梗死,较少见。缺血坏死仅累及心肌壁的内层,不到心肌壁厚度的一半,伴有 ST 段压低或 T 波变化,心肌坏死标志物增高者过去称为心内膜下心肌梗死,现已归类为非 ST 段抬高心肌梗死。在心腔内压力作用下,坏死心肌向外膨出,可产生心脏破裂,心室游离壁破裂则形成心脏压塞或逐渐形成室壁瘤;室间壁破裂则形成室间隔穿孔;乳头肌断裂则造成二尖瓣反流。坏死组织 1～2 周后开始吸收,并逐渐纤维化,6～8 周形成瘢痕而愈合,称为陈旧性心肌梗死。

2. 顿抑心肌　指梗死心肌周围急性严重缺血或冠状动脉再灌注后尚未发生坏死的心肌,

虽已恢复血供,但引起的心肌结构、代谢和功能的改变,需要数小时、数天乃至数周才能恢复。某些心肌梗死患者,恢复期出现左心室功能进行性改善,可能与梗死周围濒死的顿抑心肌功能逐渐恢复有关。

3.冬眠心肌　指慢性持久的缺血心肌,其代谢需氧量亦随之减少而保持低水平,维持脆弱的心肌代谢平衡,即维持在功能的最低状态。一般认为,这是心肌的一种保护性机制,一旦供血改善则心肌功能可完全恢复。

三、病理生理

1.心功能改变　急性心肌梗死,尤其透壁性心肌梗死发生后,常伴有不同程度的左心功能舒张和收缩功能障碍和血流动力学的改变,主要包括心脏收缩力减弱,室壁顺应性减低,心肌收缩不协调,致泵衰竭。前向衰竭者,导致每搏量和心排血量下降,出现低血压或休克;后向衰竭者,左心室射血分数减低,左心室舒张末压增高,左心室舒张期和收缩末期容量增加,导致肺瘀血、肺水肿。

2.心律失常　急性心肌缺血可导致细胞膜电学不稳定,引起严重心律失常,甚至心室颤动而猝死。

3.右心室梗死　在心肌梗死患者中少见,其主要病理生理改变是急性右心衰竭的血流动力学变化,右心房压力增高,高于左心室舒张末压,心排血量减低,血压下降。

四、临床表现

与心肌梗死面积的大小、部位、侧支循环情况有关。

（一）前驱症状

50％～81.2％的患者在发病前数日有乏力、胸部不适、心悸、烦躁、心绞痛等前驱症状,其中,以不稳定型心绞痛为突出。心绞痛发作较以往频繁、性质加剧、持续时间长、硝酸甘油疗效差。疼痛时伴有恶心、呕吐、大汗和心动过缓,或伴有心功能不全、严重心律失常、血压大幅度波动等,同时心电图有 ST 段明显抬高或减低、T 波倒置或增高等。

（二）症状

1.疼痛　这是最早出现的症状,多发生于清晨,疼痛部位和性质与心绞痛相同,但多无明显诱因,且常发生于安静时,程度较重,持续时间较长,可达数小时或数天,休息和含用硝酸甘油均不能缓解。患者常烦躁不安、出汗、恐惧或有濒死感,少数患者无疼痛,尤其老年人、糖尿病患者,一开始即表现为休克或急性心力衰竭。部分患者疼痛不典型,表现为上腹痛、颈部痛、背部上方痛、肢体痛等。

2.全身症状　有发热、心动过速、白细胞增高和红细胞沉降率增快等,由坏死物质吸收引起。一般在发病后 24～48h 出现,程度与梗死范围成正相关,体温一般在 38℃左右,持续 1 周。

3.胃肠道症状　多见于下壁心肌梗死,尤其在发病早期及疼痛剧烈时,表现为频繁恶心、呕吐和上腹部胀痛,与迷走神经张力增高或组织灌注不足有关。

4.心律失常　见于 75％～90％的患者,多发生在起病 1～2d,而以 24h 内最多见。各种心律失常中以室性心律失常最多,尤其是室性期前收缩,它可以频发（每分钟 5 次以上）、成对出现或呈短阵、多源性室性心动过速或 R on T 型,常为心室颤动先兆。心室颤动是急性心肌梗死早期,特别是入院前主要的死因。下壁梗死多见房室传导阻滞,前壁梗死常易发生室性心律失常及室内束支传导阻滞。如发生房室传导阻滞,则表示病变范围广泛,病情严重。

5.低血压和休克 疼痛剧烈时血压下降和血容量不足时血压降低均未必是休克,纠正以上情况后收缩压仍然低于 10.7kPa(80mmHg),有烦躁不安、面色苍白、皮肤湿冷、脉搏细速、大汗淋漓、尿量减少(<20mL/h)、神志反应迟钝甚至晕厥者,则为休克表现。休克多在病后数小时至 1 周内发生,主要为心源性(心肌梗死面积>40%以上),其次有血容量不足或神经反射引起的周围血管扩张等因素参与。

6.心力衰竭 主要是急性左侧心力衰竭,可在起病最初几天内发生,或在疼痛、休克好转阶段出现,为梗死后心脏收缩力显著减弱或不协调所致,发生率为 32%～48%。出现呼吸困难、咳嗽、发绀、烦躁等症状,严重者可发生肺水肿,后期也可出现右侧心力衰竭。右心室梗死可在病初即出现右侧心力衰竭表现,并伴有血压下降。

急性心肌梗死引起的心力衰竭称为泵衰竭,按 Killip 分级法分为:Ⅰ级,尚无明显心力衰竭;Ⅱ级,有左侧心力衰竭,肺部啰音<50%肺野;Ⅲ级,有急性肺水肿,全肺大、小、干、湿啰音;Ⅳ级,有心源性休克,伴有或不伴有急性肺水肿。

(三)体征

1.心脏体征 心脏浊音界可正常也可轻度至中度增大;心率多增快,少数也可减慢;心尖部第一心音减弱;可出现第四心音(心房性)奔马律,心功能不全时常出现第三心音(心室性)奔马律;10%～20%的患者在病后第 2～3d 出现心包摩擦音,为纤维素性心包炎所致;心尖部可出现粗糙的收缩期杂音或伴有收缩中晚期喀喇音,为二尖瓣乳头肌功能失调或断裂所致。可有各种心律失常。

2.血压 除极早期有血压增高外,几乎所有患者血压均有所降低。

3.其他 可有与心律失常、心力衰竭及休克相应的体征。

五、实验室及其他检查

(一)心电图

1.特征性改变 ST 段抬高心肌梗死者心电图特点:①ST 段抬高呈弓背向上型,在面向坏死区周围心肌损伤区的导联出现。②深而宽的 Q 波,在面向心肌坏死区的导联出现。③T 波倒置,在面向损伤区周围心肌缺血区的导联出现。

在背向梗死区的导联则出现相反的改变,即 R 波增高、ST 段压低和 T 波直立并增高。

非 ST 段抬高心肌梗死者心电图有 2 种类型:①无病理性 Q 波,有普遍性 ST 段压低≥0.1mV,但 aVR 导联(有时还有 V₁ 导联)ST 段抬高,或有对称性 T 波倒置,为心内膜下心肌梗死所致。②无病理性 Q 波,也无 ST 段变化,仅有 T 波倒置改变。

2.动态改变 ST 段抬高心肌梗死改变如下。

(1)超急性期改变:起病数小时内,可尚无异常或出现异常高大、两肢不对称的 T 波。

(2)急性期改变:起病数小时后,ST 段明显抬高,弓背向上,与直立的 T 波相连,形成单相曲线。数小时至 2d 出现病理性 Q 波,同时 R 波降低。Q 波在 3～4d 稳定不变。

（3）亚急性期改变：在早期不进行治疗干预，ST 段抬高持续数天至 2 周左右，逐渐回到基线水平，T 波则变为平坦、倒置。

（4）慢性期改变：数周至数月后，T 波呈 V 形倒置，两肢对称，波谷尖锐。T 波倒置可永久存在，也可在数月或数年内逐渐恢复。

非 ST 段抬高心肌梗死：上述的类型①先是 ST 段普遍压低（除 aVR 导联，有时 V_1 导联外），继而 T 波倒置加深呈对称性。ST－T 改变持续数日或数周后恢复。类型②T 波改变在 1～6 个月恢复。

3.定位诊断 可根据特征性的改变来判定（表 4－2）。

表 4－2 ST 段抬高心肌梗死的心电图定位诊断

导联	前间壁	局限前壁	前侧壁	广泛前壁	下壁	下间壁	下侧壁	高侧壁	正后壁
V_1	+			+		+			
V_2	+			+		+			
V_3	+	+		+		+			
V_4		+		+					
V_5		+	+				+		
V_6			+				+		
V_7			+				+		
V_8									+
aVR									+
aVL		±	±	±	−	−	−	+	
aVF					+	+	+	−	
I		±	±	±	−	−	−	+	
II					+	+	+	−	
III					+	+	+	−	

注：为"＋"正面改变，表示典型 ST 段抬高、Q 波及 T 波变化："－"为反面改变，表示 QRS 主波向上，ST 段压低及与"＋"部位的 T 波方向相反的 T 波；"±"为可能有正面改变。

（二）超声心动图

二维和 M 型超声心动图也有助于了解室壁运动、室壁瘤和左心室功能，尤其对心肌梗死的合并症如乳头肌断裂、室间隔穿孔、心室游离壁破裂、室壁瘤等诊断的敏感性与特异性都相当高。

（三）实验室检查

1.白细胞计数 升高至 $(10\sim20)\times10^9$/L，中性粒细胞增多，红细胞沉降率增快，C 反应蛋白增高，均可持续 1～3 周。

2.血清心肌坏死标志物测定

（1）肌红蛋白（Mb）起病后 2h 内升高，12h 内达高峰，24～48h 恢复正常。

（2）肌钙蛋白 I(cTnI)或 T(cTnT)起病 3～4h 后升高,cTnI 于 11～24h 达高峰,7～10d 降至正常;cTnT 于 24～48h 达高峰,10～14d 降至正常。这些心肌结构蛋白含量的增高是诊断心肌梗死的敏感指标。

（3）肌酸激酶同工酶 CK－MB 升高,起病后 4h 内增高,16～24h 达高峰,3～4d 恢复正常,其增高的程度能较准确地反映梗死的范围。其高峰出现时间是否提前有助于判断溶栓治疗是否成功。

肌红蛋白在急性心肌梗死后出现最早,也十分敏感,但特异性不很强。cTnI 和 cTnT 出现稍迟,而特异性很高,在症状出现后 6h 内测定为阴性则 6h 后应再复查,其缺点是持续时间长达 10～14d,对在此期间出现胸痛,判断是否有新的梗死不利。CK－MB 虽不如 cTnI、cTnT 敏感,但对早期(<4h)急性心肌梗死诊断有较重要价值。

六、诊断与鉴别诊断

根据典型的临床表现、心电图特征性的改变和动态演变及血清心肌坏死标志物测定,诊断本病并不困难。老年患者突然发生严重心律失常、休克、心力衰竭而原因未明,或突然发生较重而持久的胸闷或胸痛者,都应考虑本病可能。宜先按急性心肌梗死来处理,短期内进行心电图、血心肌坏死标志物测定等动态观察以确定诊断。对非 ST 段抬高心肌梗死,血肌钙蛋白测定的诊断价值更大。鉴别诊断要考虑以下一些疾病。

1. 心绞痛　胸痛性质及部位与心肌梗死相似,但程度较轻,持续时间较短,休息或含化硝酸甘油可迅速缓解,发作常有明显诱因,无发热、呼吸困难、休克、心力衰竭等表现,心电图改变为一过性,无 ST－T 演变,也无血清心肌坏死标志物变化。

2. 主动脉夹层动脉瘤　以剧烈的胸痛起病,类似急性心肌梗死。但疼痛一开始即达高峰,常放射至背、肋、腹、腰和下肢,两上肢血压、脉搏可有明显差别,少数有主动脉瓣关闭不全,可有下肢暂时性瘫痪或偏瘫,但无血清心肌坏死标志物升高。X 线检查示主动脉影明显增宽,CT 或磁共振主动脉断层显像以及超声心动图探测到主动脉夹层内的血液,可确立诊断。

3. 急性心包炎　尤其是急性非特异性心包炎可有较剧烈而持久的心前区疼痛。但心包炎的疼痛与发热同时出现,呼吸与咳嗽时加剧,早期即有心包摩擦音,疼痛和心包摩擦音在心包腔内出现渗液时均消失;全身症状一般不如心肌梗死严重;心电图除 aVR 导联外,其余导联均有 ST 段呈弓背向下的抬高,伴 T 波低平或倒置、QRS 波群低电压,但无异常 Q 波。

4. 急性肺动脉栓塞　可发生胸痛,常伴有咯血、呼吸困难和休克,并伴有右心室负荷急剧加重的表现,如肺动脉第二音亢进、颈静脉充盈、肝大以及特异性心电图改变等可资鉴别。

5. 急腹症　急性胰腺炎、消化性溃疡穿孔、急性胆囊炎、胆石症等,均有上腹部疼痛。仔细询问病史和进行体格检查,行血清心肌坏死标志物测定及心电图检查可协助鉴别。

七、并发症

1. 乳头肌功能失调或断裂　发生率可高达 40％～50％。乳头肌因缺血、坏死而致功能障碍,导致二尖瓣关闭不全,心尖部出现收缩中晚期喀喇音和吹风样收缩期杂音,可引起心力衰竭。轻者可以恢复,杂音也可消失;重者多发生在乳头肌断裂患者,常因下壁心肌梗死累及后乳头肌所致,心力衰竭严重,预后不佳。

2.心脏破裂　较少见,常在起病后 1 周内出现,多为心室游离壁破裂,造成心包积血、心脏压塞而猝死。也有心室间隔破裂而穿孔,在胸骨左缘 3~4 肋间出现Ⅱ级以上收缩期杂音,并伴有震颤,可引起心力衰竭和休克,可在起病数天至 2 周内死亡。

3.栓塞　发生率为 1%~6%,见于起病后 1~2 周,为左心室附壁血栓脱落所致,可引起脑、肾或四肢等动脉栓塞。由下肢静脉血栓部分脱落则产生肺栓塞。

4.心室膨胀瘤　主要见于左心室,发生率为 5%~20%。体格检查可有左侧心界扩大,心脏冲动范围较广,可有收缩期杂音,心音较低钝。心电图 ST 段持续抬高。超声心动图、放射性核素检查及心血管造影均可确诊。

5.梗死后综合征　发生率 10%。于心肌梗死后数周或数月出现,可反复发生,表现为心包炎、胸膜炎或肺炎,有发热、胸痛等症状,可能为机体对坏死物质的变态反应。

八、急诊处理

治疗原则:改善心肌供血,挽救濒死心肌,防止心肌梗死面积扩大,缩小心肌缺血范围,维护心脏功能,及时处理严重心律失常、泵衰竭和各种并发症,防止猝死。

(一)院前急救

流行病学调查发现,50% 的患者发病后 1h 内在院外猝死,死因主要是可救治的心律失常。因此,院前急救的基本任务是将急性心肌梗死患者安全、迅速地转送到医院,以便尽早开始再灌注治疗。重点是缩短患者就诊延误的时间和院前检查、处理、转运所用时间。

1.诊断评估

(1)测量生命体征。

(2)通过对疼痛部位、性质、持续时间、缓解方式、伴随症状的询问确定缺血性胸痛,查明心、肺、腹、血管等有无异常体征。

(3)描记 18 导联心电图。

(4)根据缺血性胸痛病史和心电图特点迅速进行简明的鉴别诊断、作出初步诊断。一旦确诊或可疑急性心肌梗死时应及时转送并给予紧急处理。

2.紧急处理及转运

(1)吸氧,嘱患者停止任何主动性活动和运动。

(2)迅速建立至少两条静脉通路。静脉点滴硝酸甘油或立即含服硝酸甘油 1 片,每 5min 可重复使用。

(3)镇静止痛:吗啡 5~10mg 皮下注射或哌替啶 50~100mg 肌内注射。

(4)口服水溶性阿司匹林或嚼服肠溶阿司匹林 300mg。

(5)持续监测心电、血压和血氧饱和度。除颤仪应随时处于备用状态。

(6)有频发、多源室性期前收缩或室性心动过速者,静脉注射利多卡因 50~100mg,5~10min 后可重复 1 次,必要时 10min 后可再重复 1 次,然后按 1~3mg/min 静脉滴注。有心动过缓者,如心率<50/min,可静脉注射阿托品 1mg,必要时每 3~5min 可重复使用,总量应<

2.5mg。

(7)对心搏骤停者,立即就地心肺复苏,待心律、血压、呼吸稳定后再转送入院。

(8)对有低血压、心动过速、休克或肺水肿体征者,可直接送至有条件进行冠状动脉血管重建术的医院。

(9)有条件可在救护车内进行静脉溶栓治疗。

(10)对于转诊途中可能发生的意外情况应向家属交代,并签署转诊同意书。

(二)ST段抬高或伴左束支传导阻滞的急性心肌梗死院内急诊处理

急诊医师应力争在10min内完成病史采集、临床检查、18导联心电图描记,尽快明确诊断,对病情作出基本评价并确定即刻处理方案;送检血常规、血型、凝血系列、血清心肌坏死标志物、血糖、电解质等;建立静脉通路,保持给药途径畅通。对有适应证的患者在就诊后90min内进行急诊经皮冠状动脉介入治疗(PCI)或30min内在急诊科或CCU开始静脉溶栓治疗。

1.监护和一般治疗 急性心肌梗死患者来院后应立即开始一般治疗,并与诊断同时进行,重点是监测和防治急性心肌梗死的不良事件或并发症。

(1)监测:持续心电、血压和血氧饱和度监测,及时发现和处理心律失常、血流动力学异常和低氧血症。必要时还可监测肺毛细血管楔压和静脉压。

(2)卧床休息:可降低心肌耗氧量,减少心肌损害。对血流动力学稳定且无并发症的患者一般卧床休息1～3d,对病情不稳定及高危患者卧床时间应适当延长。

(3)镇痛:剧烈胸痛使患者交感神经过度兴奋,产生心动过速、血压升高和心肌收缩功能增强,从而增加心肌耗氧量,并易诱发快速室性心律失常,应迅速给予有效镇痛。可给吗啡5～10mg皮下注射或哌替啶50～100mg肌内注射,必要时1～2h后再注射1次,以后每4～6h可重复。不良反应有恶心、呕吐、低血压和呼吸抑制。一旦出现呼吸抑制,可每隔3min静脉注射纳洛酮0.4mg(最多3次)以拮抗之。

(4)吸氧:持续鼻导管或面罩吸氧,有严重左侧心力衰竭、肺水肿和有机械并发症的患者,应加压给氧或气管插管行机械通气。

(5)硝酸甘油:以$10\mu g/min$开始静脉滴注,每5～10min增加5～10μg,直至症状缓解,血压正常者动脉收缩压降低1.3kPa(10mmHg)或高血压患者动脉收缩压降低4.0kPa(30mmHg)为有效剂量,最高剂量以不超过$100\mu g/min$为宜。在静脉滴注过程中如心率明显加快或收缩压≤12.0kPa(90mmHg),应减慢滴速或暂停使用。该药的禁忌证为急性心肌梗死合并低血压[收缩压≤12.0kPa(90mmHg)]或心动过速(心率>100/min),下壁梗死伴右心室梗死时即使无低血压也应慎用。急性心肌梗死早期通常给予硝酸甘油静脉滴注24～48h。也可静脉滴注二硝基异山梨酯。静脉用药后可使用二硝基异山梨酯或5-单硝山梨醇酯口服。

(6)抗血小板治疗:①阿司匹林,所有急性心肌梗死患者只要无禁忌证均应口服水溶性阿司匹林或嚼服肠溶阿司匹林300mg,1/d,3d后改为75～150mg,1/d,长期服用。②二磷酸腺苷受体(ADP)拮抗药:常用的有氯吡格雷和噻氯匹定,由于噻氯匹定导致粒细胞减少症和血小板减少症的发生率高于氯吡格雷,在患者不能应用氯吡格雷时再选用噻氯匹定替代。对于阿司匹林过敏或不能耐受的患者,可使用氯吡格雷替代,或与阿司匹林联合用于置入支架的冠心病患者。初始剂量 300mg 口服,维持量每日 75mg。循证医学显示对 ST 段抬高的急性心肌梗死患者,阿司匹林与氯吡格雷联用的效果优于单用阿司匹林。

2. 再灌注治疗　再灌注治疗可使闭塞的冠状动脉再通,心肌得到再灌注,挽救濒死的心肌,缩小梗死范围,改善心功能,降低死亡率,是一种积极的治疗措施。

(1)经皮冠状动脉介入(PCI)治疗:经皮冠状动脉介入治疗与溶栓治疗相比,梗死相关血管再通率高,再闭塞率低,缺血复发少,且出血(尤其脑出血)的危险性低,目前已被公认为首选的安全有效的恢复心肌再灌注的治疗手段。包括直接 PCI、转运 PCI 和补救性 PCI。

①直接 PCI:是指对所有发病 12h 以内的 ST 段抬高急性心肌梗死患者采用介入手段直接开通梗死相关动脉的方法。对于 ST 段抬高的急性心肌梗死患者直接 PCI 是最有效降低死亡率的治疗。

直接 PCI 适应证:a. 所有 ST 段抬高心肌梗死患者,发病 12h 以内,就诊—球囊扩张时间 90min 以内。b. 适合再灌注治疗而有溶栓治疗禁忌证者。c. 发病时间＞3h 的患者更趋首选 PCI。d. 心源性休克患者,年龄＜75 岁,心肌梗死发病＜36h,休克＜18h。e. 对年龄＞75 岁的心源性休克患者,如心肌梗死发病＜36h,休克＜18h,权衡利弊后可考虑 PCI。f. 发病 12～24h,仍有缺血证据,或有心功能障碍或血流动力学不稳定或严重心律失常者。应注意:a. 对发病 12h 以上无症状,血流动力学和心电稳定患者不推荐直接 PCI。b. 患者血流动力学稳定时,不推荐直接 PCI 干预非梗死相关动脉。c. 要由有经验者施术,以免延误时机。有心源性休克者宜先行主动脉内球囊反搏术,待血压稳定后再施行 PCI。

②转运 PCI:转运 PCI 是直接 PCI 的一种,主要适用于患者所处医院无行直接 PCI 的条件,而患者有溶栓治疗的禁忌证,或虽无溶栓治疗的禁忌证但发病已＞3h,＜12h,尤其为较大范围心肌梗死和(或)血流动力学不稳定的患者。

③补救性 PCI:是指溶栓失败后梗死相关动脉仍处于闭塞状态,而针对梗死相关动脉所行的 PCI。溶栓剂输入后 45～60min 的患者,胸痛无缓解和心电图 ST 段无回落临床提示溶栓失败。

补救性 PCI 适应证:a. 溶栓治疗 45～60min 后仍有持续心肌缺血症状或表现者。b. 合并心源性休克年龄＜75 岁,心肌梗死发病＜36h,休克＜18h 者。c. 心肌梗死发病＜12h,合并心力衰竭或肺水肿者。d. 年龄＞75 岁的心源性休克患者,如心肌梗死发病＜36h,休克＜18h,权衡利弊后可考虑补救性 PCI。e. 血流动力学或心电不稳定的患者。

④溶栓治疗再通者的 PCI:溶栓治疗成功的患者,如无缺血复发表现,可在 7～10d 后行冠状动脉造影,如残留的狭窄病变适宜 PCI 可行 PCI 治疗。

(2)溶栓治疗

①适应证:a. 两个或两个以上相邻导联 ST 段抬高,在肢体导联≥0.1mV、胸导≥0.2mV,或新出现的或可能新出现的左束支传导阻滞,发病时间＜12h,年龄＜75 岁。b. ST 段显著抬高的心肌梗死患者,年龄＞75 岁,经慎重权衡利弊仍可考虑溶栓治疗。c. ST 段抬高,发病时间 12～24h,有进行性胸痛和 ST 段广泛抬高患者,仍可考虑溶栓治疗。d. 高危心肌梗死,就诊时收缩压≥24.0kPa(180mmHg)和(或)舒张压≥14.7kPa(110mmHg),经认真

权衡溶栓治疗的益处与出血性卒中的危险性后,应首先镇痛、降低血压(如应用硝酸甘油静脉滴注、β受体阻断药等),将血压降至≤20.0/12.0kPa(150/90mmHg)时再考虑溶栓治疗(若有条件应考虑直接PCI)。

下列情况首选溶栓:a.不具备24h急诊PCI治疗条件或不具备迅速转运条件或不能在90min内转运PCI,符合溶栓的适应证及无禁忌证者。b.具备24h急诊PCI治疗条件,患者就诊早(发病≤3h而且不能及时进行心导管治疗)。c.具备24h急诊PCI治疗条件,但是就诊－球囊扩张与就诊－溶栓时间相差超过60min、就诊－球囊扩张时间超过90min。d.对于再梗死的患者应该及时进行血管造影并根据情况进行血运重建治疗,包括PCI或冠状动脉旁路移植术(CABG)。如不能立即(症状发作后60min内)进行血管造影和PCI,则给予溶栓治疗。

②禁忌证:a.有出血性脑卒中或1年内有缺血性脑卒中(包括TIA)。b.颅内肿瘤。c.近期(2～4周)内有活动性出血(消化性溃疡、咯血、痔、月经来潮、出血倾向)。d.严重高血压,血压>24.0/14.7kPa(180/110mmHg),或不能除外主动脉夹层动脉瘤。e.目前正在使用治疗剂量的抗凝药。f.近期(<2周)曾穿刺过不易压迫止血的深部动脉。g.近期(2～4周)创伤史,包括头部外伤、创伤性心肺复苏或较长时间(>10min)的心肺复苏。h.近期(<3周)外科大手术。

③溶栓药物的应用:以纤溶酶原激活药激活纤溶酶原,使转变为纤溶酶而溶解冠状动脉内的血栓。

溶栓药物主要有:a.尿激酶:150万U(2.2万U/kg)溶于100mL 0.9%氯化钠液中,30min内静脉滴入。溶栓结束12h皮下注射肝素7500U或低分子肝素,2/d,共3～5d。b.链激酶或重组链激酶:150万U溶于100mL 0.9%氯化钠液中,60min内静脉滴入。溶栓结束12h皮下注射肝素7500U或低分子肝素,2/d,共3～5d。c.阿替普酶:首先静脉注射15mg,继而30min内静脉滴注50mg,其后60min内再静脉滴注35mg。d.瑞替普酶:10MU溶于5～10mL注射用水中静脉注射,时间>2min,30min后重复上述剂量。e.替奈普酶:一般为30～50mg溶于10mL生理盐水中静脉注射。根据体重调整剂量:如体重>60kg,剂量为30mg;体重每增加10kg,剂量增加5mg,直至体重>90kg,最大剂量为50mg。

用阿替普酶、瑞替普酶、替奈普酶前先用肝素60U/kg(最大量4000U)静脉注射,用药后以每小时12U/kg(最大量1000U/h)的速度持续静脉滴注肝素48h,将APTT调整至50～70s;以后改为7500U,2/d,皮下注射,连用3～5d(也可用低分子肝素)。

④溶栓再通临床指征:a.心电图抬高的ST段在2h内回降>50%。b.胸痛在2h内基本消失。c.2h内出现再灌注性心律失常。d.血清CPK－MB酶峰值提前出现(14h内),肌钙蛋白峰值提前到12h内。

3.消除心律失常 首先应加强针对急性心肌梗死、心肌缺血的治疗。溶栓、急诊PCI、β受体阻断药、纠正电解质紊乱均可预防或减少心律失常发生。

(1)急性心肌梗死并发室上性快速心律失常的治疗。

房性期前收缩:与交感神经兴奋或心功能不全有关,本身无须特殊治疗。

心房颤动:常见且与预后有关。血流动力学不稳定的患者应迅速行同步电复律。血流动力学稳定的患者,以减慢心室率为目标。常选用美托洛尔、维拉帕米、地尔硫革、洋地黄制剂或胺碘酮治疗。

(2)急性心肌梗死并发室性快速心律失常的治疗。

心室颤动、持续多形性室性心动过速:立即非同步电复律。

持续单形性室性心动过速:伴心绞痛、肺水肿、低血压,应予同步电复律;不伴上述情况,可首先给予药物治疗,如胺碘酮 150mg 于 10min 内静脉注射,必要时可重复,然后 1mg/min 静脉滴注 6h,再 0.5mg/min 维持静脉滴注;亦可应用利多卡因。

频发室性期前收缩、成对室性期前收缩、非持续性室性心动过速:可严密观察或利多卡因治疗(使用不超 24h)。

偶发室性期前收缩、加速性室性自主心律:严密观察,不予特殊处理。

(3)缓慢心律失常的治疗。

无症状窦性心动过缓:可暂作观察,不予特殊处理。

症状性窦性心动过缓、二度Ⅰ型房室传导阻滞、三度房室传导阻滞伴窄 QRS 波逸搏心律,患者常有低血压、头晕、心功能障碍、心动过缓<50/min 等,可先静脉注射阿托品 0.5mg,3～5min 重复 1 次,至心率达 60/min 左右。最大可用至 2mg。

二度Ⅱ型房室传导阻滞;三度房室传导阻滞伴宽 QRS 波群逸搏心律、心室停搏;症状性窦性心动过缓、二度Ⅰ型房室传导阻滞、三度房室传导阻滞伴窄 QRS 波群逸搏心律经阿托品治疗无效及双侧束支传导阻滞患者需行临时起搏治疗。

4. 其他治疗

(1)β 受体阻断药:通过减慢心率,降低体循环血压和减弱心肌收缩力使心肌耗氧量减少,对改善缺血区的氧供需失衡,缩小心肌梗死面积,降低急性期病死率有肯定的疗效。在无禁忌证的情况下应及早常规使用。用药过程中需严密观察,使用剂量必须个体化。常用美托洛尔 25～50mg,口服,2～3/d;或阿替洛尔 6.25～25mg,口服,2/d。前壁急性心肌梗死伴剧烈胸痛或高血压者,可静脉注射美托洛尔 5mg,间隔 5min 后可再给予 1～2 次,继之口服维持。

(2)血管紧张素转换酶抑制药(ACEI):近年研究认为,心肌梗死时应用血管紧张素转换酶抑制药有助于改善恢复期心肌的重构,降低心力衰竭的发生率,从而降低死亡率。前壁心肌梗死伴有心功能不全的患者获益最大。在无禁忌证的情况下,溶栓治疗后血压稳定即可开始使用,但剂量和时限应视患者情况而定。通常应从小剂量开始,逐渐增加剂量。如卡托普利 6.25mg,口服,作为试验剂量,一天之内可加至 12.5mg 或 25mg,次日加至 12.5～25mg,2～3/d。有心力衰竭的患者宜长期服用。

(3)羟甲基戊二酸单酰辅酶 A 还原酶抑制药:近年的研究表明,本类调脂药可以稳定斑块,改善内皮细胞的功能,建议早期使用,如辛伐他汀 20～40mg/d,普伐他汀 10～40mg/d,氟伐他汀 2.0～40mg/d,阿托伐他汀 10～80mg/d。

(4)葡萄糖-胰岛素-氯化钾(GIK)溶液:研究结果提示,在急性心肌梗死的早期使用 GIK 静脉滴注及进行代谢调整是可行的。目前不主张常规补镁治疗。

5. 右室心肌梗死的院内急诊处理 治疗措施与左心室梗死略有不同。右心室心肌梗死引起右侧心力衰竭伴低血压,而无左侧心力衰竭的表现时,宜扩张血容量。在血流动力学监测下静脉滴注输液,直到低血压得到纠正或肺毛细血管压达 $2.0\sim2.4kPa(15\sim18mmHg)$。如输液 $1\sim2L$ 低血压未能纠正可用正性肌力药,以多巴酚丁胺为优。不宜用利尿药。伴有房室传导阻滞者可予临时起搏。

6.非 ST 段抬高的急性心肌梗死院内急诊处理

危险性分层:对非 ST 段抬高的急性心肌梗死进行危险性分层的主要目的是为迅速作出治疗决策提供依据。临床上主要根据症状、体征、心电图以及血流动力学指标对其进行危险性分层。

(1)低危患者:无合并症、血流动力学稳定、不伴有反复缺血发作的患者。

(2)中、高危患者(符合以下一项或多项):①心肌坏死标识物升高。②心电图有 ST 段压低($<2mm$)。③强化抗缺血治疗 24h 内反复发作胸痛。④有心肌梗死病史。⑤造影显示冠状动脉狭窄病史。⑥PCI 或 CABG 后。⑦左心室射血分数$<40\%$。⑧糖尿病。⑨肾功能不全(肾小球滤过率$<60mL/min$)。

(3)极高危患者(符合以下一项或多项):①严重胸痛持续时间长、无明显间歇或$>30min$,濒临心肌梗死表现。②心肌坏死物标识物显著升高和(或)心电图 ST 段显著压低($\geqslant2mm$)持续不恢复或范围扩大。③有明显血流动力学变化,严重低血压、心力衰竭或心源性休克表现。④严重恶性心律失常:室性心动过速、心室颤动。

非 ST 段抬高的急性心肌梗死多是非 Q 波性,此类患者不宜溶栓治疗。低危患者以阿司匹林和肝素尤其是低分子肝素治疗为主。对中、高危患者行早期 PCI(72h 内)。对极高危患者行紧急 PCI(2h 内)。其他治疗与 ST 段抬高的患者相同。

第五章　呼吸系统急危重症

第一节　重症哮喘

支气管哮喘(简称哮喘)是常见的慢性呼吸道疾病之一,近年来,其患病率在全球范围内有逐年增加的趋势,参照全球哮喘防治创议(GINA)和我国 2008 年版支气管哮喘防治指南,将定义重新修订为哮喘是由多种细胞包括气道的炎性细胞和结构细胞(如嗜酸性粒细胞、肥大细胞、T 淋巴细胞、中性粒细胞、平滑肌细胞、气道上皮细胞等)和细胞组分参与的气道慢性炎症性疾病。这种慢性炎症导致气道高反应性,通常出现广泛多变的可逆性气流受限,并引起反复发作性的喘息、气急、胸闷或咳嗽等症状,常在夜间和(或)清晨发作、加剧,多数患者可自行缓解或经治疗缓解。如果哮喘急性发作,虽经积极吸入糖皮质激素($\leqslant 1000 \mu g/d$)和应用长效 β_2。受体激动药或茶碱类药物治疗数小时,病情不缓解或继续恶化;或哮喘呈暴发性发作,哮喘发作后短时间内即进入危重状态,则称为重症哮喘。如病情不能得到有效控制,可迅速发展为呼吸衰竭而危及生命,故需住院治疗。

一、病因和发病机制

(一)病因

哮喘的病因还不十分清楚,目前认为同时受遗传因素和环境因素的双重影响。

(二)发病机制

哮喘的发病机制不完全清楚,可能是免疫—炎症反应、神经机制和气道高反应性及其之间的相互作用。重症哮喘目前已经基本明确的发病因素主要有以下几种。

1.诱发因素的持续存在　诱发因素的持续存在使机体持续地产生抗原—抗体反应,发生气道炎症、气道高反应性和支气管痉挛,在此基础上,支气管黏膜充血水肿、大量黏液分泌并形成黏液栓,阻塞气道。

2.呼吸道感染　细菌、病毒及支原体等的感染可引起支气管黏膜充血肿胀及分泌物增加,加重气道阻塞;某些微生物及其代谢产物还可以作为抗原引起免疫—炎症反应,使气道高反应性加重。

3.糖皮质激素使用不当　长期使用糖皮质激素常常伴有下丘脑—垂体—肾上腺皮质轴功能抑制,突然减量或停用,可造成体内糖皮质激素水平的突然降低,造成哮喘的恶化。

4.脱水、痰液黏稠、电解质紊乱　哮喘急性发作时,呼吸道丢失水分增加、多汗造成机体脱水,痰液黏稠不易咳出而阻塞大小气道,加重呼吸困难,同时由于低氧血症可使无氧酵解增加,酸性代谢产物增加,合并代谢性酸中毒,使病情进一步加重。

5.精神心理因素　许多学者提出心理社会因素通过对中枢神经、内分泌和免疫系统的作用而导致哮喘发作,是使支气管哮喘发病率和死亡率升高的一个重要因素。

二、病理生理

重症哮喘的支气管黏膜充血水肿、分泌物增多甚至形成黏液栓以及气道平滑肌的痉挛导致呼吸道阻力在吸气和呼气时均明显升高,小气道阻塞,肺泡过度充气,肺内残气量增加,加重吸气肌肉的负荷,降低肺的顺应性,内源性呼气末正压(PEEPi)增大,导致吸气功耗增大。小气道阻塞,肺泡过度充气,相应区域毛细血管的灌注减低,引起肺泡通气/血流(V/Q)比例的失调,患者常出现低氧血症,多数患者表现为过度通气,通常 $PaCO_2$ 降低,若 $PaCO_2$ 正常或升高,应警惕呼吸衰竭的可能性或是否已经发生了呼吸衰竭。重症哮喘患者,若气道阻塞不迅速解除,潮气量将进行性下降,最终将会发生呼吸衰竭。哮喘发作持续不缓解,也可能出现血液循环的紊乱。

三、临床表现

1.症状　重症哮喘患者常出现极度严重的呼气性呼吸困难、被迫采取坐位或端坐呼吸、干咳或咳大量白色泡沫痰,不能讲话、紧张、焦虑、恐惧、大汗淋漓。

2.体征　患者常出现呼吸浅快,呼吸频率>30/min,可有三凹征,呼气期两肺满布哮鸣音,也可哮鸣音不出现,即所谓的"寂静胸",心率增快(>120/min),可有血压下降,部分患者出现奇脉、胸腹反常运动、意识障碍,甚至昏迷。

四、实验室检查和其他检查

1.痰液检查　哮喘患者痰涂片显微镜下可见到较多嗜酸性粒细胞、脱落的上皮细胞。

2.呼吸功能检查　哮喘发作时,呼气流速指标均显著下降,第 1 秒钟用力呼气容积(FEV_1)、第 1 秒钟用力呼气容积占用力肺活量比值($FEV_1/FVC\%$,即 1 秒率)以及呼气峰值流速(PEF)均减少。肺容量指标可见用力肺活量减少、残气量增加、功能残气量和肺总量增加,残气占肺总量百分比增高。大多数成人哮喘患者呼气峰值流速<50%预计值则提示重症发作,呼气峰值流速<33%预计值提示危重或致命性发作,需做血气分析检查以监测病情。

3.血气分析　由于气道阻塞且通气分布不均,通气/血流比例失衡,大多数重症哮喘患者有低氧血症,PaO_2<8.0kPa(60mmHg),少数患者 PaO_2<6.0kPa(45mmHg),过度通气可使 $PaCO_2$ 降低,pH 上升,表现为呼吸性碱中毒;若病情进一步发展,气道阻塞严重,可有缺氧及 CO_2 潴留,$PaCO_2$ 上升,血 pH 下降,出现呼吸性酸中毒;若缺氧明显,可合并代谢性酸中毒。$PaCO_2$ 正常往往是哮喘恶化的指标,高碳酸血症是哮喘危重的表现,需给予足够的重视。

4.胸部 X 线检查　早期哮喘发作时可见两肺透亮度增强,呈过度充气状态,并发呼吸道感染时可见肺纹理增加及炎性浸润阴影。重症哮喘要注意气胸、纵隔气肿及肺不张等并发症的存在。

5.心电图检查　重症哮喘患者心电图常表现为窦性心动过速、电轴右偏、偶见肺性 P 波。

五、诊断

1.哮喘的诊断标准

(1)反复发作喘息、气急、胸闷或咳嗽,多与接触变应原、冷空气、物理、化学性刺激以及病毒性上呼吸道感染、运动等有关。

(2)发作时双肺可闻及散在或弥漫性、以呼气相为主的哮鸣音,呼气相延长。

(3)上述症状和体征可经治疗缓解或自行缓解。

(4)除外其他疾病所引起的喘息、气急、胸闷和咳嗽。

(5)临床表现不典型者(如无明显喘息或体征),应至少具备以下1项试验阳性:①支气管激发试验或运动激发试验阳性。②支气管舒张试验阳性,第1秒用呼气容积增加≥12%,且第1秒用呼气容积增加绝对值≥200mL。③呼气峰值流速日内(或2周)变异率≥20%。

符合(1)~(4)条或(4)~(5)条者,可以诊断为哮喘。

2.哮喘的分期及分级　根据临床表现,哮喘可分为急性发作期、慢性持续期和临床缓解期。急性发作是指喘息、气促、咳嗽、胸闷等症状突然发生,或原有症状急剧加重,常有呼吸困难,以呼气流量降低为其特征,常因接触变应原、刺激物或呼吸道感染诱发。哮喘急性发作时病情严重程度可分为轻度、中度、重度、危重四级(表5-1)。

表5-1　哮喘急性发作时病情严重程度的分级

临床特点	轻度	中度	重度	危重
气短	步行、上楼时	稍事活动	休息时	
体位	可平卧	喜坐位	端坐呼吸	
谈话方式	连续成句	常有中断	仅能说出字和词	不能说话
精神状态	可有焦虑或尚安静	时有焦虑或烦躁	常有焦虑、烦躁	嗜睡、意识模糊
出汗	无	有	大汗淋漓	
呼吸频率(/min)	轻度增加	增加	>30	
辅助呼吸肌活动及三凹征	常无	可有	常有	胸腹矛盾运动
哮鸣音	散在,呼气末期	响亮、弥漫	响亮、弥漫	减弱、甚至消失
脉率(/min)	<100	100~120	>120	脉率变慢或不规则
奇脉(深吸气时收缩压下降,mmHg)	无,<10	可有,10~25	常有,>25	无
使用β_2受体激动药后呼气峰值流速占预计值或个人最佳值%	>80%	60%~80%	<60%或<100L/min或作用时间<2h	
PaO_2(吸空气,mmHg)	正常	≥60	<60	<60
$PaCO_2$(mmHg)	<45	≤45	>45	>45
SaO_2(吸空气,%)	>95	91~95	≤90	≤90
pH				降低

注:(mmHg)×0.133=(kPa)

113

六、鉴别诊断

1. 左侧心力衰竭引起的喘息样呼吸困难

(1)患者多有高血压、冠状动脉粥样硬化性心脏病、风湿性心脏病和二尖瓣狭窄等病史和体征。

(2)阵发性咳嗽,咳大量粉红色泡沫痰,两肺可闻及广泛的湿啰音和哮鸣音,左心界扩大,心率增快,心尖部可闻及奔马律。

(3)胸部 X 线及心电图检查符合左心病变。

(4)鉴别困难时,可雾化吸入 β_2 受体激动药或静脉注射氨茶碱缓解症状后,进一步检查,忌用肾上腺素或吗啡,以免造成危险。

2. 慢性阻塞性肺疾病

(1)中老年人多见,起病缓慢、病程较长,多有长期吸烟或接触有害气体的病史。

(2)慢性咳嗽、咳痰,晨间咳嗽明显,气短或呼吸困难逐渐加重。有肺气肿体征,两肺可闻及湿啰音。

(3)慢性阻塞性肺疾病急性加重期和哮喘区分有时十分困难,用支气管扩张药和口服或吸入激素做治疗性试验可能有所帮助。慢性阻塞性肺疾病也可与哮喘合并同时存在。

3. 上气道阻塞

(1)呼吸道异物者有异物吸入史。

(2)中央型支气管肺癌、气管支气管结核、复发性多软骨炎等气道疾病,多有相应的临床病史。

(3)上气道阻塞一般出现吸气性呼吸困难。

(4)胸部 X 线摄片、CT、痰液细胞学或支气管镜检查有助于诊断。

(5)平喘药物治疗效果不佳。

此外,应和变态反应性肺浸润、自发性气胸等相鉴别。

七、急诊处理

哮喘急性发作的治疗取决于发作的严重程度以及对治疗的反应。对于具有哮喘相关死亡高危因素的患者,应给予高度重视。高危患者包括:曾经有过气管插管和机械通气的濒于致死性哮喘的病史;在过去 1 年中因为哮喘而住院或看急诊;正在使用或最近刚刚停用口服糖皮质激素;目前未使用吸入糖皮质激素;过分依赖速效 β_2 受体激动药,特别是每月使用沙丁胺醇(或等效药物)超过 1 支的患者;有心理疾病或社会心理问题,包括使用镇静药;有对哮喘治疗不依从的历史。

(一)轻度和部分中度急性发作哮喘患者可在家庭中或社区中治疗

治疗措施主要为重复吸入速效 β_2 受体激动药,在第一小时每次吸入沙丁胺醇 100～200μg 或特布他林 250～500μg,必要时每 20min 重复 1 次,随后根据治疗反应,轻度调整为 3～4h 再用 2～4 喷,中度 1～2h 用 6～10 喷。如果对吸入性 β_2 受体激动药反应良好(呼吸困难显著缓解,呼气峰值流速占预计值>80%或个人最佳值,且疗效维持 3～4h),通常不需要使用其他药物。如果治疗反应不完全,尤其是在控制性治疗的基础上发生的急性发作,应尽早口服糖皮质激素(泼尼松龙 0.5～1mg/kg 或等效剂量的其他激素),必要时到医院就诊。

(二)部分中度和所有重度急性发作均应到急诊室或医院治疗

1.联合雾化吸入 β_2 受体激动药和抗胆碱能药物　β_2 受体激动药通过对气道平滑肌和肥大细胞等细胞膜表面的 β_2 受体的作用,舒张气道平滑肌、减少肥大细胞脱颗粒和介质的释放等,缓解哮喘症状。重症哮喘时应重复使用速效 β_2 受体激动药,推荐初始治疗时连续雾化给药,随后根据需要间断给药(6/d)。雾化吸入抗胆碱药物,如溴化异丙托品(常用剂量为 50～125μg,3～4/d)、溴化氧托品等可阻断节后迷走神经传出支,通过降低迷走神经张力而舒张支气管,与 β_2 受体激动药联合使用具有协同、互补作用,能够取得更好的支气管舒张作用。

2.静脉使用糖皮质激素　糖皮质激素是最有效的控制气道炎症的药物,重度哮喘发作时应尽早静脉使用糖皮质激素,特别是对吸入速效 β_2 受体激动药初始治疗反应不完全或疗效不能维持者。如静脉及时给予琥珀酸氢化可的松(400～1000mg/d)或甲泼尼龙(80～160mg/d),分次给药,待病情得到控制和缓解后,改为口服给药(如静脉使用激素 2～3d,继之以口服激素 3～5d),静脉给药和口服给药的序贯疗法有可能减少激素用量和不良反应。

3.静脉使用茶碱类药物　茶碱具有舒张支气管平滑肌作用,并具有强心、利尿、扩张冠状动脉、兴奋呼吸中枢和呼吸肌等作用。临床上在治疗重症哮喘时静脉使用茶碱作为症状缓解药,静脉注射氨茶碱[首次剂量为 4～6mg/kg,注射速度不宜超过 0.25mg/(kg·min),静脉滴注维持剂量为 0.6～0.8mg/(kg·h)],茶碱可引起心律失常、血压下降、甚至死亡,其有效、安全的血药浓度范围应在 6～15μg/mL,在有条件的情况下应监测其血药浓度,及时调整浓度和滴速。发热、妊娠,抗结核治疗可以降低茶碱的血药浓度;而肝疾患、充血性心力衰竭以及合用西咪替丁(甲氰咪胍)、喹诺酮类、大环内酯类药物等可影响茶碱代谢而使其排泄减慢,增加茶碱的毒性作用,应引起重视,并酌情调整剂量。

4.静脉使用 β_2 受体激动药　平喘作用较为迅速,但因全身不良反应的发生率较高,国内较少使用。

5.氧疗　使 $SaO_2 \geq 90\%$,吸氧浓度一般 30% 左右,必要时增加至 50%,如有严重的呼吸性酸中毒和肺性脑病,吸氧浓度应控制在 30% 以下。

6.气管插管机械通气　重度和危重哮喘急性发作经过氧疗、全身应用糖皮质激素、β_2 受体激动药等治疗,临床症状和肺功能无改善,甚至继续恶化,应及时给予机械通气治疗,其指征主要包括意识改变、呼吸肌疲劳、$PaCO_2 \geq 6.0kPa$(45mmHg)等。可先采用经鼻(面)罩无创机械通气,若无效应及早行气管插管机械通气。哮喘急性发作机械通气需要较高的吸气压,可使用适当水平的呼气末正压治疗。如果需要过高的气道峰压和平台压才能维持正常通气容积,可试用允许性高碳酸血症通气策略以减少呼吸机相关肺损伤。

第二节　重症肺炎

肺炎是指终末气道、肺泡和肺间质的炎症,可由病原微生物、理化因素、免疫损伤、过敏及药物所致。细菌性肺炎是最常见的肺炎,也是最常见的感染性疾病之一。

目前,肺炎按患病环境分成社区获得性肺炎(community－acquired pneumonia,CAP)和医院获得性肺炎(hospital－acquired pneumonia,HAP)。CAP是指在医院外罹患的感染性肺实质炎症,包括具有明确潜伏期的病原体感染而在入院后平均潜伏期内发病的肺炎。HAP也称医院内肺炎(nosocomial pneumonia,NP),是指患者入院时不存在,也不处于潜伏期,而于入院48h后在医院(包括老年护理院、康复院等)内发生的肺炎。HAP还包括呼吸机相关性肺炎(ventilator associated pneumonia,VAP)和卫生保健相关性肺炎(healthcare associated pneumonia,HCAP)。CAP和HAP年发病率分别约为12/1000人口和5～10/1000住院患者,近年发病率有增加的趋势。肺炎病死率门诊肺炎患者<1%～5%,住院患者平均为12%,入住重症监护病房(ICU)者约40%。发病率和病死率高的原因与社会人口老龄化、吸烟、伴有基础疾病和免疫功能低下有关,如慢性阻塞性肺病、心力衰竭、肿瘤、糖尿病、尿毒症、神经疾病、药瘾、嗜酒、艾滋病、久病体衰、大型手术、应用免疫抑制剂和器官移植等。此外,亦与病原体变迁、耐药菌增加、HAP发病率增加、病原学诊断困难、不合理使用抗生素和部分人群贫困化加剧等有关。

重症肺炎至今仍无普遍认同的定义,需入住ICU者可认为是重症肺炎。目前,一般认为,如果肺炎患者的病情严重到需要通气支持(急性呼吸衰竭、严重气体交换障碍伴高碳酸血症或持续低氧血症)、循环支持(血流动力学障碍、外周低灌注)及加强监护治疗(肺炎引起的脓毒症或基础疾病所致的其他器官功能障碍)时可称为重症肺炎。

一、病因和发病机制

正常的呼吸道免疫防御机制(支气管内黏液－纤毛运载系统、肺泡巨噬细胞等细胞防御的完整性等)使气管隆凸以下的呼吸道保持无菌。是否发生肺炎决定于两个因素:病原体和宿主因素。如果病原体数量多,毒力强和(或)宿主呼吸道局部和全身免疫防御系统损害,即可发生肺炎。病原体可通过下列途径引起社区获得性肺炎:空气吸入,血行播散,邻近感染部位蔓延,上呼吸道定植菌的误吸。医院获得性肺炎还可通过误吸胃肠道的定植菌(胃食管反流)和通过人工气道吸入环境中的致病菌引起。病原体直接抵达下呼吸道后,孳生繁殖,引起肺泡毛细血管充血、水肿,肺泡内纤维蛋白渗出及细胞浸润。

二、诊断

(一)临床表现特点

1.社区获得性肺炎

(1)新近出现的咳嗽、咳痰或原有呼吸道疾病症状加重,并出现脓性痰,伴或不伴胸痛。

(2)发热。

(3)肺实变体征和(或)闻及湿性啰音。

(4)白细胞>10×10⁹/L或<4×10⁹/L,伴或不伴细胞核左移。

(5)胸部X线检查显示片状、斑片状浸润性阴影或间质性改变,伴或不伴胸腔积液。

以上1～4项中任何1项加第5项,除外非感染性疾病可做出诊断。CAP常见病原体为肺炎链球菌、支原体、衣原体、流感嗜血杆菌和呼吸病毒(甲、乙型流感病毒,腺病毒、呼吸合胞病毒和副流感病毒)等。

2. 医院获得性肺炎　住院患者 X 线检查出现新的或进展的肺部浸润影加上下列 3 个临床症候中的 2 个或以上可以诊断为肺炎。

(1)发热超过 38℃。

(2)血白细胞增多或减少。

(3)脓性气道分泌物。

HAP 的临床表现、实验室和影像学检查特异性低,应注意与肺不张、心力衰竭和肺水肿、基础疾病肺侵犯、药物性肺损伤、肺栓塞和急性呼吸窘迫综合征等相鉴别。无感染高危因素患者的常见病原体依次为肺炎链球菌、流感嗜血杆菌、金黄色葡萄球菌、大肠杆菌、肺炎克雷白杆菌等;有感染高危因素患者为金黄色葡萄球菌、铜绿假单胞菌、肠杆菌属、肺炎克雷白杆菌等。

(二)重症肺炎的诊断标准

不同国家制定的重症肺炎的诊断标准有所不同,各有优缺点,但一般均注重对客观生命体征、肺部病变范围、器官灌注和氧合状态的评估,临床医生可根据具体情况选用。以下列出目前常用的几项诊断标准。

1. 中华医学会呼吸病学分会 2006 年颁布的重症肺炎诊断标准

(1)意识障碍。

(2)呼吸频率≥30 次/min。

(3)PaO_2<8.0kPa(60mmHg)、氧合指数(PaO_2/FiO_2)<39.90kPa(300mmHg),需行机械通气治疗。

(4)动脉收缩压<12.0kPa(90mmHg)。

(5)并发脓毒性休克。

(6)X 线胸片显示双侧或多肺叶受累,或入院 48h 内病变扩大≥50%。

(7)少尿:尿量<20mL/h,或<80mL/4h,或急性肾衰竭需要透析治疗。

符合 1 项或以上者可诊断为重症肺炎。

2. 美国感染病学会(IDSA)和美国胸科学会(ATS)2007 年新修订的诊断标准

具有 1 项主要标准或 3 项或以上次要标准可认为是重症肺炎,需要入住 ICU。

(1)主要标准:①需要有创通气治疗。②脓毒性休克需要血管收缩剂。

(2)次要标准:①呼吸频率≥30 次/min。②PaO_2/FiO_2≤250。③多叶肺浸润。④意识障碍/定向障碍。⑤尿毒症(BUN≥7.14mmol/L)。⑥白细胞减少(白细胞<$4×10^9$/L)。⑦血小板减少(血小板<10 万×10^9/L)。⑧低体温(<36℃)。⑨低血压需要紧急的液体复苏。

说明:其他指标也可认为是次要标准,包括低血糖(非糖尿病患者)、急性酒精中毒/酒精戒断、低钠血症、不能解释的代谢性酸中毒或乳酸升高、肝硬化或无脾。需要无创通气也可等同于次要标准的①和②。③白细胞减少仅系感染引起。

3. 英国胸科学会(BTS)2001 年制定的 CURB(confusion,urea,respiratory rate and blood pressure,CURB)标准

(1)标准一:存在以下 4 项核心标准的 2 项或以上即可诊断为重症肺炎:①新出现的意识

障碍。②尿素氮（BUN）＞7mmol/L。③呼吸频率≥30 次/min。④收缩压＜12.0kPa（90mmHg）或舒张压≤8.0kPa（60mmHg）。

CURB 标准比较简单、实用，应用起来较为方便。

（2）标准二：

①存在以上 4 项核心标准中的 1 项且存在以下 2 项附加标准时须考虑有重症倾向。附加标准包括：PaO_2＜8.0kPa（60mmHg）/SaO_2＜92%（任何 FiO_2）。胸片提示双侧或多叶肺炎。

②不存在核心标准但存在 2 项附加标准并同时存在以下 2 项基础情况时也须考虑有重症倾向。基础情况包括：年龄≥50 岁。存在慢性基础疾病。

如存在标准二中①②两种有重症倾向的情况时需结合临床进行进一步评判。在①情况下需至少 12h 后进行一次再评估。

CURB－65 即改良的 CURB 标准，标准在符合下列 5 项诊断标准中的 3 项或以上时即考虑为重症肺炎，需考虑收入 ICU 治疗：①新出现的意识障碍。②BUN＞7mmol/L。③呼吸频率≥30 次/min。④收缩压＜12.0kPa（90mmHg）或舒张压≤8.0kPa（60mmHg）。⑤年龄≥65 岁。

（三）严重度评价

评价肺炎病情的严重程度对于决定在门诊或入院治疗甚或 ICU 治疗至关重要。肺炎临床的严重性决定于三个主要因素：局部炎症程度，肺部炎症的播散和全身炎症反应。除此之外，患者如有下列其他危险因素会增加肺炎的严重度和死亡危险。

1. 病史 年龄＞65 岁；存在基础疾病或相关因素，如慢性阻塞性肺疾病（COPD）、糖尿病、充血性心力衰竭、慢性肾功能不全、慢性肝病、一年内住过院、疑有误吸、神志异常、脾切除术后状态、长期嗜酒或营养不良。

2. 体征 呼吸频率＞30 次/min；脉搏≥120 次/min；血压＜12.0/8.0kPa（90/60mmHg）；体温≥40℃或≤35℃；意识障碍；存在肺外感染病灶如败血症，脑膜炎。

3. 实验室和影像学异常 白细胞＞$20×10^9$/L 或＜$4×10^9$/L，或中性粒细胞计数＜$1×10^9$/L；呼吸空气时 PaO_2＜8.0kPa（60mmHg）、PaO_2/FiO_2＜39.9kPa（300mmHg），或 $PaCO_2$＞6.7kPa（50mmHg）；血肌酐＞106μmol/L 或 BUN＞7.1mmol/L；血红蛋白＜90g/L 或血细胞比容＜30%；血浆白蛋白＜25g/L；败血症或弥漫性血管内凝血（DIC）的证据，如血培养阳性、代谢性酸中毒、凝血酶原时间和部分凝血活酶时间延长、血小板减少；X 线胸片病变及一个肺叶以上、出现空洞、病灶迅速扩散或出现胸腔积液。

为使临床医师更精确地做出入院或门诊治疗的决策，近几年用评分方法作为定量的方法在临床上得到了广泛的应用。PORT（肺炎患者预后研究小组，pneumonia outcomes research team）评分系统（表 5－2）是目前常用的评价社区获得性肺炎（community acquired pneumonia，CAP）严重度以及判断是否必须住院的评价方法，其也可用于预测 CAP 患者的病死率。其预测死亡风险分级如下：1～2 级：＜70 分，病死率 0.1%～0.6%；3 级：71～90 分，病死率0.9%；4 级：91～130分，病死率 9.3%；5 级：＞130 分，病死率 27.0%。PORT 评分系统因可以避免过度评价肺炎的严重度而被推荐使用，即其可保证一些没必要住院的患者在院外治疗。

表 5-2　PORT 评分系统

患者特征	分值	患者特征	分值	患者特征	分值
年龄		脑血管疾病	10	实验室和放射学检查	
男性	-10	肾脏疾病	10	pH<7.35	30
女性	+10	体格检查		BUN>11mmol/L(>30mg/dl)	20
住护理院		神志改变	20	Na⁺<130mmol/L	20
并存疾病		呼吸频率>30 次/min	20	葡萄糖>14mmol/L(>250mg/dl)	10
肿瘤性疾病	30	收缩血压<12.0kPa(90mmHg)	20	血细胞比容<30%	10
肝脏疾病	20	体温<35℃或>40℃	15	PaO₂<8.0kPa(60mmHg)	10
充血性心力衰竭	10	脉率>12 次/min	10	胸腔积液	10

为避免评价 CAP 肺炎患者的严重度不足,可使用改良的 BTS 重症肺炎标准:呼吸频率 ≥30 次/min,舒张压≤8.0kPa(60mmHg),BUN>6.8mmol/L,意识障碍。四个因素中存在 两个可确定患者的死亡风险更高。此标准因简单易用,且能较准确地确定 CAP 的预后而被 广泛应用。

临床肺部感染积分(clinical pulmonary infection score,CPIS)(表 5-3)则主要用于医院 获得性肺炎(hospital acquired pneumonia,HAP)包括呼吸机相关性肺炎(ventilator-associated pneumonia,VAP)的诊断和严重度判断,也可用于监测治疗效果。此积分从 0~12 分, 积分 6 分时一般认为有肺炎。

表 5-3　临床肺部感染积分评分表

参数	标准	分值
体温	≥36.5℃,≤38.4℃	0
	≥38.5~38.9℃:	1
	≥39℃,或≤36℃	2
白细胞计数(×10⁹)	≥4.0,≤11.0	0
	<4.0,>11.0	1
	杆状核白细胞	2
气管分泌物	<14+吸引	0
	≥14+吸引	1
	脓性分泌物	2
氧合指数(PaO₂/FiO₂)	>240 或急性呼吸窘迫综合征	0
	≤240	2
胸部 X 线	无渗出	0
	弥漫性渗出	1
	局部渗出	2
半定量气管吸出物培养(0,1+,2+,3+)	病原菌≤1+或无生长	0
	病原菌≥1+	1
	革兰染色发现与培养相同的病原菌	2

三、治疗

（一）临床监测

1. 体征监测　监测重症肺炎的体征是一项简单、易行和有效的方法,患者往往有呼吸频率和心率加快、发绀、肺部病变部位湿啰音等。目前多数指南都把呼吸频率加快（≥30 次/min）作为重症肺炎诊断的主要或次要标准。意识状态也是监测的重点,神志模糊、意识不清或昏迷提示重症肺炎可能性。

2. 氧合状态和代谢监测　PaO_2、PaO_2/FiO_2、pH、混合静脉血氧分压（PvO_2）、胃张力测定、血乳酸测定等都可对患者的氧合状态进行评估。单次的动脉血气分析一般仅反映患者瞬间的氧合情况;重症患者或有病情明显变化者应进行系列血气分析或持续动脉血气监测。

3. 胸部影像学监测　重症肺炎患者应进行系列 X 线胸片监测,主要目的是及时了解患者的肺部病变是进展还是好转,是否合并有胸腔积液、气胸,是否发展为肺脓肿、急性呼吸窘迫综合征（acute respiratory distress syndrome, ARDS）等。检查的频度应根据患者的病情而定,如要了解病变短期内是否增大,一般每 48h 进行一次检查评价;如患者临床情况突然恶化（呼吸窘迫、严重低氧血症等）,在不能除外合并气胸或进展至 ARDS 时,应短期内复查;而当患者病情明显好转及稳定时,一般可 10～14d 后复查。

4. 血流动力学监测　重症肺炎患者常伴有脓毒症,可引起血流动力学的改变,故应密切监测患者的血压和尿量。这 2 项指标比较简单、易行,且非常可靠,应作为常规监测的指标。中心静脉压的监测可用于指导临床补液量和补液速度。部分重症肺炎患者可并发中毒性心肌炎或 ARDS,如临床上难于区分时应考虑行漂浮导管检查。

5. 器官功能监测　它指包括脑功能、心功能、肾功能、胃肠功能、血液系统功能等,进行相应的血液生化和功能检查。一旦发现异常,要积极处理,注意防止多器官功能障碍综合征（multiple organ dysfunction syndrome, MODS）的发生。

6. 血液监测　包括外周血白细胞计数、C—反应蛋白、降钙素原、血培养等。

（二）抗生素治疗

经验性联合应用抗生素治疗重症肺炎的理论依据是联合应用能够覆盖可能的微生物并预防耐药的发生。对于铜绿假单胞菌肺炎,联用 β 内酰胺类和氨基糖苷类具有潜在的协同作用,优于单药治疗;然而氨基糖苷类抗生素的抗菌谱窄,毒性大,特别是对于老年患者,其肾损害的发生率比较高。临床应用氨基糖苷类时要注意其为浓度依赖性抗生素,一般要用足够剂量、提高峰药浓度以提高疗效,同时也应避免与毒性相关的谷浓度的升高。在监测药物的峰浓度时,庆大霉素和妥布霉素$>7\mu g/mL$,或阿米卡星$>28\mu g/mL$ 的效果较好。氧基糖苷类的另一个不足是对支气管分泌物的渗透性较差,仅能达到血药浓度的 40%。此外,肺炎患者的支气管分泌物 pH 较低,在这种环境下许多抗生素活性都降低。因此,有时联合应用氨基糖苷类抗生素并不能增加疗效,反而增加了肾毒性。

目前,对于重症肺炎,抗生素的单药治疗也已得到临床医生的重视。新的头孢菌素、碳青霉烯类、其他 β 内酰胺类和氟喹诺酮类抗生素由于抗菌效力强、广谱,并且耐细菌 β 内酰胺酶,故可用于单药治疗。即使对于重症 HAP,只要不是耐多药的病原体,如铜绿假单胞菌、不动杆菌和耐甲氧西林金黄色葡萄球菌(MRSA)等,仍可考虑抗生素的单药治疗。对重症VAP有效的抗生素一般包括亚胺培南、美罗培南、头孢吡肟和哌拉西林/他唑巴坦。对于重症肺炎患者来说,临床上的初始治疗常联用多种抗生素,在获得细菌培养结果后,如果没有高度耐药的病原体就可以考虑转为针对性的单药治疗。

临床上一般认为不适合单药治疗的情况包括:①可能感染革兰阳性、革兰阴性菌和非典型病原体的重症CAP。②怀疑铜绿假单胞菌或肺炎克雷伯杆菌的菌血症。③可能是金黄色葡萄球菌和铜绿假单胞菌感染的HAP。三代头孢菌素不应用于单药治疗,因其在治疗中易诱导肠杆菌属细菌产生β内酰胺酶而导致耐药发生。

对于重症VAP患者,如果为高度耐药病原体所致的感染则联合治疗是必要的。目前有三种联合用药方案:①β内酰胺类联合氨基糖苷类:在抗铜绿假单胞菌上有协同作用,但也应注意前面提到的氨基糖苷类的毒性作用。②2个β内酰胺类联合使用:因这种用法会诱导出对两种药同时耐药的细菌,故虽然有过成功治疗的报道,仍不推荐使用。③β内酰胺类联合氟喹诺酮类:虽然没有抗菌协同作用,但也没有潜在的拮抗作用;氟喹诺酮类对呼吸道分泌物穿透性很好,对其疗效有潜在的正面影响。

对于铜绿假单胞菌所致的重症肺炎,联合治疗往往是必要的。抗假单胞菌的β内酰胺类抗生素包括青霉素类的哌拉西林、阿洛西林、氨苄西林、替卡西林、阿莫西林;第三代头孢菌素类的头孢他啶、头孢哌酮;第四代头孢菌素类的头孢吡肟;碳青霉烯类的亚胺培南、美罗培南;单酰胺类的氨曲南(可用于青霉素类过敏的患者);β内酰胺类/β内酰胺酶抑制剂复合剂的替卡西林/克拉维酸钾、哌拉西林/他唑巴坦。其他的抗假单胞菌抗生素还有氟喹诺酮类和氨基糖苷类。

1. 重症CAP的抗生素治疗 重症CAP患者的初始治疗应针对肺炎链球菌(包括耐药肺炎链球菌)、流感嗜血杆菌、军团菌和其他非典型病原体,在某些有危险因素的患者还有可能为肠道革兰阴性菌属包括铜绿假单胞菌的感染。无铜绿假单胞菌感染危险因素的CAP患者可使用β内酰胺类联合大环内酯类或氟喹诺酮类(如左氧氟沙星、加替沙星、莫西沙星等)。因目前为止还没有确立单药治疗重症CAP的方法,所以很难确定其安全性、有效性(特别是并发脑膜炎的肺炎)或用药剂量。可用于重症CAP并经验性覆盖耐药肺炎链球菌的β内酰胺类抗生素有头孢曲松、头孢噻肟、亚胺培南、美罗培南、头孢吡肟、氨苄西林/舒巴坦或哌拉西林/他唑巴坦。目前高达40%的肺炎链球菌对青霉素或其他抗生素耐药,其机制不是β内酰胺酶介导而是青霉素结合蛋白的改变。虽然不少β内酰胺类和氟喹诺酮类抗生素对这些病原体有效,但对耐药肺炎链球菌肺炎并发脑膜炎的患者应使用万古霉素治疗。如果患者有假单胞菌感染的危险因素(如支气管扩张、长期使用抗生素、长期使用糖皮质激素)应联合使用抗假单胞菌抗生素并应覆盖非典型病原体,如环丙沙星加抗假单胞菌β内酰胺类,或抗假单胞菌β内酰胺类加氨基糖苷类加大环内酯类或氟喹诺酮类。

临床上选取任何治疗方案都应根据当地抗生素耐药的情况、流行病学和细菌培养及实验室结果进行调整。关于抗生素的治疗疗程目前也很少有资料可供参考,应考虑感染的严重程度,菌血症、多器官功能衰竭、持续性全身炎症反应和损伤等。一般来说,根据疾病的严重程度和宿主免疫抑制的状态,肺炎链球菌肺炎疗程为7～10d,军团菌肺炎的疗程需要14～21d。

ICU 的大多数治疗都是通过静脉途径的,但近期的研究表明只要病情稳定、没有发热,即使在危重患者,3d 静脉给药后亦可转为口服治疗,即序贯或转换治疗。转换为口服治疗的药物可选择氟喹诺酮类,因其生物利用度高,口服治疗也可达到同静脉给药一样的血药浓度。

由于嗜肺军团菌在重症 CAP 的相对重要性,所以应特别注意其的治疗方案。虽然目前有很多体外有抗军团菌活性的药物,但在治疗效果上仍缺少前瞻性、随机对照研究的资料。回顾性的资料和长期临床经验支持使用红霉素 4g/d 治疗住院的军团菌肺炎患者。在多肺叶病变、器官功能衰竭或严重免疫抑制的患者,在治疗的前 3~5d 应加用利福平。其他大环内酯类(克拉霉素和阿齐霉素)也有效。除上述之外可供选择的药物有氟喹诺酮类(环丙沙星、左氧氟沙星、加替沙星、莫西沙星)或多西环素。氟喹诺酮类在治疗军团菌肺炎的动物模型中特别有效。

2.重症 HAP 的抗生素治疗　HAP 应根据患者的情况和最可能的病原体而采取个体化治疗。对于早发的(住院 4d 内起病者)重症肺炎患者而没有特殊病原体感染危险因素者,应针对"常见病原体"治疗。这些病原体包括肺炎链球菌、流感嗜血杆菌、甲氧西林敏感的金黄色葡萄球菌和非耐药的革兰阴性细菌。抗生素可选择第二代、第三代、第四代头孢菌素、β 内酰胺类/β 内酰胺酶抑制剂复合剂、氟喹诺酮类或联用克林霉素和氨曲南。

对于任何时间起病、有特殊病原体感染危险因素的轻中症肺炎患者,有感染"常见病原体"和其他病原体危险者,应评估危险因素来指导治疗:如果有近期腹部手术或明确的误吸史,应注意厌氧菌,可在主要抗生素基础上加用克林霉素或单用 β 内酰胺类/β 内酰胺酶抑制剂复合剂;如果患者有昏迷或有头部创伤、肾衰竭或糖尿病史,应注意金黄色葡萄球菌感染,需针对性选择有效的抗生素;如果患者起病前使用过大剂量的糖皮质激素、或近期有抗生素使用史、或长期 ICU 住院史,即使患者的 HAP 并不严重,也应经验性治疗耐药病原体。治疗方法是联用两种抗假单胞菌抗生素,如果气管抽吸物革兰染色见阳性球菌还需加用万古霉素(或可使用利奈唑胺或奎奴普丁/达福普汀)。所有的患者,特别是气管插管的 ICU 患者,经验性用药必须持续到痰培养结果出来之后。如果无铜绿假单胞菌或其他耐药革兰阴性细菌感染,则可根据药敏情况使用单一药物治疗。非耐药病原体的重症 HAP 患者可用任何以下单一药物治疗:亚胺培南、美罗培南、哌拉西林/他唑巴坦或头孢吡肟。

ICU 中 HAP 的治疗也应根据当地抗生素敏感情况,以及当地经验和对某些抗生素的偏爱而调整。每个 ICU 都有它自己的微生物药敏情况,而且这种情况随时间而变化,因而有必要经常更新经验用药的策略。经验用药中另一个需要考虑的是"抗生素轮换"策略,它是指标准经验治疗过程中有意更改抗生素使细菌暴露于不同的抗生素从而减少抗生素耐药的选择性压力,达到减少耐药病原体感染发生率的目的。"抗生素轮换"策略目前仍在研究之中,还有不少问题未能明确,包括每个用药循环应该持续多久? 应用什么药物进行循环? 这种方法在内科和外科患者的有效性分别有多高? 循环药物是否应该针对革兰阳性细菌同时也针对革兰阴性细菌等。

在某些患者中,雾化吸入这种局部治疗可用以弥补全身用药的不足。氨基糖苷类雾化吸入可能有一定的益处,但只用于革兰阴性细菌肺炎全身治疗无效者。多黏菌素雾化吸入也可用于耐药铜绿假单胞菌的感染。

对于初始经验治疗失败的患者,应该考虑其他感染性或非感染性的诊断,包括肺曲霉感染。对持续发热并有持续或进展性肺部浸润的患者可经验性使用两性霉素 B。虽然传统上应使用开放肺活检来确定其最终诊断,但临床上是否活检仍应个体化。临床上还应注意其他的非感染性肺部浸润的可能性。

(三)支持治疗

支持治疗主要包括液体补充、血流动力学、通气和营养支持,起到稳定患者状态的作用,而更直接的治疗仍需要针对患者的基础病因。流行病学证据显示,营养不良影响肺炎的发病和危重患者的预后。同样,临床资料也支持肠内营养可以预防肺炎的发生,特别是对于创伤的患者。对于严重脓毒症和多器官功能衰竭的分解代谢旺盛的重症肺炎患者,在起病 48h 后应开始经肠内途径进行营养支持,一般把导管插入到空肠进行喂养以避免误吸;如果使用胃内喂养,最好是维持患者半卧体位以减少误吸的风险。

(四)胸部理疗

拍背、体位引流和振动可以促进黏痰排出的效果尚未被证实。胸部理疗广泛应用的局限在于:1. 其有效性未被证实,特别是不能减少患者的住院时间。2. 费用高,需要专人使用。3. 有时引起 PaO_2 的下降。目前的经验是胸部理疗对于脓痰过多($>30mL/d$)或严重呼吸肌疲劳不能有效咳嗽的患者是最为有用的,如对囊性纤维化、COPD 和支气管扩张的患者。

使用自动化病床的侧翻疗法,有时加以振动叩击,是一种有效地预防外科创伤及内科患者肺炎的方法,但其地位仍不确切。

(五)促进痰液排出

雾化和湿化可降低痰的黏度,因而可改善不能有效咳嗽患者的排痰,然而雾化产生的大多水蒸气都沉积在上呼吸道并引起咳嗽,一般并不影响痰的流体特性。目前很少有数据支持湿化能特异性地促进细菌清除或肺炎吸收的观点。乙酰半胱氨酸能破坏痰液的二硫键,有时也用于肺炎患者的治疗,但由于其刺激性因而在临床应用上受到一定限制。痰中的 DNA 增加了痰液黏度,重组的 DNA 酶能裂解 DNA,已证实在囊性纤维化患者中有助于改善症状和肺功能,但对肺炎患者其价值尚未被证实。支气管舒张药也能促进黏液排出和纤毛运动频率,对 COPD 合并肺炎的患者有效。

第三节　自发性气胸

气胸指肺组织及脏层胸膜破裂,或胸壁及壁层胸膜被穿透,空气进入胸膜腔,形成胸膜腔积气和肺脏萎缩。没有创伤或人为因素的情况下,肺组织及脏层胸膜自发性破裂,空气进入胸膜腔,称为自发性气胸。自发性气胸常继发于各种慢性胸肺疾病,可分为特发性与继发性气胸两种,特发性指 X 线检查肺部未发现明显病变,而继发性多继发于各种慢性胸肺疾病致肺组织或脏层胸膜破裂。

一、病因

1. 胸部疾患　慢性支气管炎、支气管哮喘等合并肺气肿、支气管扩张、肺结核、肺大疱、肺

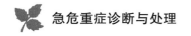

脓肿和纵隔、食管肿瘤等。

2.特发性气胸　多见于瘦高体型的男性青壮年,可多次发生,病因不明。

二、诊断

1.病史　在剧咳、屏气或用力后发生。

2.症状　突发胸痛,伴刺激性咳嗽、严重气胸出现呼吸困难。张力性气胸、血气胸及心、肺功能不全可出现休克。

3.体征　气管向健侧移位,患侧有语音、语颤减弱或消失,胸部叩诊呈鼓音。

4.胸部 X 线检查

(1)气胸部位透亮度增加,无肺纹理。

(2)患侧肺向肺门收缩,密度增加,与胸腔气体之间有气胸线。

(3)少量气胸容易漏诊,可在呼气位拍照胸片。

(4)气胸侧可有少量液体,肋膈角钝。

三、鉴别诊断

(一)急性心肌梗死

突然胸痛,多位于心前区或胸骨后,与呼吸无关。可有心脏病的病史及体征,有心肌梗死的心电图与心肌酶谱改变,无气胸的体征与胸部 X 线表现。

(二)肺栓塞

可突然胸痛,呼吸困难,但常有咯血,有肺动脉栓塞,右室负荷增重的体征、心电图及胸片表现,而无气胸的体征与 X 线表现。

(三)气胸的分型

1.闭合型　胸膜破口较小,能自行闭合,患者仅感胸闷和轻度气促,无明显呼吸困难。

2.开放型　肺及胸膜破口较大,破口不能闭合,呼吸困难比较严重,虽经抽气但很快又出现呼吸困难。

3.张力型　破裂的肺组织和脏层胸膜形成单向活瓣,使空气只能进不能出,胸腔内气体愈积愈多,压力逐渐增高,导致严重呼吸困难,进行性气急、发绀、烦躁、大汗淋漓、四肢厥冷,甚至休克、昏迷。

四、治疗

(一)一般治疗

少量气胸、无明显症状、肺压缩＜20％的闭合性气胸可无须处理,但需密切观察。

(二)对症治疗

取坐位或半卧位;缺氧者应吸氧;胸痛、咳嗽明显可给可待因 0.03g 内服;酌情应用镇静剂与抗生素。

(三)胸腔排气

1.闭合型　经休息、对症处理后,气体自行吸收,病情好转,不需胸腔排气。肺压缩＞

20%,一般情况好,可选用胸腔穿刺排气。

2.开放型 水封瓶闭合引流排气法适用于开放型气胸。在局麻下,在肋间切开小的切口,用套管针或选用胸腔导管插入胸腔,接水封瓶做闭式引流排气。

3.张力型 选用持续负压吸引排气法适用于张力型气胸。在病情紧急无设备情况下,可用 50mL 注射器连接大针头、胶管,在患侧锁骨中线第 2 肋间上缘穿刺排气。新型的一次性胸腔闭式引流管,损伤小,易固定,不需外科缝合。

(四)手术治疗

适合于胸膜裂口巨大、经内科排气不能复张、支气管胸膜瘘、多发性肺大疱或胸膜出血不止等情况。

第四节　急性呼吸窘迫综合征

急性呼吸窘迫综合征(acute respiratory distress syndrome,ARDS)是指严重感染、创伤、休克等非心源性疾病过程中,肺毛细血管内皮细胞和肺泡上皮细胞损伤造成弥漫性肺间质及肺泡水肿,导致的急性低氧性呼吸功能不全或衰竭,属于急性肺损伤(acute lung injury,ALI)的严重阶段。以肺容积减少、肺顺应性降低、严重的通气/血流比例失调为病理生理特征。临床上表现为进行性低氧血症和呼吸窘迫,肺部影像学表现为非均一性的渗出性病变。本病起病急、进展快、死亡率高。

ALI 和 ARDS 是同一疾病过程中的两个不同阶段,ALI 代表早期和病情相对较轻的阶段,而 ARDS 代表后期病情较为严重的阶段。发生 ARDS 时患者必然经历过 ALI,但并非所有的 ALI 都要发展为 ARDS。引起 ALI 和 ARDS 的原因和危险因素很多,根据肺部直接和间接损伤对危险因素进行分类,可分为肺内因素和肺外因素。肺内因素是指致病因素对肺的直接损伤,包括:①化学性因素,如吸入毒气、烟尘、胃内容物及氧中毒等。②物理性因素,如肺挫伤、放射性损伤等。③生物性因素,如重症肺炎。肺外因素是指致病因素通过神经体液因素间接引起肺损伤,包括严重休克、感染中毒症、严重非胸部创伤、大面积烧伤、大量输血、急性胰腺炎、药物或麻醉品中毒等。ALI 和 ARDS 的发生机制非常复杂,目前尚不完全清楚。多数学者认为,ALI 和 ARDS 是由多种炎性细胞、细胞因子和炎性介质共同参与引起的广泛肺毛细血管急性炎症性损伤过程。

一、临床特点

ARDS 的临床表现可以有很大差别,取决于潜在疾病和受累器官的数目、类型。

(一)症状体征

1.发病迅速 ARDS 多发病迅速,通常在发病因素攻击(如严重创伤、休克、败血症、误吸)后 12~48h 发病,偶尔有长达 5d 者。

2.呼吸窘迫 是 ARDS 最常见的症状,主要表现为气急和呼吸频率增快,呼吸频率大多在 25~50/min。其严重程度与基础呼吸频率和肺损伤的严重程度有关。

3.咳嗽、咳痰、烦躁和神志变化 ARDS 可有不同程度的咳嗽、咳痰,可咳出典型的血水样痰,可出现烦躁、神志恍惚。

4.发绀 这是未经治疗 ARDS 的常见体征。

5.ARDS 患者也常出现呼吸类型的改变,主要为呼吸浅快或潮气量的变化。病变越严重,这一改变越明显,甚至伴有吸气时鼻翼扇动及三凹征。在早期自主呼吸能力强时,常表现为深快呼吸,当呼吸肌疲劳后,则表现为浅快呼吸。

6.早期可无异常体征,或仅有少许湿啰音;后期多有水泡音,亦可出现管状呼吸音。

(二)影像学表现

1.X 线胸片 早期病变以间质性为主,胸部 X 线片常无明显异常或仅见血管纹理增多,边缘模糊,双肺散在分布的小斑片状阴影。随着病情进展,上述的斑片状阴影进一步扩展,融合成大片状,或两肺均匀一致增加的毛玻璃样改变,伴有支气管充气征,心脏边缘不清或消失,称为"白肺"。

2.胸部 CT 与 X 线胸片相比,胸部 CT 尤其是高分辨 CT(HRCT)可更为清晰地显示出肺部病变分布、范围和形态,为早期诊断提供帮助。由于肺毛细血管膜通透性一致性增高,引起血管内液体渗出,两肺斑片状阴影呈现重力依赖性现象,还可出现变换体位后的重力依赖性变化。在 CT 上表现为病变分布不均匀:①非重力依赖区(仰卧时主要在前胸部)正常或接近正常。②前部和中间区域呈毛玻璃样阴影。③重力依赖区呈现实变影。这些提示肺实质的实变出现在受重力影响最明显的区域。无肺泡毛细血管膜损伤时,两肺斑片状阴影均匀分布,既不出现重力依赖现象,也无变换体位后的重力依赖性变化。这一特点有助于与感染性疾病鉴别。

(三)实验室检查

1.动脉血气分析 $PaO_2 < 8.0kPa(60mmHg)$,有进行性下降趋势,在早期 $PaCO_2$ 多不升高,甚至可因过度通气而低于正常;早期多为单纯呼吸性碱中毒,随病情进展可合并代谢性酸中毒,晚期可出现呼吸性酸中毒。氧合指数较动脉氧分压更能反映吸氧时呼吸功能的障碍,而且与肺内分流量有良好的相关性,计算简便。氧合指数参照范围为 $53.2\sim66.5kPa(400\sim500mmHg)$,在 ALI 时≤300,ARDS 时≤200。

2.血流动力学监测 通过漂浮导管,可同时测定并计算肺动脉压(PAP)、肺动脉楔压(PAWP)等,不仅对诊断、鉴别诊断有价值,而且对机械通气治疗亦为重要的监测指标。肺动脉楔压一般 $<1.6kPa(12mmHg)$,若 $>2.4kPa(18mmHg)$,则支持左侧心力衰竭的诊断。

3.肺功能检查 ARDS 发生后呼吸力学发生明显改变,包括肺顺应性降低和气道阻力增高,肺无效腔/潮气量是不断增加的,肺无效腔/潮气量增加是早期 ARDS 的一种特征。

二、诊断及鉴别诊断

1999 年,中华医学会呼吸病学分会制定的诊断标准如下。

1.有 ALI 和(或)ARDS 的高危因素。

2.急性起病、呼吸频数和(或)呼吸窘迫。

3.低氧血症 ALI 时氧合指数≤300;ARDS 时氧合指数≤200。

4.胸部 X 线检查显示两肺浸润阴影。

5.肺动脉楔压≤2.4kPa(18mmHg)或临床上能除外心源性肺水肿。

符合以上 5 项条件者,可以诊断 ALI 或 ARDS。必须指出,ARDS 的诊断标准并不具有特异性,诊断时必须排除大片肺不张、自发性气胸、重症肺炎、急性肺栓塞和心源性肺水肿(表5—4)。

表5—4　ARDS 与心源性肺水肿的鉴别

类别	ARDS	心源性肺水肿
特点	高渗透性	高静水压
病史	创伤、感染等	心脏疾病
双肺浸润阴影	＋	＋
重力依赖性分布现象	＋	＋
发热	＋	可能
白细胞增多	＋	可能
胸腔积液	—	＋
吸纯氧后分流	较高	可较高
肺动脉楔压	正常	高
肺泡液体蛋白	高	低

三、急诊处理

ARDS 是呼吸系统的一个急症,必须在严密监护下进行合理治疗。治疗目标是:改善肺的氧合功能,纠正缺氧,维护脏器功能和防治并发症。治疗措施如下。

(一)氧疗

应采取一切有效措施尽快提高 PaO_2,纠正缺氧。可给高浓度吸氧,使 $PaO_2 \geqslant 8.0kPa$(60mmHg)或 $SaO_2 \geqslant 90\%$。轻症患者可使用面罩给氧,但多数患者需采用机械通气。

(二)去除病因

病因治疗在 ARDS 的防治中占有重要地位,主要是针对涉及的基础疾病。感染是 ALI 和 ARDS 常见原因也是首位高危因素,而 ALI 和 ARDS 又易并发感染。如果 ARDS 的基础疾病是脓毒症,除了清除感染灶外,还应选择敏感抗生素,同时收集痰液或血液标本分离培养病原菌和进行药敏试验,指导下一步抗生素的选择。一旦建立人工气道并进行机械通气,即应给予广谱抗生素,以预防呼吸道感染。

(三)机械通气

机械通气是最重要的支持手段。如果没有机械通气,许多 ARDS 患者会因呼吸衰竭在数小时至数天内死亡。机械通气的指征目前尚无统一标准,多数学者认为一旦诊断为 ARDS,就应进行机械通气。在 ALI 阶段可试用无创正压通气,使用无创机械通气治疗时应严密监测患者的生命体征及治疗反应。神志不清、休克、气道自洁能力障碍的 ALI 和 ARDS 患者不宜应用无创机械通气。如无创机械通气治疗无效或病情继续加重,应尽快建立人工气道,行有

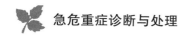

创机械通气。

为了防止肺泡萎陷,保持肺泡开放,改善氧合功能,避免机械通气所致的肺损伤,目前常采用肺保护性通气策略,主要措施包括以下两方面。

1. 呼气末正压 适当加用呼气末正压可使呼气末肺泡内压增大,肺泡保持开放状态,从而达到防止肺泡萎陷,减轻肺泡水肿,改善氧合功能和提高肺顺应性的目的。应用呼气末正压应首先保证有效循环血容量足够,以免因胸内正压增加而降低心排血量,而减少实际的组织氧运输;呼气末正压先从低水平 $0.29\sim0.49kPa(3\sim5cmH_2O)$ 开始,逐渐增加,直到 PaO_2 $>8.0kPa(60mmHg)$、$SaO_2>90\%$ 时的呼气末正压水平,一般呼气末正压水平为 $0.49\sim1.76kPa(5\sim18cmH_2O)$。

2. 小潮气量通气和允许性高碳酸血症 ARDS 患者采用小潮气量($6\sim8mL/kg$)通气,使吸气平台压控制在 $2.94\sim34.3kPa(30\sim35cmH_2O)$ 以下,可有效防止因肺泡过度充气而引起的肺损伤。为保证小潮气量通气的进行,可允许一定程度的 CO_2 潴留[$PaCO_2$ 一般不宜高于 $10.7\sim13.3kPa(80\sim100mmHg)$]和呼吸性酸中毒(pH7.25~7.30)。

(四)控制液体入量

在维持血压稳定的前提下,适当限制液体入量,配合利尿药,使出入量保持轻度负平衡(每天-500mL 左右),使肺脏处于相对"干燥"状态,有利于肺水肿的消除。液体管理的目标是在最低($0.7\sim1.1kPa$ 或 $5\sim8mmHg$)的肺动脉楔压下维持足够的心排血量及氧运输量。在早期可给予高渗晶体液,一般不推荐使用胶体液。存在低蛋白血症的 ARDS 患者,可通过补充白蛋白等胶体溶液和应用利尿药,有助于实现液体负平衡,并改善氧合。若限液后血压偏低,可使用多巴胺和多巴酚丁胺等血管活性药物。

(五)加强营养支持

营养支持的目的在于不但纠正现有的患者的营养不良,还应预防患者营养不良的恶化。营养支持可经胃肠道或胃肠外途径实施。如有可能应尽早经胃肠补充部分营养,不但可以减少补液量,而且可获得经胃肠营养的有益效果。

(六)加强护理、防治并发症

有条件时应在 ICU 中动态监测患者的呼吸、心律、血压、尿量及动脉血气分析等,及时纠正酸碱失衡和电解质紊乱。注意预防呼吸机相关性肺炎的发生,尽量缩短病程和机械通气时间,加强物理治疗,包括体位、翻身、拍背、排痰和气道湿化等。积极防治应激性溃疡和多器官功能障碍综合征。

(七)其他治疗

糖皮质激素、肺泡表面活性物质替代治疗、吸入一氧化氮在 ALI 和 ARDS 的治疗中可能有一定价值,但疗效尚不肯定。不推荐常规应用糖皮质激素预防和治疗 ARDS。糖皮质激素既不能预防 ARDS 的发生,对早期 ARDS 也没有治疗作用。ARDS 发病>14d 应用糖皮质激素会明显增加病死率。感染性休克并发 ARDS 的患者,如合并肾上腺皮质功能不全,可考虑应用替代剂量的糖皮质激素。肺表面活性物质,有助于改善氧合,但是还不能将其作为 ARDS 的常规治疗手段。

第五节　呼吸衰竭

呼吸衰竭是由多种疾病引起的通气和/或换气功能障碍导致缺氧和二氧化碳潴留,而产生一系列病理生理改变的综合征。一般认为,在海平面大气压休息状态下,呼吸室内空气时,$PaO_2 < 7.98kPa(60mmHg)$和/或 $PaCO_2 > 6.65kPa(50mmHg)$时,作为呼吸衰竭的血气诊断标准。根据血气变化,将呼吸衰竭分为两型:Ⅰ型系指 PaO_2 下降而 $PaCO_2$ 正常或降低,多为急性呼吸衰竭的表现;Ⅱ型系指 PaO_2 升高,多为慢性呼吸衰竭或间有急性发作的表现,常见于阻塞性功能障碍的肺、支气管疾病。

一、病因

1. 气道病变引起的阻塞性通气功能障碍　支气管炎症、痉挛、肿瘤、异物及慢性阻塞性肺气肿时,由于气道不同程度的阻塞,肺泡通气不足,导致缺氧及 CO_2 潴留。

2. 肺组织损害引起的换气功能障碍　肺部炎症、水肿、血管病变、弥漫性肺间质纤维化、肺气肿、矽肺、ARDS 等,引起 V/Q 灌注比例失调,弥散面积减少或解剖分流增加,导致缺氧。

3. 胸廓活动减弱或呼吸肌衰竭引起的限制性通气功能障碍　胸廓严重畸形、严重脊柱后侧突、广泛胸膜增厚、大量胸腔积液气胸等引起胸廓活动受限制;脊髓灰质炎、多发性神经根炎、重症肌无力、呼吸肌负荷加重等引起呼吸肌活动减弱,均可使肺扩张受到影响,导致肺通气量减少。

4. 脑部病变引起的呼吸中枢功能障碍　脑部炎症、血管病变、肿瘤、外伤、代谢性或药物中毒等,直接或间接损害呼吸中枢,导致呼吸功能抑制,通气功能减弱。

二、临床表现

呼吸衰竭可使机体各器官和组织均受到不同程度的影响,但缺氧和二氧化碳潴留是其主要的病理生理和临床表现的基础。

(一)缺氧

中枢神经系统首先对缺氧最为敏感,其次为心血管系统和血液系统等。

1. 中枢神经系统　脑组织重量仅占全身重量的 2%,而需氧量却占总量的 25%,大脑耗氧量 3mL/(100g·min)。早期缺氧即可引起脑血管扩张,血流量增加,起到代偿作用。严重缺氧时扩张的血管血流缓慢,血管通透性增加及"离子泵"的作用减弱,致使脑水肿发生和颅压增高,同时亦可直接损伤脑细胞。临床表现主要有呼吸困难、呼吸频率和节律的异常、发绀、烦躁不安、谵妄、惊厥、昏迷,最终死亡。

2. 心血管系统　心肌的耗氧量为 10mL/(100g·min),2/3 用于心肌收缩。缺氧时首先是代偿性心率增快,心排血量增加,血压升高。严重缺氧时,心肌受到抑制,心率变慢,心排血量减少,血压下降,心律失常。缺氧使皮肤血管收缩,而脑和冠动脉血管扩张,但使肺小动脉收缩,导致肺动脉高压,加重右心室负荷,是引起肺心病的主要原因。

3. 血液系统　慢性缺氧,刺激骨髓红细胞系统反应性增生及肾小球旁细胞促使细胞生成

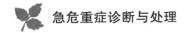

素分泌亢进,促使红细胞生成增加。临床表现为代偿性的续发性红细胞增多症。由于血液黏稠度增加,循环阻力加大,使右心负荷增重。

（二）二氧化碳潴留

二氧化碳潴留形成高碳酸血症,对各系统均产生有害影响,其中最严重的是中枢神经系统。

1. 中枢神经系统　二氧化碳潴留使血管扩张,脑血流量增加,早期起到代偿作用,但二氧化碳潴留持续存在和不断加重致使脑间质水肿发生,颅压增高。pH 值下降引起细胞内酸中毒,初期抑制大脑皮层,表现嗜睡,随后皮层下刺激增强,间接引起皮层兴奋,表现为兴奋、躁动不安、肌肉抽搐及其他神经精神症状的出现。晚期皮层和皮层下均受到抑制,即所谓"二氧化碳麻醉"而昏迷、死亡。

2. 心血管系统　早期使血管运动中枢和交感神经兴奋,儿茶酚胺释放,皮肤血管收缩,回心血量增加,使心律增快,血压升高,因亦可引起肺小动脉收缩,从而成为导致肺心病的原因之一。心肌内二氧化碳潴留,pH 下降,使心肌收缩无力和严重的心律失常。

3. 呼吸系统　二氧化碳潴留可兴奋呼吸中枢,使呼吸加深加快,但随着二氧化碳浓度的增加,呼吸中枢反而受到抑制。

（三）酸碱平衡失调

呼吸性酸中毒在 Ⅱ 型呼吸衰竭中最为常见,占 80% ,主要因通气功能障碍导致的二氧化碳潴留,H^+ 浓度的增加（$CO_2 + H_2O \leftrightarrow H_2CO_3 \leftrightarrow H^+ + HCO_3^-$）。代谢性酸中毒亦可合并存在,因缺氧状态下,无氧代谢引起乳酸增加和无机盐的积聚,实则为乳酸血症性酸中毒。此外由于利尿剂的使用（肺心病并发心衰）、大量葡萄糖的输入、肾上腺皮质激素的应用等,导致低钾和/或低氯血症引起的代谢性碱中毒。甚至出现复合性酸碱失衡,如呼酸合并代酸/呼酸合并代碱等。

（四）电解质紊乱

呼吸衰竭经常并发电解质紊乱,如高血钾症,多因缺氧或二氧化碳潴留,K^+ 自细胞内移至细胞外,而细胞外 H^+ 和 Na^+ 进入细胞内所致;低钾血症和低氯血症其原因已如上述;低钠血症,多与患者多汗、入量不足、利尿等因素有关。临床表现为疲乏无力、表情淡漠、肌肉痛性痉挛、血压低、脉搏细数、体位性晕厥等,严重者昏迷、死亡。

（五）肺性脑病（简称肺脑）

系指支气管、肺、胸疾病引起的缺氧和二氧化碳潴留所致的精神—神经症状的综合征,排除其他原因所引起的类似表现者称为肺性脑病。发生的机制主要是呼吸性酸中毒使脑细胞内 H^+ 浓度增加,pH 下降导致脑组织酸中毒所致。低氧血症对于肺性脑病的发生居次要地位。

（六）肺心病及心力衰竭

在支气管、肺、胸疾病的基础上,主要由于缺氧和二氧化碳潴留,引起肺小动脉收缩,加上其他因素,最终导致肺动脉高压,右心室增大,故称为慢性肺源性心脏病（肺心病）。当失去代偿能力即出现右心衰竭。

（七）其他组织器官的损害

包括胃肠道出血、肾功能不全、DIC 的出现等。

三、诊断

呼吸衰竭的诊断主要根据血气分析。在海平面大气压下静息状态，呼吸室内空气 PaO_2 ＜7.98kPa(60mmHg)和/或 $PaCO_2$ ＞6.55kPa(50mmHg)时，是作为呼吸衰竭的诊断标准。

四、鉴别诊断

呼吸衰竭需与呼吸功能不全相鉴别。后者系指在静息状态，PaO_2 ＞7.98kPa(60mmHg)和/或 $PaCO_2$ ＜6.55kPa(50mmHg)。当运动后，PaO_2 ＜7.98kPa(60mmHg)和/或 PaO_2 ＞6.55kPa(50mmHg)。

五、治疗

呼吸衰竭的治疗原则是积极控制感染，改善通气，纠正缺氧和二氧化碳潴留。

(一)控制感染

肺、支气管感染绝大部分是引起呼吸衰竭的主要原因，因此，迅速有效地控制感染是抢救呼吸衰竭的最重要措施。控制感染主要是消炎与引流并举。

1. 消炎　根据既往用药的情况与药物敏感试验选用抗生素。如无痰培养的条件，抗生素需联合使用，但对革兰阴性杆菌的控制应作为重点，并以大剂量、静脉滴注为宜。

2. 引流　祛痰方法有：

(1)增加水分，充足的水分供应是祛痰不可忽视的一环，包括多饮水和静脉输液(每日不少于 1000～1500mL)兼以雾化吸入、气管内滴入(气管切开者)等措施并用。

(2)降低黏度可使用氯化铵、必嗽平、痰易净、祛痰灵和糜蛋白酶等。

(3)解除痉挛，氨茶碱：是最常用的药物，对重症以静脉给药为宜，剂量 0.25～0.5g/d[0.2～0.4mg/(kg·h)]，有效血浆药物浓度为 $10\mu g/mL$；肾上腺素能 β 受体兴奋剂：有舒喘灵、喘乐宁、博力康尼和美喘清等。气雾剂有舒喘灵、喘乐宁、喘康速等。此外，近来又有喘宁碟干粉(舒喘灵)吸入剂问世，据悉有较好效果；肾上腺皮质激素，多用于重症支气管哮喘或喘息性支气管炎患者。用药原则：静脉、大量、短程。地塞米松 10～20mg/d 或琥珀酸氢化可的松 200～400mg/d。3～5d 后逐渐减量，改为口服。近几年来，类固醇气雾剂相继问世，具有皮质激素的作用，但因主要在支气管黏膜部位吸收而少有皮质激素的不良反应，并可部分替代静脉或口服给药。市售者有必可酮、必可松(丙酸培氯松)及必酮碟等。

(4)助咳排痰，每日定时翻身、拍背，每 2～3h 一次，并及时吸痰或鼓励咳痰。虽然方法简便，却有较好效果。

(二)氧气疗法

缺氧是引起呼吸衰竭的直接原因，因此，积极纠正缺氧是治疗的中心环节，但在氧疗过程中应注意以下几个问题：

1. 对Ⅱ型呼吸衰竭患者主张低流量(1～2L/min)、低浓度(24％～28％)持续给氧。吸氧浓度可按下列公式推算：

实际吸氧浓度％＝21＋4×O_2 流量(L)/min

力争在短期内将 PaO_2 提高到 7.80kPa(60mmHg)或以上,将 $PaCO_2$ 降至 7.31kPa(55mmHg)以下。如难以达到就借助于简易的人工辅助呼吸器。若在氧疗过程中 PaO_2 仍低于 7.31～8.0kPa(55～60mmHg),PaO_2 >9.3～10.64kPa(70～80mmHg),应考虑机械通气。

2.Ⅰ型呼吸衰竭　多为急性病,因无二氧化碳潴留,氧浓度可以提高到50%,流量4～5L/min,将 PaO_2 提高到9.3～10.6kPa(70～80mmHg)。待病情稳定后,逐渐减低氧浓度。

3.给氧途径　常规依次采用鼻塞法、鼻导管法、面罩法等。对危重患者常规给氧无效时,考虑气管插管或气管切开术行机械通气给氧。

4.给氧的温度与湿度　吸入的氧温度应保持在37℃,湿度80%左右。

(三)呼吸兴奋剂的使用

呼吸衰竭经常规治疗无效,PaO_2 过低,$PaCO_2$ 过高,或出现肺性脑病表现或呼吸节律、频率异常时,均可考虑使用。常用者有:

1.尼可刹米　直接兴奋呼吸中枢,使呼吸加深加快,改善通气。剂量:1.5～3.0g 溶于5%葡萄糖溶液500mL内,静脉点滴。总量<5.0g/d,一般3d为一疗程,无效即停用。不良反应:恶心、呕吐、颜面潮红、面部肌肉抽搐等,但少有发生。

2.吗乙苯吡酮　除具有直接兴奋呼吸中枢外,尚可通过颈动脉体化学感受器反射地兴奋呼吸中枢。该药特点是呼吸兴奋作用强,安全范围大,对改善低氧血症和高碳酸血症优于其他呼吸兴奋剂。剂量:140mg/次(成人),以5%葡萄糖稀释,静脉滴注,每分钟2～2.8mg。

3.阿米屈仑　本品为哌嗪衍化物,是外周性化学感受器激动剂,对改善通气功能,提高 PaO_2 ,降低 $PaCO_2$ 有较好的效果。一次用药作用可维持6h以上,安全范围较宽,是一种比较理想的呼吸兴奋剂。剂量:100mg/次,每日三次,口服。100mg/次,也可静脉注射。

(四)气管插管与气管切开术

1.适应证　肺性脑病或其早期经氧疗、呼吸兴奋剂等积极治疗后,PaO_2 继续下降,$PaCO_2$ 继续升高;痰液滞留不易排出。如病情变化急剧,危及生命,应立即行气管插管。估计病情不能短期恢复,以气管切开为宜。

2.优缺点　气管插管或气管切开,均利于氧疗和呼吸机的使用。后者利于气管内给药,减少气道阻力,减少死腔气,利于气管内的湿化和吸痰;缺点是护理和消毒隔离不当时,肺部易继发感染。前者简单易行,应急之举,但不宜久置。

(五)呼吸机的应用

1.适应证　经综合治疗后,呼吸衰竭患者仍严重缺氧,或 $PaCO_2$ 不断上升;肺性脑病早期或其患者呼吸频率>40次/min或<5～10次/min;自主呼吸微弱有意识障碍者;急性呼吸衰竭患者,短期吸入高浓度氧[80%～100%后,PaO_2 仍<7.98kPa(60mmHg)]。

2.呼吸机的选择　轻症可用507型呼吸器,操作简便,携带方便。但对严重、短期难以恢复的患者需采用机械人工呼吸机。

(六)纠正酸碱失衡与电解质紊乱

1.酸碱失衡

(1)呼吸性酸中毒:主要措施是积极改善通气,促使二氧化碳排除,已如前述。当 $pH<7.30$ 时应用三羟甲基氨基甲烷(THAM)进行纠正。该药是有机氨缓冲剂,与二氧化碳结合

后形成 HCO_3^-，使 $PaCO_2$ 下降，提高 pH 值。剂量为 3.64% 溶液 200mL 加 5% 葡萄糖 300mL 静脉滴注，每日 1～2 次。快速大量滴注可致低血糖、低血压、恶心、呕吐、低血钙和呼吸抑制，应加以注意。

（2）代谢性酸中毒：呼吸衰竭合并的代谢性酸中毒，多为乳酸性酸中毒，缺氧纠正后即可恢复。必要时可给 5% 碳酸氢钠纠正，如合并呼吸性酸中毒时不宜使用。因碳酸氢钠分解后形成更多的二氧化碳，使 $PaCO_2$ 更加增高。所以仍以选用 THAM 治疗为妥。

（3）代谢性碱中毒：主要由低钾和/或低氯所致，所以应积极补充氯化钾、谷氨酸钾、精氨酸等。严重低氯，可用 20% 氯化铵 15mL 加 5% 葡萄糖 300mL，静脉滴注。

2.电解质紊乱　常见的有低钾血症、低氯血症和低钠血症，多因摄入不足或排出过多所致，特别是利尿剂的使用不当。治疗主要是积极补钾、补氯，方法见前。低钠血症补充方法可按下列公式计算：

（正常血清钠－实测血清钠）×（体重×20%）＝应补充血钠量。首次剂量补充以总量的 1/3 为妥，尔后根据复查的血清钠再行调整。

（七）肺性脑病的防治

1.去除诱因　诱发肺性脑病的因素已如前述，但需要再次强调的是 Ⅱ 型呼吸衰竭 $PaCO_2$ 较高者禁用一切安眠药和镇静药。

2.积极改善通气　纠正缺氧和二氧化碳潴留是抢救肺性脑病的关键性措施。当常规治疗无效时应果断地于肺性脑病早期行气管插管或气管切开术，进行机械通气，确保二氧化碳的排出和缺氧的纠正。

3.呼吸兴奋剂的使用　肺性脑病或其早期是使用呼吸兴奋剂的适应证，已如前述。

4.肾上腺皮质激素　可改善脑细胞的活性和代谢，增加机体的应激性。于肺性脑病早期投予大剂量琥珀酸氢化可的松 400～600mg/d 或地塞米松 20～40mg/d，静脉给药，效果较好，疗程 3～5d。

5.脱水疗法　缺氧和二氧化碳潴留均可导致脑水肿，严重者可发生致命性脑疝，应进行脱水治疗。但对慢性阻塞性疾病引起的呼吸衰竭和肺性脑病具有血液黏稠度增加、痰液不易咯出、微栓塞容易形成的特点，多数人主张采取轻度和中度脱水，并给以足够的胶体溶液，再辅以冰帽、降温等物理性措施。

6.控制感染　积极控制感染，纠正酸碱失衡与电解质紊乱。

第六节　急性肺血栓栓塞症

肺栓塞是以各种栓子阻塞肺动脉系统为其发病原因的一组疾病或临床综合征的总称，包括肺血栓栓塞症、脂肪栓塞综合征、羊水栓塞、空气栓塞等。其中，肺血栓栓塞症占肺栓塞中的绝大多数，该病在我国绝非少见病，且发病率有逐年增高的趋势，死亡率高，但临床上易漏诊或误诊，如果早期诊断和治疗得当，生存的希望甚至康复的可能性是很大的。

肺血栓栓塞症为来自静脉系统或右心的血栓阻塞肺动脉或其分支所致疾病，以肺循环和呼吸功能障碍为其主要临床和病理生理特征。引起肺血栓栓塞症的血栓主要来源于深静脉

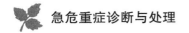

血栓形成。

急性肺血栓栓塞症造成肺动脉较广泛阻塞时,可引起肺动脉高压,至一定程度导致右心失代偿、右心扩大,出现急性肺源性心脏病。

一、病理与病理生理

引起肺血栓栓塞症的血栓可以来源于下腔静脉径路、上腔静脉径路或右心腔,其中,大部分来源于下肢深静脉,特别是从腘静脉上端到髂静脉段的下肢近端深静脉。肺血栓栓塞症栓子的大小有很大的差异,可单发或多发,一般多部位或双侧性的血栓栓塞更为常见。

(一)对循环的影响

栓子阻塞肺动脉及其分支达一定程度后,通过机械阻塞作用,加之神经体液因素和低氧所引起的肺动脉收缩,使肺循环阻力增加,肺动脉高压,继而引起右室扩大与右侧心力衰竭。右心扩大致室间隔左移,使左室功能受损,导致心排血量下降,进而可引起体循环低血压或休克;主动脉内低血压和右心房压升高,使冠状动脉灌注压下降,心肌血流减少,特别是右心室内膜下心肌处于低灌注状态。

(二)对呼吸的影响

肺动脉栓塞后不仅引起血流动力学的改变,同时还可因栓塞部位肺血流减少,肺泡无效腔量增大;肺内血流重新分布,通气/血流比例失调;神经体液因素引起支气管痉挛;肺泡表面活性物质分泌减少,肺泡萎陷,呼吸面积减小,肺顺应性下降等因素导致呼吸功能不全,出现低氧血症和低碳酸血症。

二、危险因素

肺血栓栓塞症的危险因素包括任何可以导致静脉血液淤滞、静脉系统内皮损伤和血液高凝状态的因素。原发性危险因素由遗传变异引起。继发性危险因素包括骨折、严重创伤、手术、恶性肿瘤、口服避孕药、充血性心力衰竭、心房颤动、因各种原因的制动或长期卧床、长途航空或乘车旅行和高龄等。上述危险因素可以单独存在,也可同时存在,协同作用。年龄可作为独立的危险因素,随着年龄的增长,肺血栓栓塞症的发病率逐渐增高。

三、临床特点

肺血栓栓塞症临床表现的严重程度差别很大,可以从无症状到血流动力学不稳定,甚至发生猝死,主要取决于栓子的大小、多少、所致的肺栓塞范围、发作的急缓程度,以及栓塞前的心肺状况。肺血栓栓塞症的临床症状也多种多样,不同患者常有不同的症状组合,但均缺乏特异性。

(一)症状

1. 呼吸困难及气促(80%～90%) 是肺栓塞最常见的症状,呼吸频率>20/min,伴或不伴有发绀。呼吸困难严重程度多与栓塞面积有关,栓塞面积较小,可基本无呼吸困难,或呼吸困难发作较短暂。栓塞面积大,呼吸困难较严重,且持续时间长。

2. 胸痛 包括胸膜炎性胸痛(40%～70%)或心绞痛样胸痛(4%～12%),胸膜炎性胸痛多为钝痛,是由于栓塞部位附近的胸膜炎症所致,常与呼吸有关。心绞痛样胸痛为胸骨后疼痛,与肺动脉高压和冠状动脉供血不足有关。

3. 晕厥(11%～20%)　主要表现为突然发作的一过性意识丧失,多合并有呼吸困难和气促表现。多由于巨大栓塞所致,晕厥与脑供血不足有关;巨大栓塞可导致休克,甚至猝死。

4. 烦躁不安、惊恐甚至濒死感(55%)　主要由严重的呼吸困难和胸痛所致。当出现该症状时,往往提示栓塞面积较大,预后差。

5. 咯血(11%～30%)　常为小量咯血,大咯血少见;咯血主要反映栓塞局部肺泡出血性渗出。

6. 咳嗽(20%～37%)　多为干咳,有时可伴有少量白痰,合并肺部感染时可咳黄色脓痰。主要与炎症反应刺激呼吸道有关。

（二）体征

1. 呼吸急促(70%)　是常见的体征,呼吸频率>20/min。

2. 心动过速(30%～40%)　心率>100/min。

3. 血压变化　严重时出现低血压甚至休克。

4. 发绀(11%～16%)　并不常见。

5. 发热(43%)　多为低热,少数为中等程度发热。

6. 颈静脉充盈或搏动(12%)。

7. 肺部可闻及哮鸣音或细湿啰音。

8. 胸腔积液的相应体征(24%～30%)。

9. 肺动脉瓣区第二音亢进,$P_2 > A_2$,三尖瓣区收缩期杂音。

四、辅助检查

1. 动脉血气分析　常表现为低氧血症,低碳酸血症,肺泡-动脉血氧分压差$[P_{(A-a)}O_2]$增大。部分患者的结果可以正常。

2. 心电图　大多数患者表现有非特异性的心电图异常。较为多见的表现包括$V_1 \sim V_4$的T波改变和ST段异常;部分患者可出现$S_I Q_{III} T_{III}$征(即Ⅰ导S波加深,Ⅲ导出现Q/q波及T波倒置);其他心电图改变包括完全或不完全右束支传导阻滞、肺型P波、电轴右偏、顺钟向转位等。心电图的动态演变对于诊断具有更大意义。

3. 血浆D-二聚体　D-二聚体是交联纤维蛋白在纤溶系统作用下产生的可溶性降解产物。对急性肺血栓栓塞有排除诊断价值。若其含量<500μg/L,可基本除外急性肺血栓栓塞症。

4. 胸部X线片　胸部X线片多有异常表现,但缺乏特异性。可表现如下:①区域性肺血管纹理变细、稀疏或消失,肺野透亮度增加。②肺野局部浸润性阴影,尖端指向肺门的楔形阴影,肺不张或膨胀不全。③右下肺动脉干增宽或伴截断征,肺动脉段膨隆以及右心室扩大征。④患侧横膈抬高。⑤少到中量胸腔积液征等。仅凭X线胸片不能确诊或排除肺栓塞,但在提供疑似肺栓塞线索和除外其他疾病方面具有重要作用。

5. 超声心动图　是无创的能够在床旁进行的检查,为急性肺血栓栓塞症的诊断提供重要线索。不仅能够诊断和除外其他心血管疾患,而且对于严重的肺栓塞患者,可以发现肺动脉高压、右室高负荷和肺源性心脏病的征象,提示或高度怀疑肺栓塞。若在右心房或右心室发现血栓,同时患者临床表现符合肺栓塞,可以作出诊断。超声检查偶可因发现肺动脉近端的血栓而确定诊断。

6.核素肺通气/灌注扫描(V/Q 显像)　是肺血栓栓塞症重要的诊断方法。典型征象是呈肺段分布的肺灌注缺损,并与通气显像不匹配。但由于许多疾病可以同时影响患者的通气及血流状况,使通气灌注扫描在结果判定上较为复杂,需密切结合临床。通气/灌注显像的肺栓塞诊断分为高度可能、中度可能、低度可能及正常。如显示中度可能及低度可能,应进一步行其他检查以明确诊断。

7.螺旋 CT 和电子束 CT 造影(CTPA)　由于电子束 CT 造影是无创的检查且方便,现指南中将其作为首选的肺栓塞诊断方法。该项检查能够发现段以上肺动脉内的栓子,是确诊肺栓塞的手段之一,但 CT 对亚段肺栓塞的诊断价值有限。直接征象为肺动脉内的低密度充盈缺损,部分或完全包在不透光的血流之间,或者呈完全充盈缺损,远端血管不显影;间接征象包括肺野楔形密度增高影,条带状的高密度区或盘状肺不张,中心肺动脉扩张及远端血管分支减少或消失等。CT 扫描还可以同时显示肺及肺外的其他胸部疾患。电子束 CT 扫描速度更快,可在很大程度上避免因心搏和呼吸的影响而产生伪影。

8.肺动脉造影　肺动脉造影为诊断肺栓塞的金标准。是一种有创性检查,且费用昂贵。发生致命性或严重并发症的可能性分别为 0.1% 和 1.5%,应严格掌握其适应证。

9.下肢深静脉血栓形成的检查　有超声技术;肢体阻抗容积图(IPG);放射性核素静脉造影等。

五、诊断与鉴别诊断

(一)诊断

肺血栓栓塞症诊断分三个步骤,疑诊—确诊—求因。

1.根据临床情况疑诊肺血栓栓塞症

(1)对存在危险因素,特别是并存多个危险因素的患者,要有强的诊断意识。

(2)结合临床症状、体征,特别是在高危患者出现不明原因的呼吸困难、胸痛、晕厥和休克,或伴有单侧或双侧不对称性下肢肿胀、疼痛。

(3)结合心电图、X 线胸片、动脉血气分析、D-二聚体、超声心动图下肢深静脉超声。

2.对疑诊肺栓塞患者安排进一步检查以明确肺栓塞诊断

(1)核素肺通气/灌注扫描。

(2)CT 肺动脉造影(CTPA)。

(3)肺动脉造影。

3.寻找肺血栓栓塞症的成因和危险因素　只要疑诊肺血栓栓塞症,即要明确有无深静脉血栓形成,并安排相关检查尽可能发现其危险因素,并加以预防或采取有效的治疗措施。

(二)急性肺血栓栓塞症临床分型

1.大面积肺栓塞　临床上以休克和低血压为主要表现,即体循环动脉收缩压<12.0kPa(90mmHg)或较基础血压下降幅度>5.3kPa(40mmHg),持续 15min 以上。需除外新发生的心律失常、低血容量或感染中毒症等其他原因所致的血压下降。

2.非大面积肺栓塞　不符合以上大面积肺血栓栓塞症的标准,即未出现休克和低血压的肺血栓栓塞症。非大面积肺栓塞中有一部分患者属于次大面积肺栓塞,即超声心动图显示右心室运动功能减退或临床上出现右心功能不全。

（三）鉴别诊断

肺血栓栓塞症应与急性心梗、ARDS、肺炎、胸膜炎、支气管哮喘、自发性气胸等鉴别。

六、急诊处理

急性肺血栓栓塞症病情危重的,须积极抢救。

（一）一般治疗

1. 应密切监测呼吸、心率、血压、心电图及血气分析的变化。

2. 要求绝对卧床休息,不要过度屈曲下肢,保持大便通畅,避免用力。

3. 对症处理　有焦虑、惊恐症状的可给予适当使用镇静药;胸痛严重者可给吗啡 5～10mg 皮下注射,昏迷、休克、呼吸衰竭者禁用。对有发热或咳嗽的给予对症治疗。

（二）呼吸循环支持

对有低氧血症者,给予吸氧,严重者可使用经鼻(面)罩无创性机械通气或经气管插管行机械通气,应避免行气管切开,以免在抗凝或溶栓过程发生不易控制的大出血。

对出现右心功能不全,心排血量下降,但血压尚正常的患者,可予多巴酚丁胺和多巴胺治疗。合并休克者给予增大剂量,或使用其他血管加压药物,如间羟胺、肾上腺素等。可根据血压调节剂量,使血压维持在 12.0/8.0kPa(90/60mmHg)以上。对支气管痉挛明显者,应给予氨茶碱 0.25g 静点,必要时加地塞米松,同时积极进行溶栓、抗凝治疗。

（三）溶栓治疗

可迅速溶解血栓,恢复肺组织再灌注,改善右心功能,降低死亡率。溶栓时间窗为 14d,溶栓治疗指征:主要适用于大面积肺栓塞患者,对于次大面积肺栓塞,若无禁忌证也可以进行溶栓;对于血压和右心室运动功能均正常的患者,则不宜溶栓。

1. 溶栓治疗的禁忌证

（1）绝对禁忌证,有活动性内出血,近期自发性颅内出血。

（2）相对禁忌证,2 周内的大手术、分娩、器官活检或不能以压迫止血部位的血管穿刺;2个月内的缺血性脑卒中;10d 内的胃肠道出血;15d 内的严重创伤;1 个月内的神经外科和眼科手术;难以控制的重度高血压;近期曾行心肺复苏;血小板计数低于 $100×10^9/L$;妊娠;细菌性心内膜炎及出血性疾病;严重肝肾功能不全。

对于大面积肺血栓栓塞症,因其对生命的威胁性大,上述绝对禁忌证应视为相对禁忌证。

2. 常用溶栓方案

（1）尿激酶 2h 法,尿激酶 20000U/kg 加入 0.9％氯化钠液 100mL 持续静脉滴注 2h。

（2）尿激酶 12h 法,尿激酶负荷量 4400U/kg,加入 0.9％氯化钠液 20mL 静脉注射10min,随后以 2200U/(kg·h)加入 0.9％氯化钠液 250mL 持续静脉滴注 12h。

（3）重组组织型纤溶酶原激活剂 50mg 加入注射用水 50mL 持续静脉滴注 2h。使用尿激酶溶栓期间不可同用肝素。溶栓治疗结束后,应每 2～4h 测定部分活化凝血活酶时间,当其水平低于正常值的 2 倍,即应开始规范的肝素治疗。

3.溶栓治疗的主要并发症为出血　为预防出血的发生,或发生出血时得到及时处理,用药前要充分评估出血的危险性,必要时应配血,做好输血准备。溶栓前宜留置外周静脉套管针,以方便溶栓中能够取血化验。

(四)抗凝治疗

可有效地防止血栓再形成和复发,是肺栓塞和深静脉血栓的基本治疗方法。常用的抗凝药物为普通肝素、低分子肝素、华法林。

1.普通肝素　采取静脉滴注和皮下注射的方法。持续静脉泵入法:首剂负荷量 80U/kg(或 5000～10000U)静脉注射,然后以 18U/(kg•h)持续静脉滴注。在开始治疗后的最初24h 内,每 4～6h 测定 APTT,根据 APTT 调整肝素剂量,尽快使 APTT 达到并维持于正常值的 1.5～2.5 倍(表 5—5)。

表 5—5　根据 APTT 监测结果调整静脉肝素用量的方法

APTT	初始剂量及调整剂量	下次 APTT 测定的间隔时间
测基础 APTT	初始剂量:80U/kg 静脉注射,然后按 18U/(kg•h)静脉滴注	4～6h
APTT<35s	予 80U/kg 静脉注射,然后增加静脉滴注剂量 4U/(kg•h)	6h
APTT 35～45s	予 40U/kg 静脉注射,然后增加静脉滴注剂量 2U/(kg•h)	6h
APTT 46～70s	无需调整剂量	6h
APTT 71～90s	减少静脉滴注剂量 2U/(kg•h)	6h
APTT>90s	停药 1h,然后减少剂量 3U/(kg•h)后恢复静脉滴注	6h

2.低分子肝素　采用皮下注射。应根据体重给药,每日 1～2 次。对于大多数患者不需监测 APTT 和调整剂量。

3.华法林　在肝素或低分子肝素开始应用后的第 24～48h 加用口服抗凝剂华法林,初始剂量为 3.0～5.0mg/d。由于华法林需要数天才能发挥全部作用,因此与肝素需至少重叠应用 4～5d,当连续 2 天测定的国际标准化比率(INR)达到 2.5(2.0～3.0)时,或 PT 延长至 1.5～2.5 倍时,即可停止使用肝素或低分子肝素,单独口服华法林治疗,应根据 INR 或 PT 调节华法林的剂量。在达到治疗水平前,应每日测定 INR,其后 2 周每周监测 2～3 次,以后根据INR 的稳定情况每周监测 1 次或更少。若行长期治疗,每 4 周测定 INR 并调整华法林剂量1 次。

(五)深静脉血栓形成的治疗

70%～90%的急性肺栓塞的栓子来源于深静脉血栓形成的血栓脱落,特别是下肢深静脉尤为常见。深静脉血栓形成的治疗原则是卧床、患肢抬高、溶栓(急性期)、抗凝、抗感染及使用抗血小板聚集药等。为防止血栓脱落肺栓塞再发,可于下腔静脉安装滤器,同时抗凝。

(六)手术治疗

肺动脉血栓摘除术适用于:

1.大面积肺栓塞,肺动脉主干或主要分支次全阻塞,不合并固定性肺动脉高压(尽可能通过血管造影确诊)。

2.有溶栓禁忌证者。

3.经溶栓和其他积极的内科治疗无效者。

七、预防

消除静脉血栓形成的条件,是预防本病发生的关键,对长期卧床、术后、老年、肥胖、癌肿、静脉疾病、心脏衰竭、过去曾有静脉血栓形成史,处于产褥期的妇女等易形成血栓的患者,应早期预防下肢静脉血栓形成,以减少肺栓塞的发生。

第七节　肺脓肿

肺脓肿是由于多种病因所引起的肺组织化脓性病变。早期为化脓性炎症,继而坏死形成脓肿。临床特征为高热、咳嗽和咳大量脓臭痰。胸部 X 线显示一个或多个的含气液平的空洞,如多个直径小于 2cm 的空洞则称为坏死性肺炎。多发生于壮年,男性多于女性。自抗生素广泛使用以来,本病的发生率已明显降低。

一、病因与发病机制

急性肺脓肿的感染细菌常为上呼吸道、口腔的定植菌。包括需氧、厌氧和兼性厌氧菌。90%的患者合并有厌氧菌感染,毒力较强的厌氧菌在部分患者可单独致病。常见的其他病原体包括金黄色葡萄球菌(金葡菌)、化脓性链球菌、肺炎克雷伯杆菌和铜绿假单胞菌。大肠埃希菌和流感嗜血杆菌也可引起坏死性肺炎根据感染途径,肺脓肿可分为以下类型:

(一)吸入性肺脓种

病原体经口、鼻咽腔吸入,为肺脓肿发病的最主要原因。扁桃体炎、鼻窦炎、齿槽脓溢或龋齿等脓性分泌物;口腔、鼻、咽部手术后的血块;齿垢或呕吐物等,在酒醉、神志不清、全身麻醉等情况下经气管被吸入肺内,造成细支气管阻塞,病原菌即可繁殖致病。有一部分患者未能发现明显的吸入性诱因,可能由于受寒、过度疲劳、全身免疫力低下、熟睡等原因,平时可能不引起致病的少量口腔污染分泌物吸入肺内而发病。本型常为单发性,其发生与解剖结构及体位有关。由于右总支气管较陡直,且管径较粗,吸入性分泌物易吸入右肺,故右肺发病多于左肺。在仰卧时,好发于上叶后段或下叶背段,在坐位时,好发于下叶后基底段。右侧位时,好发于右上叶前段和后段形成的脓亚段。病原体多为厌氧菌。

(二)血源性肺脓肿

皮肤创伤、感染、疖痈、骨髓炎、产后盆腔感染、亚急性细菌性心内膜炎等所致的败血症和脓毒血症,病原菌(多数为金葡菌)、脓毒栓子,经肺循环带至肺,引起小血管栓塞、发炎和坏死,形成脓肿。病变常为多发性,无一定分布,常发生于两肺的边缘部。

(三)继发性肺脓肿

在肺部其他疾病基础上,如某些细菌性肺炎(金葡菌、铜绿假单胞菌和肺炎克雷伯杆菌等)、支气管扩张、支气管囊肿、空洞性肺结核等产生继发感染而发病。支气管肺癌或误吸异物阻塞支气管,诱发引流支气管远端肺组织感染而形成肺脓肿。亦有肺癌本身迅速增长,以致血供不足,发生中央型坏死伴发感染形成脓肿。肺部邻近器官感染病变如膈下脓肿、阿米巴肝脓肿扩散蔓延穿破膈肌进入肺部,引起肺脓肿。此外,肾周围脓肿、脊柱旁脓肿、食管穿孔等,穿破至肺亦可形成脓肿。

二、诊断

(一)临床表现特点

多数患者可有受凉、口咽部与上呼吸道感染史或其他降低局部、全身抵抗力的诱因。起病急骤,患者畏寒、发热,体温多呈弛张热或(和)稽留热,达 39~40℃,全身关节及肌肉酸痛,乏力,胃纳差。伴咳嗽,随感染加重,痰量则逐渐增加。从干咳转为咳黏液痰或黏液脓痰。如感染不能及时控制,于发病后 10d 左右,咳嗽加剧,脓肿溃破入支气管,突然有大量脓痰及脓肿坏死组织咳出,痰量每日可达 300~500mL,或伴有不等量咯血。伴随大量脓痰的咳出,全身中毒症状明显减轻,热度迅速下降。腐臭脓痰提示厌氧菌感染,但无臭痰液亦不能排除厌氧菌,因为如微嗜氧和厌氧链球菌感染并不产生腐臭痰。典型肺脓肿痰静置后可分三层,上层为黏液及泡沫,中层为浆液,下层为脓块及坏死组织。如炎症波及局部胸膜可引起胸痛;病变范围较大,可出现气急。血源性肺脓肿多先有原发病灶引起的畏寒、高热等全身脓毒血症的症状,经数日至 2 周才出现肺部症状,如咳嗽、咳痰等,通常痰量不多,极少咯血。慢性肺脓肿患者有慢性咳嗽、咳脓痰、反复咯血、继发感染和不规则发热等,常呈贫血、消瘦、慢性消耗病态。肺脓肿的体征与肺脓肿的大小和部位有关,病变较小或位于肺脏的深部,可无异常体征;病变较大,脓肿周围有大量炎症,叩诊呈浊音或实音,听诊呼吸音减低,有时可闻湿啰音;血源性肺脓肿体征常阴性;慢性者有杵状指(趾)。

(二)辅助检查

1.血象 白细胞计数可达 $20×10^9/L$ 以上,中性粒细胞$>0.8~0.9$,核明显左移,常有中毒颗粒。慢性者血细胞无明显改变,但可有轻度贫血。

2.病原学检查 痰液涂片革兰染色检查、痰液培养、包括厌氧菌培养和药敏试验,有助于确定病原菌和选择有效的抗生素。通过环甲膜穿刺以细支气管导管在较深处吸取痰液分泌物或用经纤支镜双套管防污染技术采取深部痰液,不仅可减少口腔杂菌污染的机会,而且可提高痰菌检查阳性率。血源性者的血培养可发现致病菌。

3.X 线检查 肺脓肿的 X 线表现根据类型、病期、支气管的引流是否通畅以及有无胸膜并发症而有所不同。吸入性肺脓肿在早期化脓性炎症阶段,其典型的 X 线征象为大片浓密模糊炎性浸润阴影,边缘不清,分布在一个或数个肺段,与细菌性肺炎相似。脓肿形成后,大片浓密炎性阴影中出现圆形透亮区及液平面。在消散期,脓腔周围炎症逐渐吸收,脓腔缩小而至消失,最后残留少许纤维条索阴影。慢性肺脓肿脓腔壁增厚,内壁不规则,周围炎症略消散,但不完全,伴纤维组织显著增生,并有程度不等的肺叶收缩,胸膜增厚。纵隔向患侧移位,其他健肺发生代偿性肺气肿。血源性肺脓肿在一肺或双肺边缘部有多发的散在小片状炎症阴影或边缘较整齐的球形病灶,其中可见脓腔及液平面。炎症吸收后可呈现局灶性纤维化或小气囊。并发脓胸者,患侧胸部呈大片浓密阴影;若伴发气胸则可见液平面。侧位 X 线检查,可明确脓肿在肺脏中的部位及其范围大小。

4.CT 检查 CT 能更准确地定位及区别肺脓肿和有气液平的局限性脓胸、发现体积较小的脓肿和葡萄球菌肺炎引起的肺气囊腔,并有助于作体位引流或外科治疗。

5. 纤维支气管镜检查　应列为常规,可达诊断和治疗双重目的。若为支气管肿瘤,可摘取作活检,考虑外科根治手术;还可取痰液标本行病原学检查。如见到异物可摘(取)出,使引流恢复通畅。亦可借助纤支镜吸引脓液和病变部注入抗生素,促进支气管引流和脓腔的愈合。

(三)诊断注意事项

依据口腔手术、昏迷呕吐、异物吸入,急性发作的畏寒、高热、咳嗽和咳大量脓臭痰等病史,结合血象改变和胸部 X 线表现,可作出诊断。血、痰培养,包括厌氧菌培养,分离细菌,有助于作出病原诊断。有皮肤创伤感染,疖、痈等化脓性病灶,发热不退并有咳嗽、咳痰等症状,胸部 X 线检查示有两肺多发性小脓肿,可诊断为血源性肺脓肿。同时,应注意与以下疾病相鉴别:

1. 细菌性肺炎　早期肺脓肿与细菌性肺炎在症状及 X 线表现上很相似。细菌性肺炎中肺炎链球菌肺炎最常见,常有口唇疱疹、铁锈色痰而无大量黄脓痰;X 线胸片示肺叶或肺段实变,或呈片状淡薄性病变,边缘模糊不清,但无脓腔形成。其他有化脓性倾向的葡萄球菌、肺炎克雷伯杆菌肺炎等,痰或血的细菌培养与分离可作出鉴别。

2. 支气管肺癌　支气管肺癌阻塞支气管常常引起远端肺化脓性感染而形成肺脓肿。支气管肺癌形成肺脓肿的病程相对较长,有一个逐渐阻塞的过程,中毒症状不明显,脓痰量亦较少。阻塞性感染由于支气管引流不畅,抗菌疗效很难发挥。因此,在 40 岁以上出现反复肺部感染而抗生素治疗效果不满意的患者,均应考虑到支气管肺癌所致阻塞性肺炎,常规作纤支镜检查,排除支气管肺癌的可能。支气管磷癌本身亦可发生坏死液化形成癌性空洞,但无急性起病和明显中毒症状,临床多有刺激性咳嗽和咯血,胸部 X 线片示空洞常呈偏心、壁较厚、内壁凹凸不平,一般无液平面,空洞周围无炎症反应,外壁呈分叶状,有脐样切迹或细小毛刺。由于癌肿经常发生转移,故常见到肺门淋巴结肿大。纤支镜和痰脱落细胞学检查可明确诊断。

3. 空洞性肺结核　发病缓慢,病程长,常伴有结核毒性症状,如午后低热、乏力、盗汗、长期咳嗽、咯血等。病灶多位于肺上部。胸部 X 线片示空洞壁较厚,其周围可见结核浸润病灶,或伴有斑点、结节状病变,空洞内一般无液平面,有时伴有同侧或对侧的结核播散病灶。痰中可找到结核杆菌。但是一旦并发细菌化脓性感染时,急性感染症状和体征就会非常突出,阳性结核杆菌也可以因化脓性感染细菌的大量繁殖而难以检出,因此,没有过去典型结核病病史或临床表现的患者,极易将结核性空洞继发感染误诊为肺脓肿。如一时不能鉴别,可按急性肺脓肿治疗控制急性感染后,胸片即可显示纤维空洞及周围结核病变,痰结核杆菌也可能阳转。

4. 肺囊肿继发感染　与肺脓肿的临床表现和 X 线所见很相似。继发感染时,囊肿周围邻近肺组织亦可能有炎症浸润,囊肿内亦可能有液平,但炎症反应相对较轻,中毒性症状亦不如肺脓肿强烈,而且随感染的控制,炎症消散,囊肿壁薄、光洁整齐为其特征。若有感染前的 X 线片相比较,则更易鉴别。

三、治疗

肺脓肿的治疗原则是积极抗感染和加强痰液引流。

（一）控制感染

急性肺脓肿的感染细菌包括绝大多数的厌氧菌都对青霉素敏感，疗效较佳，常为首选药物。剂量根据病情，严重者每日静脉滴注 640 万～1000 万 U，分 4 次给予。在有效抗生素治疗下，体温约 3～10d 可下降至正常。此时可将静脉给药转换为口服给药。脆弱类杆菌对青霉素不敏感，可用林可霉素（洁霉素）0.6g 每日 2～3 次肌内注射，病情严重者可用 1.8g 加入 5％葡萄糖液 500mL 中静脉滴注；或克林霉素 0.15～0.3g，每日 4 次口服；或甲硝唑 0.4g，每日 3 次口服，或 0.2％甲硝唑注射液 250mL 静脉滴注，每日 2 次。早期经验性治疗应针对多种口腔菌群，可选择静脉应用青霉素、头孢菌素或第三代头孢菌素与克林霉素或甲硝唑联合，或者 β—内酰胺类/β—内酰胺酶抑制剂等。酗酒、护理院或医院获得性肺脓肿者应使用抗假单胞菌活性的第三、四代头孢菌素如头孢他啶和头孢吡肟联合克林霉素或甲硝唑；或 β—内酰胺类/β—内酰胺酶抑制剂、碳青霉烯类、氟奎诺酮（左氧氟沙星、环丙沙星等）之一联合应用克林霉素或甲硝唑。亚胺培南对肺脓肿的常见病原菌均有较强的杀灭作用，是重症患者较好的经验性治疗备选药物。血源性肺脓肿多为葡萄球菌和链球菌感染，可选用耐 β—内酰胺酶的青霉素类或头孢菌素，对 MRSA 则需用万古霉素。如为革兰阴性杆菌，则可选用第二、三代头孢菌素、氟奎诺酮类，可联用氨基糖苷类抗生素。如庆大霉素（16 万～24 万 U/d）、阿米卡星（丁胺卡那霉素，0.4～0.6g/d）、妥布霉素（160～240mg/d）等。有条件时最好参考细菌培养和药敏试验结果调整和选择抗生素。

抗生素疗程一般为 8～12 周左右，或直至临床症状完全消失，X 线片显示脓腔及炎性病变完全消散，仅残留条索状纤维阴影为止。

（二）痰液引流

祛痰药如氯化铵 0.3g，鲜竹沥 10～15mL，每日 3 次口服，可使痰液易咳出。痰浓稠者可用气道湿化如蒸汽吸入、超声雾化吸入等以利痰液的引流。体位引流排脓是缩短病程、加速病灶愈合、提高治愈率的重要环节，对一般情况好、发热不高的患者，使脓肿部位处于高位，在患部轻拍，每日 2～3 次，每次 10～15min。但对脓液甚多且身体虚弱者体位引流应慎重，以免大量脓痰涌出，不及时咳出而造成窒息。有明显痰液阻塞征象，可经纤支镜冲洗并吸引。贴近胸壁的巨大脓腔，可留置导管引流和冲洗。合并脓胸时应尽早胸腔抽液、引流。

（三）外科治疗

支气管阻塞疑为支气管肺癌者；慢性肺脓肿经内科治疗 3 个月，脓腔仍不缩小，感染仍不能控制；或并发支气管扩张、脓胸、支气管胸膜瘘；大咯血有危及生命时，需作外科治疗。

第八节　大咯血

声门以下呼吸道或肺组织出血，经口腔咯出者称为咯血。咯血量的多少视病因和病变性质而不同，但与病变的严重程度并不完全一致。一般认为，24h 内咯血量＞500mL 或一次咯血量＞100mL 者为大咯血。需要强调的是，对咯血患者病情严重程度的判断，不要过分拘泥于咯血量的多少，而应当结合患者的一般情况进行综合判断。对那些久病体衰或年迈咳嗽乏力者，即使是少量咯血亦可造成患者窒息死亡，故对这类患者亦应按照大咯血的救治原则进行救治。

一、临床特点

咯血因出血量的多少、出血速度的快慢、呼吸道通畅与否,其临床表现各异。仔细询问病史多有支气管疾病、肺部疾病及心血管疾病等原发疾病的表现。大咯血发生后,血从口鼻外涌,当来不及吐出时部分咽下发生呕血及黑粪。反复持续咯血出现循环容量不足时,可出现头晕、心悸、烦躁、面色苍白、血压下降等失血性休克的表现。若血块阻塞气道造成窒息,患者立即表现为胸闷、气促、烦躁不安、发绀、端坐呼吸,咯血突然中断,从口鼻腔中流出少量血液,这时呼吸困难加重、极度发绀、面色灰暗、张口瞪目、牙关紧闭、表情恐怖、大汗淋漓、肺部呼吸音消失,很快因窒息导致死亡。

二、诊断及鉴别诊断

（一）询问病史

初步判断出血的来源及原发疾病及有无窒息的可能,对于咯血的患者首先要确定是否是咯血。鼻腔、口腔、咽部以及消化道出血都可能被误诊为咯血,应注意鉴别。

（二）体格检查

听诊可以在以出血灶为中心范围内闻及水泡音及痰鸣音。

（三）辅助检查

一般经过询问病史和体检后,对大咯血的病因多可作出正确的判断。相关的辅助检查将有助于咯血的病因诊断。

1.血液学检查　血细胞分析是常规的检查,肺部感染、白血病、寄生虫病等都会有相应的异常改变。

2.痰液检查　通过痰涂片和培养,查找一般致病菌、结核菌、真菌、寄生虫卵及肿瘤细胞等。

3.X线检查　胸部X线片对咯血的诊断意义重大,应作为常规检查项目。

4.胸部CT检查　胸部CT是一项非侵袭性检查,能发现肺内细小病灶和隐匿性病灶,有助于病因未明咯血的诊断。高分辨CT在诊断支气管扩张和肺动静脉畸形引起的咯血中很有价值。对肺功能障碍者较为安全。但对活动性大咯血患者,一般应在咯血停止后进行。

5.支气管镜检查　支气管镜是快速诊断出血原因和部位的主要手段,其可以直视大气道中的出血部位,还可以发现气管与支气管黏膜的非特异性溃疡、黏膜下层的静脉曲张、结核病灶、肿瘤等病变,并可做病原学及病理学检查。原因未明的咯血者,应尽早考虑行气管镜检查。尽管在非致命性咯血患者接受气管镜检查的时机仍有争议,但人们普遍认为应尽早行气管镜检查。

6.支气管造影　目前,主要用于支气管扩张的患者行外科手术治疗前。随着高分辨CT广泛应用于临床,已基本取代支气管造影术诊断支气管扩张的方法。

7.血管造影　能显示血管结构,有助于发现出血的部位,是诊断肺栓塞和肺动静脉畸形的金标准。选择性支气管动脉造影可以明确出血的准确部位,还能够发现支气管动脉的异常,为支气管动脉栓塞治疗提供依据。对空洞肺结核、肺脓肿等疾患所引起的顽固性大咯血;以及怀疑有侵蚀性假性动脉瘤、肺动脉畸形存在者,应加做肺动脉造影。

8.核素显像　出血停止后行通气/灌注扫描有助于明确肺栓塞的诊断。

三、急诊处理

大咯血的急诊处理着重于在保持呼吸道通畅的情况下进行止血,并在此基础上给予病因治疗,并预防窒息和失血性休克等紧急情况的发生。

(一)一般治疗

1.环境安静　稳定患者情绪和解除顾虑,必要时可以使用小量镇静药,如地西泮。对频发或剧烈咳嗽者,可给予镇咳药,如喷托维林、依普拉酮或右美沙芬口服。必要时给予可待因口服。

2.加强护理　医护人员应指导患者通常取患侧卧位,如两肺均有病灶取半坐位。鼓励患者咳出滞留在呼吸道的陈血,以免造成呼吸道阻塞和肺不张。应予暂时禁食。随时观察血压、脉搏和呼吸情况,必要时配血备用。大咯血时不宜随意搬动。

3.对于老年体弱及病灶广泛者,禁用镇静药和镇咳药,以免抑制咳嗽反射,诱发窒息。要加强监护,以防万一。

(二)药物止血治疗

1.垂体后叶素　可以收缩肺小动脉、毛细血管,使肺内血流量锐减,肺循环压力降低,从而有利于肺血管破裂处血凝块的形成,达到止血目的。用法为垂体后叶素 5～10U 加入 25％ 葡萄糖溶液或生理盐水 20～40mL,缓慢静脉注射(10～15min);对反复咯血的患者可用垂体后叶素 10～20U 加入 5％葡萄糖溶液 250～500mL 中缓慢持续静脉滴注。咯血停止后减量维持 48h。用药过程中密切观察不良反应,若患者出现头痛、面色苍白、出汗、心悸、胸闷、腹痛、便意及血压升高等不良反应时,应注意减慢静脉注射或静脉滴注速度。停药后,其不良反应可自行消失。对患有高血压、冠心病、心力衰竭患者以及孕妇禁用。

2.酚妥拉明　为 α 受体阻断药,以扩张小动脉为主,可使肺内血液分流到四肢及内脏循环当中,造成肺动脉和支气管动脉压力降低,达到止血目的。对于使用垂体后叶素禁忌的高血压、冠心病、肺心病及妊娠等患者尤为适用。一般用量为 10～20mg 加入 5％葡萄糖溶液 250～500mL 中持续缓慢静脉滴入至血止后,减量维持观察 24h 可停药。

3.普鲁卡因　通过扩张血管、降低肺循环压力达到止血目的。用法为 25～50mg 加入 25％葡萄糖溶液 20～40mL 中缓慢静脉注射,之后 250～300mg 加入 5％葡萄糖溶液 250mL 中缓慢持续静脉滴注,用药前注意有无过敏史,应常规皮试。

4.盐酸氯丙嗪　能抑制和阻断外周 α 受体,通过扩张动、静脉、降低心脏的前、后负荷、减轻肺循环的压力、减少肺血流量起止血作用,同时能镇静、安定。适用于烦躁、恐惧感的患者。常用 6.25～12.5mg 静脉或肌内注射,3～4/d。

5.阿托品 1mg 或山莨菪碱 10mg　肌内注射或皮下注射,对大咯血患者亦有较好的止血效果。

6.其他止血药物　主要通过改善凝血机制,加强毛细血管及血小板功能而起作用,疗效不确切,只能作为大咯血时的辅助治疗。

(1)氨基己酸(6－氨基己酸)及氨甲苯酸(止血芳酸)：氨基己酸 4.0～6.0g 加入 5％葡萄糖溶液 250mL 中静脉滴注，或氨甲苯酸 0.1～0.2g 加入 25％葡萄糖溶液 20～40mL 中缓慢静脉注射或 0.2～0.4g 加入 5％葡萄糖溶液 250mL 中静脉滴注。

(2)酚磺乙胺(止血敏)：酚磺乙胺 0.25g 加入 25％葡萄糖溶液 40mL 缓慢静脉注射，1～2/d；或酚磺乙胺 1～2g 加入 5％葡萄糖溶液 250mL，静脉滴注，1/d。这类药物用量过大、时间过久应注意尿常规的变化，因为其通过肾排泄时抑制尿激酶，尤其当肾损伤时容易形成血凝块阻塞尿路，此外，还可以引起大量的纤维蛋白阻塞肾小管，导致急性肾功能损害。

(3)巴曲酶：是由巴西蛇(巴西蝮蛇属)的毒液经过分离和提纯而制备的一种血凝酶。可供静脉或肌内注射，也可供局部使用。成人每天用量 1.0～2.0kU，儿童 0.3～1.0kU，注意用药过量会使其功效下降。

(4)卡巴克络(安络血)：可以减少毛细血管渗漏，5～10mg，3/d，口服；维生素 K 参与凝血酶原合成，4mg，3/d，口服；鱼精蛋白注射液有对抗肝素的作用，对凝血功能异常或肝功能不全者可以选用，50～100mg 加入 25％葡萄糖溶液 40mL，缓慢静脉注射，2/d，连续使用时间不能超过 3d。

(5)云南白药：具有化淤止血的功效，能激活血小板，促进血小板聚集功能，加强止血作用。用法：云南白药胶囊每次 2 粒，4/d。

(三)气管镜下止血治疗

对不明原因的反复中等量以上的咯血，当内科治疗无效时，可经气管镜采取以下措施：

1.冷盐水灌洗，4℃冷盐水 50～100mL 注入出血肺段，停留 1min 后洗出。

2.局部滴注 0.1％肾上腺素 0.3～0.5mL。

3.局部滴注凝血酶 1000U/mL，5～10mL。

4.通过气管镜放置气囊导管，利用充气的气囊压迫止血。

(四)支气管动脉栓塞治疗

支气管动脉栓塞术适用于急性或反复大咯血经内科治疗无效、不明原因反复咯血及外科手术后再次咯血且无支气管动脉造影术禁忌证患者。进行支气管动脉栓塞治疗前，应先行支气管动脉造影，了解靶血管解剖、走形、与邻近血管的相互关系及与脊髓动脉有无共干。一旦出血部位明确以后，即采用可吸收性明胶海绵、氧化纤维素、聚氨基甲酸乙酯或无水乙醇等栓塞材料，将可疑病变的动脉尽可能全部栓塞。

(五)放射治疗

有文献报道，对不适合手术及支气管动脉栓塞的晚期肺癌引起的大咯血患者，局限性放射治疗可能有效。推测放疗引起照射局部的血管外组织水肿，血管肿胀和坏死，造成血管栓塞和闭锁，起到止血效果。

(六)手术治疗

对部分虽经积极的非手术治疗，仍难以止血，且其咯血量之大直接威胁生命的患者，应考虑外科手术治疗。

(七)大咯血窒息的抢救

1.清除积血，保持有效通气　迅速将患者置于头低足高俯卧位，或迅速抱起患者的双腿呈倒立位,使上胸部向下与地面成 45°～90°,托起头部背屈。打开口腔,轻拍胸部,利于血块咯出。若无效用吸痰管经鼻或气管插管吸出血块,并给予高浓度吸氧(35％～45％)。对于自主呼吸微弱、不能维持有效通气者应及时给予机械通气。尽快建立静脉通路,酌情给予呼吸兴奋药洛贝林 3mg 和(或)尼可刹米 0.375g 静脉注射,以改善通气。窒息解除后,胸部可放置冰袋,并鼓励患者将气道内积血咳出。加强生命体征监测,防止再度窒息。

2.防治感染　窒息缓解后,残存在气管和支气管内的积血阻塞气道,特别是深部的支气管阻塞更易发生感染,应常规使用抗生素治疗。

3.纠正酸中毒　由于机体的消耗,出血时血容量的丧失,窒息时缺氧、出汗,都会出现代谢性酸中毒,应及时给予碱性药物治疗。

(八)失血性休克的治疗

应积极补充血容量、输血、补液。

(九)吸入性肺炎的治疗

咯血后,患者常因血液被吸收而出现发热,若咯血后体温 38℃ 左右或持续不退,剧烈咳嗽,伴有白细胞总数升高、核左移,胸片示病变较前增多,均提示合并有吸入性肺炎或结核病灶播散的可能,应给予充分的抗生素或抗结核药物治疗。

(十)肺不张的治疗

由于大量咯血,血块堵塞支气管;或因患者极度虚弱,镇静药、镇咳药的用量过度,妨碍了支气管内分泌物和血液排出,易造成肺不张。肺不张的处理首先是引流排血或排痰,并鼓励和帮助患者咳嗽。最有效办法是在气管镜下进行局部支气管冲洗,清除气道内的堵塞物。

(十一)原发疾病的治疗

对于明确病因者应在止血的同时积极治疗原发疾病。

第九节　呼吸机的应用

一、概述

呼吸机,又称人工通气机或机械通气机,是对患者进行人工通气的电控、气动多功能仪器。随着科学技术的发展,微电脑技术在呼吸机领域中的应用,使呼吸机的种类和形式越来越多,但无论呼吸机的产品种类和型号如何改进,基本结构及工作原理大致相同。

(一)呼吸机的构成

呼吸机的基本结构包括控制、供气和呼气三部分。控制部分是呼吸机控制供气和呼气状态的主要结构,其各种参数均由人为设定;供气部分是给患者提供一定的吸气流量;呼气部分是让患者排出呼出气,呼气开始与结束及呼气末的压力均由控制部分控制。

1.供气部分　主要作用是提供吸气压力,让患者吸入一定量的吸气潮气量,并提供不同吸入氧浓度的新鲜气体,是呼吸机最重要的组成部分。

2.呼气部分　主要作用是配合呼吸机作呼吸动作。该部分在吸气时关闭,使呼吸机提供的气体能全部供给患者;在吸气末,呼气阀仍可以继续关闭,使之屏气;此部分只在呼气时才打开,使之呼气。

3. 控制部分　呼吸机的关键组成部分。根据控制原理的不同,分为气控、电控、微处理机或计算机控。控制部分可发出各种指令,使呼吸机产生所需要的动作。

(1)气控呼吸机:无需电源,在某种特定的环境很有必要,如急救呼吸机在担架上、矿井内等。

(2)电控呼吸机:这是模拟电路和逻辑电路构成的控制电路来驱动和控制电动机、电磁阀等电子装置的呼吸机,其参数精度高,可实现各种通气方式。微处理机或计算机控制型仍属于电控型,目前由于计算机技术的迅速发展,已被独立成一种控制类型;这种控制型呼吸机已解决了抗干扰、断电后的数据储存等问题,是目前最常采用的方法。

4. 安全阀　呼吸机有两种安全阀:①呼气安全阀,其工作原理是将溢流阀与气道系统相连接,以保证患者气道压在一个安全范围之内。②旁路吸入阀,在呼吸机正常工作时,该阀门关闭,但一旦供气中断,随患者吸气造成的管道负压可推动阀门,使空气进入管道系统,保证患者供气,避免窒息。

5. 空氧混合器　现代呼吸机都配置有精密的空氧混合器,可向患者提供不同氧浓度的气体。其可调范围为$21\%\sim100\%$。空氧混合器一般由平衡阀、配比阀、安全装置三部分构成。

(二)呼吸机的工作原理

正常生理状态下,机体的气体交换是通过吸气和呼气的节律性交替进行的。吸气时肋间肌收缩,膈肌下移,胸廓内容积增大,产生胸膜腔负压,使肺膨胀,形成肺泡内负压,外界气体被吸入肺泡内,进行气体交换;呼气时肺和胸廓的弹性回缩将肺内交换后的气体排出。由于这种通气是主动的负压吸气,被称为负压通气。呼吸机支持则是通过呼吸机将气体压入肺内以代替生理状态下的自然吸气过程,而呼气过程仍靠肺和胸廓的弹性回缩来完成,称为正压通气。

呼吸机气体控制的流程:空气和氧气通过空氧混合器按一定比例混合后进入恒压缓冲装置,以设定的通气模式和可在一定范围内调节的潮气量、分钟通气量、通气时序(通气频率、吸气时间、屏气时间)控制呼吸机的吸气阀,将混合气体送入吸气回路,经过接入吸气回路中的湿化器加温加湿后,经气管插管将气体送到患者肺内(气体交换),再通过控制呼吸阀将废气排出来,这样完成一个送气周期并不断地重复。

(三)呼吸机的类型

早期的呼吸机由简易人工气囊演变而来,为简单的机械装置,无自动调节和报警设置,通常根据驱动方式不同,分为气动型和电动型呼吸机。随着功能的增多和性能的不断完善,呼吸机的种类日趋多样,大致可分为定压型呼吸机、定容型呼吸机、多功能混合型呼吸机、高频呼吸机、负压呼吸机等。其中定压、定容和多功能混合型呼吸机又可归为正压呼吸机,是临床最常用的呼吸机,多功能混合型呼吸机集定压定容为一身,目前正朝智能化方向发展,是ICU的首选类型。

无论何种呼吸机,都应具备以下基本设置:空氧混合器,有效的吸入气加温加湿装置,较精确的潮气量、吸呼比、呼吸频率调节,可附加呼吸末正压或持续气道正压,药物雾化吸入装置和可靠的报警系统。

1.定压型呼吸机　通过在呼吸道产生正压,使气流进入气道和肺内,肺泡膨胀。随着胸廓和肺被动性地扩张,呼吸道内压力不断升高,当达到预定压力值后,气流中断;呼气时,呼吸机打开呼气阀,胸廓和肺被动性地萎陷或有负压产生呼气;当气道内压力不断下降,达到另一预定值后,呼吸机再次通过正压产生气流,并引起吸气;如此周而复始,呼吸机不断产生或辅助呼吸动作。

2.定容型呼吸机　定容型呼吸机同样是通过正压将预定的潮气量送入呼吸道或肺内,并将压力控制在一定范围内。当预定的潮气量达到后,呼吸机停止供气,气流中断,进入屏气或直接进入呼气状态;呼气时,呼吸机的呼气阀打开,肺和胸廓被动或主动性地回缩,气体排出,即产生呼气。这种由既定容量(潮气量或分钟通气量)控制或调节吸、呼气相切换方式的人工呼吸机称为定容型呼吸机。由于定容型呼吸机的潮气量或分钟通气量恒定,为保证供给设定的潮气量或分钟通气量,呼吸机可自动调节工作压力和气流速度,以克服由气道阻力增高、肺顺应性降低引起的通气量下降,目前临床应用范围相对较广。

3.高频呼吸机　高频通气是一种违反生理常规的特殊通气方式,是借助高压气源向气道内有节律地、短促地喷气,并以较小的潮气量、较高的通气频率达到间歇正压通气的目的。高频通气具有高呼吸频率(>60 次/分)、低潮气量($\leqslant$解剖死腔)、低气道压力、循环干扰小且无需密闭气道,吸入氧浓度可以保证等特点。

(四)呼吸机治疗的适应证与禁忌证

1.适应证　应用呼吸机的主要目的是预防、减轻或纠正由各种原因引起的缺氧与二氧化碳潴留,所以呼吸机治疗的主要适应证是缺氧和二氧化碳潴留。有时也可应用呼吸机作肺内的雾化吸入治疗。

其适应证主要为各种原因导致的呼吸衰竭的治疗性通气,包括以下几点。

(1)神经肌肉疾患。

(2)上呼吸道阻塞。

(3)急性呼吸窘迫综合征(ARDS)或其他原因的肺水肿、肺炎、支气管哮喘。

(4)因镇静药等应用过量导致昏迷、呼吸中枢抑制。

(5)心肌梗死或充血性心力衰竭合并呼吸衰竭。

(6)慢性阻塞性肺疾患患者呼吸衰竭急性恶化等。

呼吸机也可用于预防性通气治疗,即在开胸手术后、败血症、休克、严重外伤情况下,估计患者在短时间内有发生呼吸功能不全可能时,可预防性应用呼吸机治疗。

2.禁忌证　呼吸机治疗没有绝对的禁忌证,相对禁忌证有以下几点。

(1)低血容量性休克。

(2)严重肺大疱和未经引流的气胸,尤其是张力性气胸,在未建立胸腔闭式引流时禁忌应用呼吸机治疗。

(3)肺组织无功能。

(4)大咯血在气道未通畅前,也禁忌呼吸机治疗。

(五)呼吸机常用模式的选择

呼吸机治疗的模式很多,选择时主要参照各种通气模式的特点和患者的具体病情考虑。

1. 机械控制通气机械控制通气（controlled mechanical ventilation,CMV）　也称间歇正压通气（intermittent positive pressure ventilation,IPPV）为目前治疗中最常用的通气方式。吸气时由呼吸机产生正压,将气流送入肺内;随吸气动作进行,压力上升至一定水平或吸入的容量达到一定水平,呼吸机即停止供气,呼气阀打开时,患者的胸廓回弹和肺动性地萎陷,产生呼气。主要适用于各种以通气功能障碍为主的呼吸衰竭患者。

2. 间歇正、负压通气（intermittent positive negative pressure ventilation,IPNPV）　这是一种吸气相正压、呼气相转为负压的机械通气方式。呼吸机在吸气相产生正压,将气体压入肺内:呼气相转为负压,帮助呼气。应用 IPNPV 时,通气机在吸、呼气相均进行辅助呼吸。目前临床已很少使用。

3. 持续正压气道通气（continuous positive airway pressure,CPAP）　这是指在患者有自主呼吸条件下,整个呼吸周期内,均人为地施以一定程度的气道内正压（高于大气压）。主要用于有自主呼吸的患者,故也可以理解为自主呼吸状态下的呼气末正压。在 CPAP 通气方式时,呼吸机通过一定的吸气压力,在吸气相产生持续的正压气流;呼气相时,呼气的活瓣系统对呼出气也给予一定的阻力,以使吸、呼相的气道压均高于大气压。患者则是通过按需活瓣或伺服系统,借助持续的正压气流（正压气流＞吸气气流）系统,进行自主呼吸。其主要优点是吸气时恒定的持续的正压气流＞吸气气流,使潮气量增加,故患者感到吸气省力,呼气作功减少。此外,增加功能残气量,防止气道闭合和肺泡萎陷的作用可能较 PEEP 明显。

4. 间歇指令通气和同步间歇指令通气

（1）间歇指令通气（intermittent mandatory ventilation,TMV）:是在自主呼吸基础上,给患者规律性地,间歇性地触发指令潮气量,将气体强制送入肺内,提供患者所需的通气量,以保持动脉血气正常。主要用于呼吸运动不稳定和通气量有变动者,使撤机过程更为安全。由于 IMV 与自主呼吸不同步可能出现人机对抗,故 IMV 已不常应用。

（2）同步间歇指令通气（synchronized intermittent mandatory ventilation,SIMV）:为 IMV 的改良方式。指呼吸机在每分钟内,按预先设置的呼吸参数（频率、流速、容量、吸/呼比等）,给予患者指令性呼吸。患者可以有自主呼吸,且自主呼吸的频率、流速、容量、吸/呼比等不受呼吸机的影响。应用 SIMV 时,呼吸机的供气则由患者的自主呼吸触发,即使是指令性通气,也与辅助性机械通气相同。

IMV/SIMV 主要用于脱机前的训练和过渡,也可用于一般的常规通气,如部分呼吸情况相当平稳或正常的情况下。应用脱机前准备时,可将 IMV/SIMV 的呼吸次数由正常水平逐渐减少,直至完全脱机。

5. 压力支持通气（pressure support ventilation,PSV）　这是一种辅助通气方式,即在有自主呼吸的前提下,每次吸气都接受一定水平的压力支持,以辅助和增强患者的吸气能力,增加患者的吸气深度和吸入气量。应用 PSV 时,需设定吸气压力或称支持压力,故这种支持压力是可以自行设置和任意调节的。吸气压力随患者的吸气动作开始,并随吸气流速减少到一定程度或患者有呼气努力而结束。应用此模式时事先只需设定吸气压力和触发敏感度,患者可独立控制吸、呼气时间,并与压力支持共同调节吸气流量和潮气量。该模式适用于自主呼吸能力不足,但神经调节无明显异常的患者。

6.反比通气(inverse rate ventilation,IRV) 这是一种特殊的通气方式。在应用 IRV 方式时,呼吸的吸气时间大于呼气时间,吸/呼比值改为(1~4):1。该模式的优点是由于吸气时间大于呼气时间,使吸气峰压降低,且呼气时间短,致使部分气体保留于肺内,增加了肺的功能残气量,使气道产生自发的 PEEP,改善气体的弥散。缺点是对于有自主呼吸患者,需用肌松剂抑制患者的自主呼吸,同时对心血管有抑制作用。IRV 总的效应是改善顺应性差的肺组织的通气,使部分肺泡复张;改善通气/灌流比例失调,降低肺内分流;改善低氧血症。IRV的适应证是肺组织严重受损,伴严重低氧血症的 ARDS 患者。其不良反应:平均气道压升高,加重对循环干扰。患者通常不能耐受这种非生理性的通气方式,因此需用镇静剂及肌松剂完全打断患者的自主呼吸,进行完全控制的机械通气。

7.双气道正压通气(biphasic positive airway pressure,BIPAP/Bi-Level) 为一种双水平 CPAP 的通气模式,自主呼吸在双相压力水平均可自由存在。高水平 CPAP 和低水平CPAP 按一定频率进行切换,两者所占时间比例可调。设置指标:呼吸频率(RR),吸气时间,吸气压力(高压力,Phigh),呼气压力(低压力 Plow)。VT 决定于两压力差及患者肺组织的顺应性及阻力,BIPAP/正比 Bi-Level 最大特点是由于其特有的"开放通气系统"(open system),在整个机械通气过程中允许患者自主呼吸,从而减少"人-机对抗",减少呼吸做功及镇静、肌松剂的应用;Bi-Level 更可保证吸呼同步,并在高压相进行压力支持;患者在这一通气模式下可完成从机械通气开始到撤机的全过程。

8.自动化通气模式自动化通气模式的类型

(1)压力调节容量控制(pressure regulated volume control,PRVC)。

(2)容量支持(volume support,VS)。

(3)适应性压力通气(adaptive pressure ventilation,APV)。

(4)适应性支持通气(adaptive support ventilation,ASV)。

自动通气的特点是由计算机程序控制,对患者每一次呼吸时的肺力学功能(顺应性、阻力)进行持续监测,并根据监测结果自动调节下一次吸气时的压力值。这样,患者每一次的VT 均在最低压力下(而不是固定压力)完成的,从而降低了机械通气可能造成的压力伤及容量伤。这种高度智能型自动化的通气模式将成为今后呼吸机的发展趋势。

(六)呼吸机的常用参数

1.呼吸频率(frequency,f) 这是指每分钟内机械通气的次数,这是呼吸机治疗最常用的参数。呼吸频率设置合理,有利于减少呼吸肌作功,有助于自主呼吸和机械通气的协调。呼吸频率按健康人的频率调节:成人 14~20 次/分;儿童 16~25 次/分;婴儿 28~30 次/分。

2.潮气量(tidal volum,VT) 这是指平静呼吸时每次吸入或呼出的气量,正常人一般为8~10ml/kg。在机械通气时,VT 是指患者通过呼吸机每一次吸入或呼出的气量。

3.每分钟通气量(MV) 与 VT 的临床价值基本相同。每分钟通气量(MV)=通气频率×潮气量。正常人为 8~7L/min。

4.吸/呼时间比(I/E) 这是指吸气与呼气时间各占呼吸周期中的比例,是重要的机械通气参数。正常情况一般 I/E 为 1:(1.5~2.5)(平均 1:2)。慢性阻塞性肺气肿及高碳酸血症患者的呼气时间宜长,I:E=1:(2.5~4)。限制性通气障碍及呼碱患者呼气时间宜短,吸气适当延长,I：E＝1：1。I：E＝1.5：1 为反比通气。

5.吸气压力　呼吸机治疗均是应用正压吸气,以抵消胸、肺的弹性阻力使肺膨胀,一般以能达到满意 VT 的最低通气压力(15～20cmH$_2$O)为妥。影响通气压力的因素很多,其中呼吸机的工作压力、设置的潮气量、患者的气道阻力与通气压力成正比,一般主张通气压力应＜25cmH$_2$O。

6.吸入氧浓度(FiO$_2$)　在呼吸机治疗初期,为迅速纠正低氧血症,可以应用较高浓度的FiO$_2$(＞60％),但持续时间应＜6h,避免氧中毒。FiO$_2$ 设置的原则是能使患者 PaO$_2$ 维持在60mmHg 的最低 FiO$_2$ 水平。

7.呼吸末气道正压(positive end－expiratory pressure,PEEP)　自主呼吸或正压通气时呼气终末肺内气道压力等于大气压(0)。呼气末气道正压作用为增加功能残气量,防止肺泡萎陷,张开已萎陷的肺泡－改善通气/灌流比,减少分流量。其副作用是胸腔内压增加,回心血量减少,血压可能下降,降低肾脏、肝脏及内脏灌流;妨碍颅内静脉回流,增加颅内压。

使用呼吸机初,一般不主张立即应用或设置 PEEP。因为 PEEP 有加重心脏负担,减少回心血量及心排量,易引起肺气压伤等可能,在能不用的情况下,应该尽量避免。临床上根据患者情况选择"理想 PEEP"的标准:

(1)吸入 FiO$_2$≤0.5。

(2)PaO$_2$≥60mmHg。

(3)足够的心输出量,常用范围为 5～19cmH$_2$O。

临床应用 PEEP 治疗应以 2cmH$_2$O 的幅度增加或减少。

8.吸气暂停时间(pause time)　一般为 0.6s,不超过 1s。

9.触发灵敏度　指患者可以将呼吸机带起来的难易程度,触发系统的功能是使呼吸机同有自主呼吸的患者进行同步通气,一般设于敏感水平即容易触发状态。压力触发时通常为 1～3cmH$_2$O,流量触发则为 3～6L/min,具体应根据患者自主吸气力量大小调整。

10.湿化器温度　为了提高吸入气体的温度和湿度,一般设置在 28～32℃。

11.叹气(sigh)　这是指一定的时间给 1～2 倍的潮气量,目的是使一般呼吸中没有通气的肺泡得到通气,时间和通气量由机器内定或医生设定。目前先进的呼吸机已不再设"sigh"装置,而用更符合生理的 PEEP 代替。

12.报警　不同的呼吸机有不同的报警项目。

(1)气道压力报警:多数呼吸机有气道压力报警,提示气道有无堵塞或漏气。报警界限设置:正常人一般气道峰压为 20～25cmH$_2$O,高界设在峰压加 20cmH$_2$O,低界设在峰压减10cmH$_2$O。

①造成气道压突然升高的原因包括以下几点:

a.肺外因素:呼吸机管道梗阻(扭折、挤压),气管内插管扭曲、管道内分泌物梗阻、导管套囊嵌顿阻塞导管开口,气管导管滑入一侧支气管。

b.肺内原因:气管、支气管痉挛,分泌物阻塞,张力性气胸,"人－机对抗",肺顺应性降低。

②造成气道压突然下降的原因包括以下几点:

a.各种管道连接松脱,整个通气系统内有漏气现象。

b. 人工气道气囊松气。

c. 呼吸机供气系统压力不足。

d. 呼吸机本身出现故障。

(2)容量监测:吸气 VT、呼气 VT、每分钟通气量;报警限定在每分钟通气量上下 20%。通气量不足报警见予以下几点。

①呼吸机参数调节和设置不合理。

②呼吸机故障:管道系统漏气,管道系统扭曲、堵塞,呼吸机工作压力过低,气源故障(氧气和压缩空气),呼吸机各种传感器失灵。

③患者气道压过高。

④辅助呼吸模式时,患者呼吸力量不足:容量报警的高水平限制不如低水平限制有价值,主要在于提醒人们重视和防止实际 VT 或 MV 高于所设置水平状况的出现,多见于患者自主呼吸增强的情况下。

(3)呼吸频率(RR):自主呼吸患者应监测呼吸频率(RR),无特殊原因长时间 RR>35 次/分,会导致呼吸衰竭。报警上下限一般定在正常范围。自主呼吸模式下应监测呼吸停止时间;患者呼吸停止时间>15s,呼吸机报警,并在 15~60s 内开始自动转入控制呼吸模式。

(4)吸入氧浓度(FiO₂):由于呼吸机治疗中吸入氧浓度过高或过低均不尽人意,过高会引起氧中毒,过低不能满足患者纠正缺氧需要,所以,必须控制吸入氧浓度。FiO₂ 报警水平可根据病情由操作者设定上下限,也可由呼吸机自动报警,其范围为所设定 FiO₂ 的±(4%~6%)。

(5)吸入气体温度:先进呼吸机设有持续监测吸入气体温度的装置,是防止湿化器内温度过高或过低的保险装置。温度过高可能引起呼吸道灼伤,温度过低又妨碍对吸入气体的加温和湿化。湿化器温度一般设 30~40℃。

(6)气源供应故障:主要原因见于氧气或空气压力不足,应通知中心供氧室调整或更换氧气瓶以保证供气压力。

(7)断电报警:主要见于停电或电源插头脱落等。

(8)呼吸机机械故障:应及时更换呼吸机并通知工程师检修。

二、方法与步骤

(一)呼吸机的使用

1. 呼吸机使用前的检查　呼吸机使用前一般要正确连接管路和模拟肺,检查并确认气源有足够压力后连接气源,打开气源阀门并调整输出压力;连接电源,通电试机,观察机器有无故障,呼吸回路有无漏气,参数能否根据需要设置,参数显示是否准确,并运行 30min 左右,检查设置参数和显示参数是否一致,是否稳定,有无漂移,以便决定机器是否可用。

(1)气密性检查:连接呼吸机气源和外部管道,包括湿化器,设定强制通气方式,将吸气时间设为最大,压力设在工作压力以上,测试时用手堵住 Y 形管的出口,观察气道压力情况以确定呼吸机密闭性。

(2)气源供气检查:将呼吸机管路接好,接上模拟肺,设定需要的分钟通气量/潮气量,然后用控制通气方式通气,观察呼吸机工作压力变化。

（3）呼吸机设置参数检查：主要检查各种报警如压力上、下限报警,窒息报警和触发灵敏度等实际值与设置值是否一致。

2.呼吸机的使用步骤

（1）根据呼吸机的种类不同按照说明书安装,将湿化器安装在湿化器架上,倒无菌蒸馏水至所需刻度,呼吸机管道按照送气、呼气的顺序连接好并接好温度传感器和呼气末二氧化碳浓度探头。

（2）连接好呼吸机主机、空气压缩泵、湿化器电源并开机。

（3）连接好氧气及压缩空气(或开压缩机开关)。

（4）根据病情调节好呼吸机参数,确定各报警限。

（5）调节湿化器温度值,试机并确认呼吸机工作状态。

（6）将呼吸机与已经建立的人工气道连接,开始机械通气,随时监测患者心率、心律、血压、血氧饱和度、潮气量、分钟通气量、呼吸频率及气道压等变化。

（7）听诊双肺呼吸音,检查通气效果,30min后行血气分析并根据结果作必要的通气参数调整。

3.呼吸机使用期间的维护　呼吸机在使用过程中除了患者需要持续监测心率、心律、血压、血氧饱和度、潮气量、分钟通气量、呼吸频率及气道压等变化并做好各项常规护理外,呼吸机也需要做好维护。主要包括以下几点。

（1）经常添加湿化罐内蒸馏水,使之保持在所需刻度处。

（2）积水瓶应始终处于最低位,随时倾倒积水瓶内的冷凝水,避免水返流入机器或患者气道内。

（3）查看积水瓶是否接紧,管道是否漏气、有无打折。

（4）查看空气进气口端或空气压缩机出气端的气水分离器有无积水,机器的散热通风口有无堵塞现象,每日清洗压缩机通风口过滤网和进气口过滤海绵。

（5）呼吸机可自锁的轮子要锁住,防止机器移动。

（6）电源插头应插得牢固,不宜把过多插头插在一个插座板上。

（7）长时间使用呼吸机时应每周更换呼吸回路,使用一次性湿热交换器患者一般每24h应给予更换。

4.呼吸机使用后的保养　呼吸机一次使用时间无论长短都要清洗、消毒、维护和保养。主要按照说明书要求定期更换易损件、调试或校正有关参数。内外管路按照各种呼吸机随机附带的说明书拆卸和安装需要清洁、消毒、保养和维护的各个部件。压力或流量传感器较为贵重,清洁时注意保护好测量部分和不允许接触水的部分。主机内部的清洁、吸尘、调试和保养要求由专业工程技术人员完成。机器外部应用500mg/L的含氯消毒液擦拭后再用清水擦拭,呼吸机面板用75％乙醇擦拭,每日至少一次。呼吸回路应一用一消毒,长期使用时每周更换并采取高水平消毒,建议使用一次性呼吸回路。

（二）呼吸机治疗期间的监测

1.常规监测　在呼吸机治疗期间,应注意观察患者的体温、脉搏、呼吸、血压、皮肤、神志变化及尿量等。体温升高通常是感染的一种表现,体温下降伴皮肤苍白湿冷,则是休克的表现,应找出原因,采取相应措施。由于呼吸机治疗时气道内压增高,回心血量减少,可引起血压下降,心率反射性增快。另外,呼吸机治疗可抑制患者吸气,尤其是潮气量大时,可导致自主呼吸停止。如患者通气不足,缺氧或二氧化碳潴留时,则首先表现为意识状态的改变,可有烦躁、意识障碍、惊厥等症状。如果患者呼吸道通畅,呼吸机治疗得当,缺氧和二氧化碳潴留缓解,则患者发绀改善,神志会逐渐转为清醒。

注意采用视、触、叩、听等简单的检查监测手段取得直观的临床数据,肺部听诊以监测呼吸音变化和是否有异常呼吸音。呼吸机治疗时,两侧胸廓活动应对称,两侧肺呼吸音的强弱应一致;否则提示气管插管进入一侧气管或有肺不张、气胸等情况。

注意观察有无自主呼吸与呼吸机对抗。主要表现为自主呼吸激动,呼吸频率增快,与呼吸机不同步,结果导致呼吸困难、通气不足或气体交换不良。清醒患者可表现为猛烈地摇头、疯狂地敲打床边,甚至企图自行拔掉气管插管等。因呼吸机每次送气都与自主呼吸发生对抗,使气道压力过高而报警。

(1)发生人机对抗的常见原因有以下几点:

①呼吸机失灵或调节不当。

②呼吸道梗阻,如导管扭曲、分泌物堵塞导管等。

③自主呼吸过于急促。

④全身性疾病的影响,如败血症、高热等。

⑤精神因素:由于疼痛刺激、意识变化及长期应用呼吸机的痛苦,使患者精神极度紧张,总感到气短,导致呼吸激动。

(2)人机对抗的处理:发现患者自主呼吸与机械通气对抗,应首先让患者暂时脱离呼吸机,并用简易呼吸器以纯氧进行人工呼吸。同时检查呼吸机性能,必要时应行动脉血气分析、胸部 X 线检查以确定气管导管位置,是否存在肺部病变等。主要针对原因进行处理。

①适当增加潮气量或呼吸频率,以过度通气来减弱患者的自主呼吸。

②采用控制通气者可改为 IMV。

③适当应用镇静药、镇痛药或肌肉松弛药,以减弱自主呼吸。

2. PaO_2、SaO_2 或 sPO_2 监测　$PaO_2<60mmHg$ 是判断患者是否存在低氧血症的标准,接受呼吸机治疗的患者,通常也以此作为低氧血症是否纠正的标准。当患者接受呼吸机治疗后,低氧血症已被纠正,即 $PaO_2\geq60mmHg$,说明所设置的有关纠正低氧血症的呼吸机参数基本合理;若低氧血症仍未得到满意地纠正时,应分析原因调整呼吸机参数。

持续 SaO_2 或 sPO_2 监测,是目前临床应用较多且极为普遍的监测方法。sPO_2 监测的优点是简便易行,除能替代持续 SaO_2 监测外,还能间接反映 PaO_2 的变化,能减少有创性动脉血气分析穿刺之苦。

3. $PaCO_2$ 和 $P_{ET}CO_2$ 监测

(1)$PaCO_2$ 是判断呼吸性酸、碱中毒的主要指标。呼吸性酸中毒预示通气不足,即高碳酸血症;呼吸性碱中毒预示通气过度,即低碳酸血症。虽然 $PaCO_2$ 的正常值是 $35\sim45mmHg$,但应用呼吸机治疗时,一般以 $PaCO_2<35mmHg$ 作为过度通气的指标,以 $PaCO_2>50mmHg$ 作为判断通气不足的指标。

(2)$P_{ET}CO_2$ 是呼吸末的 CO_2 分压,主要反映或代表 $PaCO_2$,$P_{ET}CO_2$ 正常值是 $38mmHg$。

持续监测 $P_{ET}CO_2$ 替代 $PaCO_2$ 监测能免去反复抽取动脉血气监测 $PaCO_2$,能指导合理调节呼吸机的某些参数,预防和纠正过度通气所致的呼吸性碱中毒。

4.动脉血气分析监测　动脉血气分析是判断通气和氧合情况的主要依据,是呼吸机治疗的重要监测指标。通过血气分析可以:①判断血液的氧合状态,指导呼吸机的合理调节。②判断机体的酸碱平衡情况。③与呼吸监测结合起来判断肺气体交换情况。

一般在应用呼吸机治疗后 30min 应常规作动脉血气分析。以后每当呼吸机参数有较大的调整,均应在 30min 后再作一次动脉血气分析,直至达到所设置的呼吸机参数基本符合患者的需要或者原有的缺氧和酸碱失衡已得到纠正。

5.胸部 X 线监测　是呼吸机治疗患者的常规监测项目之一。由于呼吸机治疗患者不能轻易搬动,胸部 X 线摄片监测只能在床边进行。胸部 X 线可帮助明确人工气道的位置、发现肺水肿及并发症(气胸、皮下气肿等)、发现肺部感染、肺不张等;同时也是决定患者是否接受呼吸机治疗或脱离呼吸机的重要指标之一。一般在呼吸机治疗前、治疗期间以及停止呼吸机治疗前均需行 X 线检查。

6.呼吸力学监测　主要指呼吸道阻力和肺顺应性的动态监测。同一个患者,应用同样的机器,监测所得的呼吸道阻力和肺顺应性变化值,可用于患者的病情和肺部力学的判断。

7.血流动力学监测　对接受呼吸机治疗的患者,进行血流动力学监测,其价值在于进一步了解呼吸机对患者血流动力学影响的情况,指导人们更加合理地应用各种不同的通气模式,有效地预防各种并发症,尤其是干扰血流动力学的并发症。

8.尿液的监测　尿量、尿比重及渗透压的测定方法简单易行,且意义重大。呼吸机治疗可能合并有肾功能不全及血管升压素(抗利尿激素)分泌增多,使尿量发生变化。

9.心电图监测　机械通气时易发生心律失常,所以应常规持续心电监护,并可根据心电图 ST 段的变化来判断心肌的供血情况。

10.血液的生化检查　血经蛋白和血细胞比容的变化可以判断有无血液浓缩或消化道出血的发生;电解质的检查对于综合治疗有很大的益处;尿素氮对判断肾功能及血容量有价值;长期用呼吸机者应查肝功能。

11.颅内压监测　对于脑外伤、颅脑手术后应用呼吸机者,若有条件可行颅内压监测,以观察呼吸机治疗对颅内压和脑灌注压的影响,并指导脑水肿治疗。

12.气道温度监测　呼吸机多配有恒温湿化器,可将吸入气体加温到 $32\sim38℃$。若湿化器内的水耗干,气道温度可升高,所以一般要监测吸入气体温度,并设报警限,以防气道烧伤。

(三)呼吸机的撤离

1.撤离呼吸机的标准　呼吸机治疗后患者病情改善、呼吸功能逐渐恢复,需考虑停用呼吸机,符合下述标准者可停用。

(1)中枢神经功能正常、清醒、定向力好。

(2)所需呼吸机治疗的基础疾病或创伤已稳定或得到明显改善,能自主摄入一定的热量、营养状态和肌力良好。

(3)败血症已得到控制。

(4)循环功能基本稳定,心脏指数$>2L/(min \cdot m^2)$。

（5）呼吸功能明显改善，自主呼吸强，需呼吸机支持的通气量应<180ml/(kg·min)。

（6）FiO_2<40％时，PaO_2≥60mmHg。

（7）PEEP≤10cmH_2O。

2.撤离呼吸机的步骤　呼吸机撤离的难易程度主要取决于两个因素：①患者原先的肺功能状况，原有肺功能不全的患者，容易因呼吸机依赖而出现脱机困难。②原发病对肺功能损害的程度及是否有肺部并发症的影响，如肺部感染常常是脱机困难的主要原因。撤机一般在白天进行，晚上让患者充分休息，直到患者能完全依靠自主呼吸为主。如呼吸机撤离困难，呼吸机治疗超过1周的患者至少应维持自主呼吸24～48h方能拔除气管导管。

（1）直接撤离：主要适用于原先肺功能状况良好，因为某种急性疾病或突发因素造成呼吸衰竭、需要应用呼吸机支持的患者。首先降低呼吸机辅助条件，如逐步降低PEEP和PSV水平，直至完全去除；同时逐渐降低FiO_2水平至<40％为宜。若呼吸机辅助条件降至上述水平后，患者的氧合仍能保持在较好的水平（PaO_2>60mmHg、SaO_2>90％），可以直接撤除呼吸机。

（2）分次或间断撤离主要是针对原有肺功能不全、因某种原发病对肺功能损害严重或者是并发肺部感染等的患者，撤离呼吸机的标准基本达到，但十分勉强时，可以采用分次或间断撤离呼吸机的方法。首先加强宣教与心理护理，解除其心理负担和顾虑，同时做好营养支持和肺功能锻炼等。对脱机困难或没有足够把握的患者，采用一定的通气模式，作为撤离呼吸机的过渡。

①SIMV：通过逐渐降低SIMV的呼吸次数，使自主呼吸次数逐渐增加。在呼吸机的协助下，增加患者呼吸肌肉活动，使患者在体力及精神上得到支持。待SIMV频率降至5次/分时，若患者呼吸平稳、血气大致正常、能较好地维持通气和氧合即可考虑脱机。

②PSV：采用PSV作为过渡措施的通气模式，开始可逐渐增加PSV的压力支持水平，以利肺、胸廓的充分膨胀，做被动性的肺功能锻炼；以后可逐渐降低PSV的压力支持水平，一旦当压力支持水平下降至一定水平或完全撤除后，患者仍能维持较好地呼吸时，意味着脱机的条件成熟，可以试行脱机。

③SIMV+PSV：对有呼吸肌衰竭的患者，可先采用PSV增加肺的膨胀度；然后在逐渐降低PSV压力的同时，应用SIMV的通气模式；待PSV完全撤除后，再逐渐降低SIMV的通气支持次数，直至达到可以脱机的次数（5次/分）时，如果自主呼吸可以达到满意的氧合状态，即可以考虑脱机。

④CPAP：可以单独应用，也可与SIMV+PSV合用。方法与PSV基本相同，压力逐渐降低，自主呼吸频率也要兼顾，过快时应寻找原因，并及时更换通气模式。

（3）间断脱机：指将脱机的时间分开，先是逐小时，即每日分次脱机几小时；以后视情况逐渐增加脱机的次数或延长每次脱机的时间；最后还可以改成逐日或白天脱机、夜间上机等，直至完全停用。有些患者即使应用特殊的通气模式或功能，仍无法脱机时可采用间断脱机的方法。间断脱机的时间，依脱机的难易程度而异，有的仅需数天，有的却可能需要数周。

3.拔管　有时因患者病情复杂，病情发展难以预料，在撤除呼吸机后可适当延长人工气道保留时间，通过气管插管或气管切开造口置管让患者吸氧，同时观察患者一般情况及血气结果以证实患者再次呼吸机治疗可能性极小时,即可考虑拔管。

(1)拔除气管插管拔管之前需对患者作适当解释。患者取半坐位,先用简易呼吸器给予人工呼吸,使患者吸氧同时肺部充分扩张。然后吸引气道、口腔内的分泌物,尤其要吸引导管外气囊周围的分泌物。在抽尽气囊内的气体后迅速拔管。拔管后立即让患者咳嗽、咳出气道内分泌物以确保呼吸道通畅。拔管一般应选择在上午进行,以便监护。有些患者拔管后可能出现喉头水肿,表现为吸气性呼吸困难,即患者吸气时胸骨上窝及气管和软组织发生回缩,伴吸气性哮鸣音。对于轻度水肿者,可立即经静脉注射皮质激素或雾化吸入肾上腺素;重症者,应立即选用较小的气管导管重新插管或紧急气管切开造口置管。

(2)拔除气管切开造口置管:方法与气管插管拔除大致相似,拔除后需用无菌纱布覆盖造口,当患者咳嗽或说话时,应用手按压该部位,一般造口几日后可闭合。在拔管后的几小时内宜禁食,以后可先进流食,如无误吸再进普通饮食。

三、常见并发症及处理

呼吸机治疗并发症的发生常与呼吸参数的设置和调节不当、呼吸机故障和护理不善有关。

(一)呼吸系统并发症

1.肺部感染　人工气道的建立,使上呼吸道正常防御功能丧失,医源性交叉感染和分泌物引流不畅均为促发肺部感染的因素,而广谱抗生素的长期应用,又为真菌感染创造了条件。接受呼吸机治疗患者肺部感染的临床表现与普通肺部感染患者相同,由于呼吸机支持期间患者不能说话,不会有咳嗽、咳痰等主诉,因此肺部感染主要是通过对呼吸道分泌物外观颜色、黏稠度等方面的观察,结合体温、血象、胸片及分泌物的病原学检查等判断。

呼吸机相关性肺炎(ventilator associated pneumonia,VAP)是呼吸机治疗最为常见并发症,是指无肺部感染的患者,在气管插管或气管切开行呼吸机治疗48h后所并发的肺部感染。中华医学会呼吸病分会所制定的《医院获得性肺炎诊断和治疗指南》将VAP定义为使用机械通气48h后X线胸片检查显示肺部有浸润阴影或出现新的浸润阴影,查体肺部可闻及湿啰音,同时具备:①白细胞$>10 \times 10^9$/L。②体温37.5℃以上。③呼吸道有脓性分泌物。④从支气管分泌物中分离出病原菌或新的病原菌之一者。

预防与处理措施包括以下方面:严格掌握气管插管或气管切开适应证;加强呼吸道管理,严格无菌操作;加强口腔护理,预防和减少胃内容物和定植菌的反流误吸;加强气道湿化,按需吸痰,维持气道通畅;合理镇静,有计划实施唤醒,评价治疗效果;定期做分泌物细菌培养,针对性应用抗生素;定期床旁胸部摄片,明确感染范围,配合体表定位理疗,必要时行纤维支气管镜下肺泡灌洗。对于长期应用呼吸机治疗和广谱抗生素的患者,警惕有无霉菌感染,及时治疗。加强教育,严格落实手卫生。

2.肺不张　常见的原因有气管插管过深导管插入单侧支气管、分泌物引流不畅造成分泌物或痰栓的堵塞、氧中毒引起吸收性肺不张等。一侧肺不张时,体征明显。如气管向患侧移位,患侧肺的语颤音增强,呼吸音减低或消失。胸部X线显示气管和纵隔阴影均向患侧移位,肺不张的部位肺纹理增多、密集,水平裂上抬或下移等。一旦明确有肺不张,应立即采取必要的措施,除翻身、叩背、吸痰外,还应向气管内注水充分湿化,选择有一定弧度的吸痰管,按照气管解剖角度分别深入左、右支气管,耐心地多次抽吸,方有可能解除肺叶支气管的阻塞。倘若是导管位置不对,可以及时地调整,适当地将导管向外拔,直至两肺呼吸音相等。

3. 气压伤 这是呼吸机治疗最严重的并发症之一。造成气压伤的直接原因是吸气压峰值异常升高和吸气平台压过高。气压伤多发生于 ARDS、哮喘持续状态和肺炎患者以及原有慢性阻塞性肺疾患患者,主要表现为气胸、纵隔气肿、皮下气肿和气腹等。呼吸机治疗期间如患者出现烦躁不安,心率增快;血压下降,气管移位,颈胸部皮下气肿,患侧胸部叩诊呈鼓音,呼吸音消失,应考虑气压伤(气胸)可能。一旦气胸诊断明确,应立即进行排气减压。没有条件立即进行排气减压(即胸腔闭式引流),应即刻停止应用呼吸机,以免胸膜腔内压越来越高,肺组织受压加重。

4. 机器肺 这是指患者长期依赖呼吸机支持而无法撤机。原因有长期高 FiO_2、潮气量过大或吸气压力过高,肺泡表面活性物质减少致顽固性肺不张,肺组织纤维化以及肺透明膜形成等。处理是从接受机械通气的早期就应严格限制 FiO_2 在 70% 以下,并尽早逐步调低,FiO_2 >70% 不应超过 24h;患者病情稳定后,就应采用辅助通气模式,加强呼吸肌的功能锻炼,制定撤机方案,尽早撤机。

(二)循环系统并发症

呼吸机应用时对循环的不利影响,主要表现为回心血量减少、心输出量下降和血压下降,可同时伴有中心静脉压增高、心率增快和尿量减少,多见于持续正压通气患者。对循环功能紊乱严重的患者,应配合使用血管活性药物和补足血容量。预防和治疗的主要措施是去除容易产生低血压的原因,如机械通气前应尽可能地补足血容量,机械通气的压力选择在能达到治疗效果的最低水平。如果出现心律失常立即采取相应措施。

(三)消化系统并发症

呼吸机治疗能有效纠正低氧血症和二氧化碳潴留,对胃肠道功能无疑有保护作用。呼吸机治疗对胃肠道最大的不利影响是胃肠充气。

1. 腹胀 由胃肠道胀气引起。对症治疗措施:持续胃肠减压,服用胃肠动力药物,肛管排气等。

2. 肝瘀血 机械通气可使肝静脉、门静脉压力升高,产生肝瘀血和淤胆等改变,但多为可逆性,不需特殊处理。

3. 消化道出血 多为应激溃疡所致,通常用制酸剂可预防。一旦出现大出血征象,应立即置胃管定时用冰盐水灌洗,注入凝血酶粉等治疗。

(四)与人工气道有关的并发症

1. 导管套囊压力过高,长时间压迫气管造成局部缺血、黏膜糜烂溃疡、出血、气管软骨软化等,拔管后形成瘢痕狭窄,严重者形成气管-食管瘘。预防措施有以下几点:

(1)选用高容量低压套囊导管,必要时采用双腔套囊管,轮换固定。

(2)加强导管套囊内压力监测,用压力计测定套囊内压 1/8h,保持压力为 20~25mmHg,避免超过气管黏膜毛细血管静水压(25mmHg)。

2. 气管内导管插入过深,进入右支气管,造成左肺不张,形成肺内分流。低氧血症。预防

158

措施:插管后应听诊双肺呼吸音,妥善固定导管,拍 X 线胸片,再根据导管的位置调整其深度。

3. 长时间经口插管的患者,可合并口腔压迫性溃疡。预防措施为口腔护理至少 6h 一次,保持口腔清洁,并改变导管在口腔内位置。

4. 经鼻腔插管应预防上颌窦炎。

四、无创正压通气

无创正压通气(Noninvasive positive pressure ventilation,NPPV)是指不经人工气道(气管插管或气管切开)进行的通气,是通过鼻面罩将呼吸机与患者相连,由呼吸机提供正压支持而完成通气辅助的人工通气方式。NPPV 原则上可以用于各种情况的呼吸衰竭如肺挫伤等所致的呼吸障碍、急性呼吸窘迫综合征早期及重症哮喘等多种疾病。无创正压通气与有创通气相比,NPPV 的好处是避免了气管插管或气管切开相关的并发症,可使患者感觉更舒适;可减少镇静剂的用量;保留上呼吸道的防御功能,允许咳嗽、咳痰,允许讲话和吞咽;使用方便灵活;而且 NPPV 也提供了建立或撤除机械通气的最大灵活性。由于 NPPV 的这些优势,目前临床应用越来越广泛。

(一)应用无创正压通气的指征

1. 呼吸空气时 $sPO_2<90\%$,经动脉血气分析 PaO_2 证实$<60mmHg$ 存在呼吸衰竭。

2. $PaCO_2/FiO_2$ 达到 ALI 和(或)ARDS 的标准,且胸片提示肺部状况恶化。

3. 吸氧 5L/min 时,$sPO_2<93\%$或 $PaO_2<70mmHg$;静息时出现严重呼吸窘迫且呼吸频率超过 30 次/分。

(二)无创通气改有创通气的指征

1. 行 NPPV 后 2h 内呼吸困难症状无缓解。呼吸频率、心率、血气分析指标无改善或出现恶化。

2. 出现呕吐、严重上消化道出血。

3. 气道分泌物增多,排痰困难。

4. 出现低血压、严重心律失常等循环系统异常表现。

(三)NPPV 使用期间护理

1. 一般护理 选用 NPPV 专用鼻面罩,且注意与患者面部大小合适。患者可取半卧位、坐位、仰卧位,保持头、颈、肩在同一水平,使气道通畅。餐后 2h 宜取半卧位以防止误吸。

2. 严密监测 密切观察体温、脉搏、呼吸、神志、尿量等变化,并根据血气结果及时调整呼吸机参数。加强监护,发现问题及时解决。

(1)一看:看患者的精神状态、体位、鼻面罩对皮肤的压迫情况、氧流量、湿化效果、模式及参数的设置、人机同步性能等。

(2)二试:用手试探鼻面罩的周围有无漏气、固定带的张力是否适宜(以伸进 2 个手指为宜)、脉率及节律等。

(3)三听:听呼吸机工作的声音;漏气装置在不同压力相的漏气声音与患者呼吸动作是否相吻合。

(4)四问:询问患者的感受及要求,可以让患者用简单的文字或手势来表达。

（5）五检测：是指通过仪器检测，包括呼吸频率、心率、脉搏血氧饱和度（sPO₂）、血气分析等进行疗效判断。

3.保持呼吸道通畅　在 NPPV 治疗前及治疗过程中协助患者翻身拍背，鼓励患者做有效咳嗽、咳痰，注意气道的湿化，也可根据病情间歇饮水。

4.心理护理　向患者说明治疗目的、配合治疗的重要性，说明呼吸机的工作原理以及连接和拆除方法。指导患者有规律地放松呼吸，随机吸气、呼气，慢慢调节自己的呼吸与机器同步。

5.并发症护理

（1）幽闭恐惧：与用无创通气前对患者的指导不够有关。在使用前，应向患者说明 NPPV 的重要性、大致原理、过程、可能的感受及配合要领，尤其强调在使用的第一时间必须有专人在患者床边对其进行指导；消除其恐惧心理，使患者能够配合和适应；及时调整鼻面罩及呼吸机参数；向患者讲明鼻面罩连接和拆除的方法，以备患者有呕吐或胃内容物反流时能及时摘掉面罩；患者氧合指数及血气指标改善应及时告诉患者，增强其信心，提高患者的依从性。

（2）胃肠胀气：与无创通气时气体流量大，气体在进入呼吸道的同时，也有部分气体进入了消化道有关。对策：嘱患者在呼吸时要缓慢均匀的呼吸；尽量不要张口呼吸；告知患者呼吸机会随着患者的呼吸送气和放气；调整合适的吸气末正压值和呼气末正压值，尽量使吸气压不超过 2.45kPa，必要时可行胃肠减压和加用胃动力药。

（3）湿化不良：与雾化不充分有关。对策：对 NPPV 患者，除使用呼吸机自带的湿化罐外，还要使用一次性的雾化装置；告诉患者尽量用鼻呼吸，要增加水的摄入；鼓励排痰，并以人工辅助排痰；雾化液中可遵医嘱加入稀疏痰液的药物，如沐舒坦、糜蛋白酶等。

（4）鼻面部压伤：与鼻面罩系带勒的过紧有关。对策：选择和配戴合适的鼻面罩；在使用无创鼻面罩时，不要固定过紧，周围应用纱布或棉垫保护；对于面部较瘦或颧骨突出的患者，鼻面罩周围有空隙时，将空隙处用棉垫填塞；使用中随时观察面罩移位情况，及时调整。

第六章　消化系统急危重症

第一节　急性胃肠炎

本病是常见的内科疾病,发病原因多与饮食不当、进食不洁食物有关,尤以后者为多见。起病前多有进食过多生冷、粗糙或刺激性食物(如烈酒、浓茶、辛辣食物),服用某些对胃肠黏膜有刺激性的药物,食用被细菌或其毒素污染的食物(如沙门菌、嗜盐菌、金黄色葡萄球菌毒素、肠道病毒等)等病史。

一、诊断

起病常急骤,多在进食后数小时至 24h 内发病。表现为上腹不适或疼痛、恶心、呕吐及食欲不振,伴肠炎者则有腹泻,粪便为水样或烂便,每日数次至十余次不等。细菌感染者可伴恶寒及发热,但发热一般不高。严重病例可因呕吐及腹泻导致失水、酸中毒及休克。体检一般腹壁柔软,仅有上腹及脐周轻度压痛,无肌卫或腹肌强直等腹膜刺激征,肠鸣常亢进。

二、治疗

(一)一般治疗

卧床休息,祛除病因,视病情可短期禁食或流质饮食。纠正失水及电解质紊乱。

(二)对症治疗

腹痛者可局部热敷,应用阿托品、溴丙胺太林(普鲁本辛)、颠茄酊等解痉止痛药。也可针刺足三里、内关等穴位。呕吐者可予多潘立酮(吗丁啉)10mg,每日 3 次,口服;或 10mg,每日 1 次,肌注。腹泻频繁可选用下列止泻药物:①次碳酸铋 1～2g 或碳酸钙 2～4g,每日 3～4 次。②洛哌丁胺(易蒙停),首剂 6mg(2 粒),以后视腹泻情况,适当调节剂量,通常每日 2～12mg。③地芬诺酯(苯乙哌啶),每次 2.5～5mg,每日 3～4 次。复方苯乙哌啶片(每片含苯乙哌啶 2.5mg、阿托品 0.025mg),1/2～2 片,每日 2～3 次,口服。由于苯乙哌啶可抑制呼吸,故不适用于儿童。

(三)抗菌药物治疗

对伴有寒战、发热、白细胞升高,粪便镜检有多量白细胞,疑有细菌感染者,可酌情使用抗菌药物。一般可选用氯霉素、新霉素、磺胺类、黄连素、喹诺酮类(如诺氟沙星、环丙氟沙星

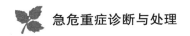

等)等。

第二节　急性胃扩张

急性胃扩张是指在短期内胃和十二指肠上段的极度扩张,胃腔内大量气体、液体和食物潴留而致的一种综合征。通常为某些内外科疾病或麻醉手术的严重并发症。它可以造成腹胀、腹痛及呕吐,体内严重脱水和电解质丢失,酸碱失衡以及血容量缩减和周围循环衰竭。胃壁因过度伸张变薄或因炎性水肿而增厚,或因血运障碍致胃壁坏死穿孔引起腹膜炎,甚至休克。十二指肠横部受肠系膜上动脉的压迫,可能发生压迫性溃疡。任何年龄均可发病,但以21～40 岁男性多见。病死率在18％～20％。

一、病因与发病机制

器质性疾病和功能性因素均可引发急性胃扩张。常见有以下原因。

1.外科手术　外科手术以腹部大手术和迷走神经切断术后常见。这类手术可直接刺激躯体或内脏神经,引起胃自主神经功能失调,胃动力神经反射被抑制,造成胃平滑肌功能失常,胃壁张力减弱而形成扩张。术后给氧、鼻饲物可使大量气体进入胃腔;或未能有效的胃肠减压和过早拔管;或过早、过量进食等因素而发生扩张。由于麻醉的因素造成食管上段括约肌松弛,大量气体进入胃内形成扩张。

2.压迫、梗阻　各种原因引起的胃肠扭转、嵌顿性食管裂孔疝以及各种原因所致的十二指肠壅积症、十二指肠肿瘤及异物、小肠梗阻、股疝等均可引起急性胃扩张;幽门附近的病变,如脊柱畸形、环状胰腺、胰腺癌等偶可压迫胃的输出道而引起急性胃扩张;躯体部位上石膏套后1～2d 引起的石膏套综合征,可引起脊柱伸展过度,十二指肠受肠系膜上动脉压迫引起急性胃扩张。

3.创伤　尤以上腹部急性挫伤,致使腹腔神经丛受到强烈刺激所产生的一种应激状态。

4.暴饮暴食　以进食大量干缩食品和过量饮食后立即劳动或剧烈运动时较常见。它可导致胃壁肌肉过度牵拉而引发反射性麻痹,产生扩张。

5.其他因素　情绪紧张、精神抑郁、营养不良均可引起自主神经功能紊乱,使胃的张力减低和排空延迟;糖尿病神经病变、抗胆碱能药物的应用;水、电解质代谢失调,严重感染性与代谢性疾病如急性胰腺炎、急性梗阻性化脓性胆管炎、急性腹膜炎、糖尿病酮症酸中毒、尿毒症等,均可影响胃的张力和胃的排空,导致急性胃扩张。某些急性中毒时,过量洗胃同样可导致急性胃扩张。

发病机制目前有两种学说。一种学说认为是由于肠系膜上动脉和小肠系膜将十二指肠横部压迫于脊柱和主动脉之间所致。另一种学说认为是由于胃、十二指肠壁原发性麻痹所致。麻痹原因为手术时牵拉、腹膜后引流物的刺激和血肿形成或胃迷走神经切断,或全身中毒,或大量食物过度撑张胃壁所引起的神经反射作用;重体力劳动后疲劳、腹腔内炎症和损伤、剧烈疼痛和情绪波动都可能是促使胃壁肌肉麻痹的因素。"压迫"和"麻痹"可能同时存在,互为因果,而"麻痹"可能起主导作用。胃扩张后将系膜及小肠挤向盆腔,导致肠系膜上动脉压迫十二指肠,造成幽门远端的梗阻,食物和咽下的空气、胃、十二指肠液、胆汁、胰液、肠液大量积存于胃内。这些液体的滞留又可以刺激胃、十二指肠黏膜,导致更多的液体分泌亢进,加重胃扩张,形成恶性循环。胃和十二指肠高度扩张,占据大部分腹腔,胃壁因过度扩张而变得极薄,胃黏膜也被拉平失去其皱襞。由于胃腔内压力不断增高,$>1.96kPa(20cmH_2O)$ 并超过胃静脉压力,进一步引起胃内血管灌注不足,严重影响胃黏膜的血液循环,胃黏膜可出现多数出血点及糜烂面,最后胃壁可发生坏死和穿孔,继而发生腹膜炎和中毒性休克,此为罕见,但是急性胃扩张最为严重的后果。扩张的胃还可机械地压迫门静脉,使血液淤滞于腹腔内脏,亦可压迫下腔静脉,使回心血量减少,最后导致周围循环衰竭。多次呕吐和胃肠减压还造成脱水和电解质紊乱。

二、诊断

(一)临床表现特点

起病时间不一,一些手术患者常于术后 3~4d 或第二周开始进食流质后发病,而暴食者,则多在餐后 1~2h 内起病。症状有上腹部饱胀,上腹或脐周隐痛,可呈阵发性加剧,超过 90% 的患者出现反复呕吐或持续性呕吐伴恶心。开始量小,次数频繁,表现为不自主及无力的呕吐,实际上为胃内容物自口中溢出,这对急性胃扩张具有诊断意义。随着病情发展,腹部胀痛加重,呕吐量逐渐增多并嗳出大量的气体。呕吐物初为胃液和食物,以后混有胆汁,逐渐变为棕绿色、黑棕色或咖啡样液体,有酸臭味。纵然多次呕吐,但腹胀、腹痛并不减轻。因失水及电解质丢失,口渴多饮,随饮随吐。全身情况呈进行性恶化,烦躁不安,呼吸浅表急促,手足搐搦,表情痛苦,血压下降和休克,甚至昏迷。体检除有一般衰弱和脱水征外,突出体征为上腹部膨胀隆起,可见无蠕动的胃轮廓,局部有压痛,无反跳痛,叩诊为高度鼓音,有振水音,肠鸣音减弱甚至消失。在部分患者可出现典型的"巨胃窦"征,即在患者脐右偏上出现极度膨大的胃窦,它是急性胃扩张所特有的重要体征,可作为临床诊断的有力佐证。如在病程中突然出现剧烈腹痛,全腹有压痛及反跳痛,腹部移动性浊音阳性,则表示胃壁坏死后发生急性胃穿孔和急性腹膜炎。

(二)辅助检查

1. 实验室检查 可见血液浓缩,红细胞计数和血红蛋白显著增高,血钠、血钾、血氯均降低,出现氮质血症。白细胞总数和中性粒细胞升高。

2. X 线检查 立位腹部 X 线平片或 CT 显示左上腹巨大液平和充满腹腔的巨大胃影及左膈肌抬高。B 超可见胃高度扩张,胃壁变薄,可测量出胃内潴留液的量和在体表的投影,但气体则不易与肠胀气区分。

(三)诊断注意事项

对暴饮暴食后或手术后初期的患者,出现腹胀、恶心及呕吐,吐后腹胀不减轻,并有腹部高度膨隆,振水音阳性,插入胃管后,吸引出大量的液体,即可诊断为急性胃扩张。在诊断时,须注意与以下疾病相鉴别。

1. 弥漫性腹膜炎 常有原发病灶可寻,全身感染中毒症状较重,体温常升高,腹膜刺激征明显,肠腔呈普遍性胀气,胃肠减压后并不消失,肠鸣音消失,腹部诊断性穿刺吸出脓液。

2.高位机械性肠梗阻　有阵发性绞痛,肠鸣音亢进,呕吐次数较多并为喷射状,含小肠内容物(有粪臭),胃肠减压抽出胃液量不多且抽出胃内容物后症状仍不缓解。腹部X线平片可见多个扩大的梯形液平面。

3.消化性溃疡合并幽门梗阻　有溃疡病典型病史,发病不如急性胃扩张迅速,可见胃型和逆蠕动波,胃扩张程度较轻,呕吐内容物为食物和胃液,不含胆汁或血液。X线钡餐或胃镜检查可见溃疡所致的器质性狭窄。

4.急性胃肠炎　呕吐及腹泻,腹胀不明显,呕吐后腹胀减轻。

5.十二指肠慢性梗阻综合征　有长期反复发作呕吐病史,餐后发病,呈自限性。X线检查见有十二指肠扩张和壅滞,进食后站立位与坐位易诱发,而卧位可缓解或减轻。

三、治疗

(一)非手术疗法

对于急性胃扩张,尤其是手术后或暴饮暴食所致的急性胃扩张,预防很重要。一旦发生,除并发胃壁坏死或穿孔者外,一般均应采用非手术疗法。

1.胃肠减压　放置胃肠减压管,吸出全部积液,用温等渗盐水洗胃,并持续胃肠减压,一般胃肠减压一次性就能引流出3～4L胃内容物,有时达6L。可随意饮水,饮入后即刻吸出,吸出的液量逐一记录,当吸出的液量逐渐减少并清晰时,可在饮水后夹住1～2h,如无不适或饱胀,可考虑拔出胃管,但一般应36h左右。对暴饮暴食所致的急性胃扩张,因胃内有大量的食物和黏稠的液体,用一般的胃肠减压管吸出,常需要用较粗的胃管洗胃,但应注意不要用水量过多或过猛,防止胃穿孔的发生。手术后急性胃扩张内容物以液体为主,胃肠减压效果好,常能获得有效地缓解,不需再次手术。

2.体位　患者应经常改变卧位姿势,以解除十二指肠横部的压迫,促进胃内容物流动。病情允许时,可采用俯卧位或膝胸卧位。

3.饮食　在持续胃肠减压期间应禁食。吸出的胃液变为正常,腹胀显著减轻,且蠕动恢复后,可开始给予少量流质饮食。

4.维持水与电解质平衡。

5.加强对原发疾病的治疗。

6.禁用阿托品、丙胺太林(Propantheline,普鲁本辛)等胆碱能阻滞剂。

(二)手术疗法

胃神经调节功能紊乱、腹部损伤、十二指肠梗阻压迫等,经过8～12h非手术治疗,腹部或全身情况无好转或恶化者,应及时手术治疗。暴饮暴食后发生者或其他原因引起,同时伴有胃内大量食物积聚,通过胃肠减压,洗胃难以清除,仍需采用手术治疗,可行单纯胃切开减压、胃修补及胃造瘘术。对有腹腔内感染、气腹或疑有胃壁坏死导致胃穿孔或大量胃出血的患者需行胃部分或全部切除加食管空肠吻合术。

第三节　消化性溃疡急性发作

消化性溃疡泛指胃肠道黏膜在某种情况下被胃消化液所消化所致的溃疡,可发生于食管、胃及十二指肠,也可发生于胃—空肠吻合口以上,以及含胃黏膜的 Meckel 憩室内。因为胃溃疡和十二肠溃疡最常见,故一般所谓的消化性溃疡,是指 GU 和 DU。

一、病因及发病机制

消化性溃疡的发生是一种或多种有害因素对黏膜破坏超过黏膜抵御损伤和自我修复的能力所引起的综合结果。本病的病因和发病机制目前尚未完全阐明。1910 年 Schwartz 首次提出"无酸无溃疡"的概念,这是消化性溃疡的病因认识起点,也是治疗消化性溃疡的理论基础之一。1983 年,Marshall 和 warren 从人体胃黏膜火箭标本中找到了幽门螺杆菌(Hp),晚近认为 Hp 与消化性溃疡有密切的关系。

(一)胃酸和胃蛋白酶

胃酸和胃蛋白酶自身消化是形成消化性溃疡的原因之一。胃酸的存在是溃疡发生的决定因素之一。胃酸分泌受神经体液调节,经过不同步骤引起的质子泵泌酸的一个最终的共同环节。引起胃酸分泌的因素有:①壁细胞数量增多。②壁细胞对刺激物质的敏感性增强。③胃酸分泌正常反馈抑制机制的缺陷。④迷走神经张力增高。

(二)幽门螺杆菌

大量研究证实 Hp 感染是引起胃溃疡发作的重要原因。十二指肠溃疡患者 Hp 感染率高达 95%～100%,胃溃疡为 70% 以上。Hp 感染导致消化性溃疡的发生机制尚未完全阐明。目前有以下几种假设。

1. Hp—胃泌素—胃酸学说　Hp 感染引起高胃泌素血症,机制包括:①Hp 的尿素酶产生氨,局部的黏膜 pH 增高,破坏胃酸对 G 细胞释放胃泌素反馈抑制作用。②Hp 引起胃窦黏膜 D 细胞的数量减少,影响生长抑素的释放,减少胃泌素的分泌,高胃泌素刺激胃酸的分泌。

2. 屋漏顶学说　Hp 感染损害了局部黏膜防御和修复。Hp 的某些抗原成分与胃黏膜的某些细胞成分相似,导致胃黏膜细胞免疫原性损伤,胃黏膜的屏障功能减弱,如"漏雨的屋顶",在胃酸作用下形成溃疡,给予抑酸治疗后,溃疡愈合,只能获得短期疗效,被除 Hp 后,溃疡不易复发。

3. 十二指肠胃上皮化生学说　十二指肠胃上皮化生是十二指肠对酸负荷的一种代偿发硬,Hp 感染导致十二指肠炎症,黏膜屏障破坏,最终导致 DU 发生。

(三)非甾体抗炎药

常见的有阿司匹林、舒林酸、扑热息痛和保泰松等。通过直接局部作用和系统作用损伤黏膜。其是弱酸脂溶性药物,在胃酸环境下溶解成非离子状态,药物使黏膜的通透性增加,破坏黏液碳酸氢盐的屏障稳定性,干扰细胞的修复和重建。NSAIDs 进入血液循环后和血浆白蛋白结合,抑制环氧合酶—1(COX—1)活性,导致内源性的前列腺素的合成减少,削弱胃黏膜屏障对侵袭因子的防御能力。

(四)胃黏膜防御机制的障碍

正常的胃黏膜的防御机制包括黏膜屏障的完整性、丰富的黏膜血流、细胞更新、前列腺素、生长因子等。当外界的食物、理化因素和酸性胃液损伤上述屏障后,可导致溃疡的发生。

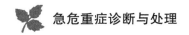

（五）胃十二指肠运动异常

胃排空加快，十二指肠的酸负荷增加，导致黏膜受损，诱发十二指肠溃疡，胃溃疡患者存在胃排空的延迟和十二指肠－胃反流，影响食糜的推进速度，刺激胃窦部 G 细胞分泌胃泌素，增加胃酸分泌。

（六）遗传因素

消化性溃疡患者一级亲属中发病率明显高于对照组人群，单卵双生儿患相同溃疡病者占50％，因此遗传特质可能是消化性溃疡的因素之一。

（七）环境因素

本病具有显著地理环境的差异和季节性，在美英等国，十二指肠溃疡比胃溃疡多见，在日本则相反，秋冬和冬春之交是溃疡的好发季节。

（八）精神因素

心理因素可影响胃酸的分泌，例如愤怒使胃酸分泌增加，抑郁使胃酸分泌减少。

（九）与消化性溃疡相关的疾病

有些疾病的胃溃疡的发病率明显增高，密切相关的疾病有胃泌素瘤、系统性肥大细胞储积病、肝硬化、尿毒症、肾结石等。

二、临床表现及特征

（一）临床表现

本病的临床表现不一，多表现为中上腹部反复发作性节律性疼痛，少数患者无症状，或以出血穿孔等并发症为首发症状。

1.疼痛部位　多数以中上腹部疼痛为主要症状。十二指肠溃疡的疼痛多位于中上腹部，或在脐上方；胃溃疡的疼痛多位于中上腹部偏高处，或剑突下、剑突下偏左处。胃或十二指肠后壁溃疡，特别是穿透性溃疡可放射致背部。

2.疼痛的程度和性质　多呈隐痛、钝痛、刺痛、灼痛或饥饿样疼痛，一般可以耐受，剧烈疼痛提示溃疡穿透或者穿孔。

3.疼痛的节律性　溃疡疼痛与饮食之间可有明显的关系。十二指肠溃疡的疼痛好发于两餐之间，持续到下次进食时，表现为"饥饿痛"，个别患者由于夜间胃酸偏高，可发生"夜间痛"。胃溃疡的疼痛发生不规则，常在餐后一小时内发生，经 1～2h 缓解，下次进餐时再次出现。

4.疼痛的周期性　反复发作时消化性溃疡的特征之一，尤以十二指肠溃疡更为突出。秋末至春初季节常见。

5.影响因素　疼痛受精神刺激、过度劳累、饮食不慎、药物影响、气候变化时加重，休息、进食、服用制酸药、以手按压疼痛部位、呕吐等方法而减轻和缓解。

（二）体征

溃疡发作期，中上腹部可有局限性的压痛，程度不重，其压痛部位多于溃疡的位置基本一致，有消化道出血者可有贫血和营养不良的体征。

（三）辅助检查

1.内镜检查 内镜检查是确诊消化性溃疡的主要方法,在内镜直视下可确定溃疡的部位、大小、形态、数目,结合活检组织病理检查,可以判断溃疡的良恶性以及分期。日本内镜学会将消化性溃疡的内镜表现分为三期:活动期(A期)、愈合期(H期)、缓解期(S期)。

2.X线钡餐检查 钡剂填充溃疡的凹陷部分所造成的龛影是诊断溃疡的直接征象。正面观龛影呈圆形或者椭圆形,边缘整齐。四周皱襞呈放射状向壁龛集中,直达壁龛边缘。

3.Hp检测 对消化性溃疡进行Hp检测已成为消化性溃疡的常规检查项目,但应该在排除近期使用质子泵抑制剂、铋剂、胃黏膜保护剂和抗生素等药物造成的假阴性结果。

三、诊断及鉴别诊断

病史是诊断消化性溃疡的初步依据,根据本病的具有的慢性病程,周期性发作、节律性中上腹部疼痛等。可作出初步诊断。内镜检查和X线钡餐检查是确诊手段。鉴别诊断如下。

1.胃癌 两者的鉴别比较困难,除病史和报警症状外,主要依靠内镜活检组织病理学检查。

2.功能性消化不良 患者常表现为上腹部疼痛、反酸、嗳气、胃灼热、上腹部饱胀不适等。内镜检查呈正常或仅为轻度的胃炎。

3.慢性胆囊炎并胆结石 疼痛与进食油腻有关,位于右上腹部、并放射致背部,伴发热、黄疸的典型病例不难鉴别,不典型者可通过腹部超声或者ERCP鉴别。

4.胃泌素瘤 又称Zollinger-Ellison综合征,由于胰腺非B细胞瘤分泌大量的胃泌素所致,肿瘤往往较小,生长慢,多为恶性。大量的胃泌素可致胃酸的分泌量显著增高,引起顽固的多发的溃疡、异位溃疡,易发生出血、穿孔、多伴有腹泻和明显消瘦。胃液分析、血清胃泌素检查和激发试验有助于胃泌素瘤的定性诊断。

四、急诊处理

本病的治疗应该采取综合性的措施,治疗目的是在于缓解临床症状,促进溃疡愈合,防止溃疡复发,减少并发症。

（一）基本治疗

避免过度紧张和劳累,溃疡活动期应该卧床休息,少食多餐,戒烟酒,避免食用咖啡、浓茶、辛辣刺激性食物以及损伤胃黏膜的药物;不过饱,防止胃窦部过度扩张而增加胃泌素的分泌,适当镇静,避免服用诱发溃疡的药物:NSAIDs、利血平等,若必须使用,应同时服用黏膜保护剂和抑酸剂。

（二）抑酸治疗

常用的降低胃酸的药物主要有:①碱性制酸药:能够中和胃酸,降低胃蛋白酶的活性,缓解疼痛,促进溃疡的愈合,包括碳酸氢钠、碳酸钙、氢氧化铝等。②H_2受体拮抗剂:选择性竞争结合H_2受体,使胃酸的分泌减少,促进溃疡的愈合,现多选用不良反应小的二代药物雷尼替丁20mg,2次/d,维持量20mg,1次/d。一代药物西咪替丁因其不良反应较大逐渐被淘汰。③质子泵抑制剂(PPI):能减少任何通路引起的酸分泌,有奥美拉唑、兰索拉唑、泮托拉唑、雷

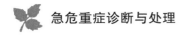

贝拉唑等。

（三）保护胃黏膜治疗

1.胶体铋　在酸性环境下铋剂与溃疡表面的粘蛋白形成螯合剂,覆盖于胃黏膜上发挥作用,促进胃上皮细胞分泌黏液,抑制胃蛋白酶的活性,促进前列腺素的分泌,对胃黏膜是保护作用,干扰 Hp 的代谢,使菌体和黏膜上皮失去黏附作用,有杀灭 Hp 的作用。

2.硫糖铝　在酸性胃液中,凝聚成糊状黏稠物,附于黏膜表面,阻止蛋白酶侵袭溃疡面,有利于黏膜上皮细胞的再生和阻止氢离子的向黏膜内弥散,促进溃疡愈合。宜在饭前 1h 口服,1g/次,3 次/d,连服 4～6 周为一疗程。

3.前列腺素　米索前列醇能够抑制胃酸的分泌,增加胃十二指肠黏液－碳酸氢盐分泌,增加黏膜的供血量加强胃黏膜的防护能力,使黏膜免受伤害,加快黏膜的修复。

（四）根除 Hp 治疗

临床上常用的一线方案是质子泵抑制剂或铋剂加两种抗生素,为减少耐药的发生,也可选用铋剂加质子泵抑制剂加两种抗生素的四联治疗方案。

（五）并发症的治疗

消化性溃疡常见的并发症出血、穿孔、幽门梗阻、癌变。

1.大量出血　有休克者,密切观察生命体征,补充血容量,纠正酸中毒;局部应用止血药物;生长抑素和 PPI 抑制胃酸分泌;内镜下止血治疗。

2.急性穿孔　禁食,胃肠减压、防止腹腔继发性感染,饱食后穿孔需在 6～12h 内实施手术。

3.幽门梗阻　静脉输液,纠正水电解质紊乱和酸价平衡失调,放置胃管、胃肠减压,解除胃潴留,口服 H_2RA 或 PPI 制剂;不全肠梗阻可应用促动力药。

（六）外科手术治疗

主要应用于急性溃疡穿孔、穿透性溃疡、大量反复出血、内科治疗无效、器质性肠梗阻、胃溃疡癌变或者癌变不能排除、顽固性或难治性溃疡。

第四节　重症急性胰腺炎

一、概述

急性胰腺炎是指多种病因导致胰酶在胰腺内被激活后引起胰腺自身消化的炎症反应。临床上以急性腹痛及血、尿淀粉酶的升高为特点,病情轻重不等。按临床表现和病理改变,可分为轻症急性胰腺炎(MAP)和重症急性胰腺炎(SAP)。前者多见,临床上占急性胰腺炎的90%,预后良好;后者病情严重,常并发感染、腹膜炎和休克等,死亡率高。

二、病因和发病机制

1.胆管疾病　胆石、蛔虫或感染致使壶腹部出口处梗阻,使胆汁排出障碍,当胆管内压超过胰管内压时,胆汁、胆红素和溶血磷脂酰胆碱及细菌毒素可逆流入胰管,或通过胆胰间淋巴系统扩散至胰腺,损害胰管黏膜屏障,进而激活胰酶引起胰腺自身消化。

2.十二指肠疾病与十二指肠液反流　一些伴有十二指肠内压增高的疾病,如肠系膜上动脉压迫、环状胰腺、胃肠吻合术后输入段梗阻、邻近十二指肠乳头的憩室炎等,常有十二指肠内容物反流入胰管,激活胰酶,引起胰腺炎。

3.大量饮酒和暴饮暴食　可增加胆汁和胰液分泌、引起十二指肠乳头水肿和 Oddi 括约肌痉挛;乙醇还可使胰液形成蛋白"栓子",使胰液排泄受阻,引发胰腺炎。

4.胰管梗阻　胰管结石或蛔虫、狭窄、肿瘤、胰腺分裂症等均可引起胰管阻塞,管内压力增高,胰液渗入间质,导致急性胰腺炎。

5.手术与外伤　腹部手术可能直接损伤胰腺或影响其血供。ERCP 检查时可因重复注射造影剂或注射压力过高,引起急性胰腺炎(约 3%)。腹部钝挫伤可直接挤压胰腺组织引起胰腺炎。

6.内分泌与代谢障碍　甲状旁腺功能亢进症、甲状旁腺肿瘤、维生素 D 过量等均可引起高钙血症,产生胰管钙化、结石形成,进而刺激胰液分泌和促进胰蛋白酶原激活而引起急性胰腺炎。高脂血症可使胰液内脂质沉着,引起血管的微血栓或损坏微血管壁而伴发胰腺炎。

7.感染　腮腺炎病毒、柯萨奇病毒 B、埃可病毒、肝炎病毒感染均可伴急性胰腺炎,特别是急性重型肝炎患者可并发急性胰腺炎。

8.药物　与胰腺炎有关的药物有硫唑嘌呤、肾上腺糖皮质激素、噻嗪类利尿药、四环素、磺胺类、甲硝唑、阿糖胞苷等,使胰液分泌或黏稠度增加。

另外,有 5%~25%的急性胰腺炎病因不明,称之为特发性胰腺炎。

急性胰腺炎的发病机制尚未完全阐明。相同的病理生理过程是胰腺消化酶被激活而造成胰腺自身消化。胰腺分泌的消化酶有两种形式:一种是有活性的酶,如淀粉酶、脂肪酶等;另一种是以前体或酶原形式存在的无活性酶,如胰蛋白酶原、糜蛋白酶原、弹性蛋白酶原、磷脂酶 A、激肽酶原等。胰液进入十二指肠后被肠酶激活,使胰蛋白酶原转变为胰蛋白酶,胰蛋白酶又引起一连串其他酶原的激活,将磷脂酶原 A、弹性蛋白酶原、激肽酶原分别激活为磷脂酶 A、弹性蛋白酶、激肽酶。磷脂酶 A 使磷脂酰胆碱转变为溶血磷脂酰胆碱,破坏胰腺细胞和红细胞膜磷脂层、使胰腺组织坏死与溶血;弹性蛋白酶溶解血管壁弹性纤维而致出血;激肽酶将血中激肽原分解为激肽和缓激肽,从而使血管扩张和通透性增加,引起水肿和休克。脂肪酶分解中性脂肪引起脂肪坏死。激活的胰酶并可通过血行与淋巴途径到达全身,引起全身多脏器(如肺、肾、脑、心、肝)损害和出血坏死性胰腺炎。研究提示,胰腺组织损伤过程中一系列炎性介质(如氧自由基、血小板活化因子、前列腺素、白三烯、补体、肿瘤坏死因子等)起着重要介导作用,促进急性胰腺炎的发生和发展。

三、临床特点

(一)症状

1.腹痛　为本病最主要表现。95%急性胰腺炎患者腹痛是首发症状,常在大量饮酒或饱餐后突然发作,程度轻重不一,可以是钝痛、钻顶或刀割样痛,呈持续性,也可阵发性加剧,不能为一般解痉药所缓解。多数位于上腹部、脐区,也可位于左右上腹部,并向腰背部放射。弯腰或起坐前倾位可减轻疼痛。轻症者在3～5d即缓解;重症腹痛剧烈、且持续时间长。由于腹腔渗液扩散,可弥漫呈全腹痛。

2.恶心、呕吐　大多数起病后即伴恶心、呕吐,呕吐常较频繁。呕吐出食物或胆汁,呕吐后腹痛不能缓解。

3.发热　大多数为中等度以上发热。一般持续3～5d,如发热持续不退或逐日升高,则提示为出血坏死性胰腺炎或继发感染。

4.黄疸　常于起病后1～2d出现,多为胆管结石或感染所致,随着炎症消退逐渐消失,如病后5～7d出现黄疸,应考虑并发胰腺假性囊肿压迫胆总管的可能,或由于肝损害而引起肝细胞性黄疸。

5.低血压或休克　重症常发生低血压或休克,患者烦躁不安、皮肤苍白湿冷、脉搏细弱、血压下降,极少数可突然发生休克,甚至猝死。

(二)体征

轻症急性胰腺炎腹部体征较轻,上腹有中度压痛无或轻度腹肌紧张和反跳痛,均有腹胀,一般无移动性浊音。

重症急性胰腺炎上腹压痛明显,并有腹肌紧张及反跳痛,出现腹膜炎时则全腹明显压痛、腹肌紧张,重者有板样强直。伴肠麻痹者有明显腹胀、肠鸣音减弱或消失,可叩出移动性浊音。腹水为少量至中等量,常为血性渗液。少数重症患者两侧胁腹部皮肤出现蓝－棕色淤斑,称为Grey－Turner征;脐周皮肤呈蓝－棕色淤斑,称为Cullen征,系因血液、胰酶、坏死组织穿过筋膜和肌层进入皮下组织所致。起病2～4周后因假性囊肿或胰及其周围脓肿,于上腹可扪及包块。

(三)并发症

1.局部并发症

(1)胰腺脓肿:一般在起病后2～3周,因胰腺或胰周坏死组织继发细菌感染而形成脓肿。

(2)假性囊肿:多在起病后3～4周形成。由于胰液和坏死组织在胰腺本身或胰周围被包裹而形成囊肿,囊壁无上皮,仅为坏死、肉芽、纤维组织。囊肿常位胰腺体、尾部,数目不等、大小不一。

2.全身并发症　重症急性胰腺炎常并发不同程度的多脏器功能衰竭(MOF)。

(1)急性呼吸衰竭(呼吸窘迫综合征):呼吸衰竭可在胰腺炎发病48h即出现。早期表现为呼吸急促,过度换气,可呈呼吸性碱中毒。动脉血氧饱和度下降,即使高流量吸氧,呼吸困难及缺氧也不易改善,乳酸血症逐渐加重。晚期CO_2排出受阻,呈呼吸性及代谢性酸中毒。

(2)急性肾衰竭:少尿、无尿、尿素氮增高,可迅速发展成为急性肾衰竭,多发生于病程的前5d,常伴有高尿酸血症。

(3)心律失常与心功能不全:胰腺坏死可释放心肌抑制因子,抑制心肌收缩,降低血压,导致心力衰竭。心电图可有各种改变,如ST－T改变、传导阻滞、期前收缩、心房颤动或心室颤动等。

(4)脑病:表现为意识障碍、定向力丧失、幻觉、躁动、抽搐等,多在起病后3～5d出现。若有精神症状者,预后差,死亡率高。

（5）其他：如弥散性血管内凝血（DIC）、糖尿病、败血症及真菌感染、消化道出血、血栓性静脉炎等。

（四）辅助检查

1. 白细胞计数　多有白细胞增多及中性粒细胞核左移。

2. 淀粉酶测定　淀粉酶升高对诊断急性胰腺炎有价值，但无助于水肿型和出血坏死型胰腺炎的鉴别。

（1）血淀粉酶：在起病后 6～12h 开始升高，24h 达高峰，常超过正常值 3 倍以上，维持 48～72h 后逐渐下降。若淀粉酶反复升高，提示复发；若持续升高，提示有并发症可能。需注意：淀粉酶升高程度与病情严重性并不一致。在重症急性胰腺炎，如腺泡破坏过甚，血清淀粉酶可不高，甚或明显下降。某些胰外疾病也可引起淀粉酶升高，如胆囊炎、胆石症、溃疡穿孔、腹部创伤、急性阑尾炎、肾功能不全、急性妇科疾病、肠梗阻或肠系膜血管栓塞等，均可有轻度淀粉酶升高。

（2）尿淀粉酶：尿淀粉酶升高较血淀粉酶稍迟，发病后 12～24h 开始升高，下降缓慢，可持续 1～2 周，急性胰腺炎并发肾衰竭者尿中可测不到淀粉酶。

3. 血清脂肪酶测定　急性胰腺炎时，血清脂肪酶的增高较晚于血清淀粉酶，于起病后 24～72h 开始升高，持续 7～10d，对起病后就诊较晚的急性胰腺炎患者有诊断价值，而且特异性也较高。

4. 血钙测定　急性胰腺炎时常发生低钙血症。低血钙程度和临床病情严重程度相平行。若血钙低于 1.75mmol/L，仅见于重症胰腺炎患者，为预后不良征兆。

5. 其他生化检查　急性胰腺炎时，暂时性血糖升高常见，与胰岛素释放减少和胰高糖素释放增加有关。持久性的血糖升高（＞10mmol/L）反映胰腺坏死。部分患者可出现高三酰甘油血症、高胆红素血症。胸腔积液或腹水中淀粉酶可明显升高。如出现低氧血症、低蛋白血症、血尿素氮升高等，均提示预后不良。

6. 影像学检查　超声与 CT 显像对急性胰腺炎及其局部并发症有重要的诊断价值。急性胰腺炎时，超声与 CT 检查可见胰腺弥漫性增大，其轮廓及其与周围边界模糊不清，胰腺实质不均，坏死区呈低回声或低密度图像，并清晰显示胰内、外组织坏死的范围与扩展方向，对并发腹膜炎、胰腺囊肿或脓肿诊断也有帮助。肾衰竭或因过敏而不能接受造影剂者可行磁共振检查。

X 线胸片可显示与胰腺炎有关的肺部表现，如胸腔积液、肺不张、急性肺水肿等。腹部平片可发现肠麻痹或麻痹性肠梗阻征象。

四、诊断和鉴别诊断

急性上腹痛，血、尿淀粉酶显著升高时，应想到急性胰腺炎的可能，但重症胰腺炎淀粉酶可能正常，故诊断必须结合临床表现、必要的实验室检查和影像检查结果，并排除其他急腹症者方能确立诊断。具有以下临床表现者有助于重症胰腺炎的诊断：①症状：烦躁不安、四肢厥冷、皮肤呈斑点状等休克征象。②腹肌强直，腹膜刺激征阳性，Grey－Turner 征或 Cullen 征出现。③实验室检查：血钙降至 2mmol/L 以下，空腹血糖＞11.2mmol/L（无糖尿病史），血尿

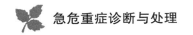

淀粉酶突然下降。④腹腔穿刺有高淀粉酶活性的腹水。

前已述及,胰腺外疾病也可出现淀粉酶升高,许多胸腹部疾病也会出现腹痛,故在诊断急性胰腺炎时,应结合病史、体征、心电图、有关的实验室检查和影像学检查加以鉴别。

五、急诊处理

(一)一般处理

1. 监护　严密观察体温、脉搏、呼吸、血压与尿量。密切观察腹部体征变化,不定期检测血、尿淀粉酶和电解质(K^+、Na^+、Cl^-、Ca^{2+})、血气分析、肾功能等。

2. 维持血容量及水、电解质平衡　因呕吐、禁食、胃肠减压而丢失大量水分和电解质,需给予补充。尤其是重症急性胰腺炎,胰周大量渗出,有效血容量下降将导致低血容量性休克。每天补充3000～4000mL液体,包括晶体溶液和胶体溶液,如输新鲜血、血浆或白蛋白,注意电解质与酸碱平衡,尤其要注意低钾和酸中毒。

3. 营养支持　对重症胰腺炎尤为重要。早期给予全胃肠外营养(TPN),如无肠梗阻,应尽早进行空肠插管,过渡到肠内营养(EN)。可增强肠道黏膜屏障,防止肠内细菌移位。

4. 止痛　可用哌替啶50～100mg肌内注射,必要时可6～8h重复注射。禁用吗啡,因吗啡对Oddi括约肌有收缩作用。

(二)抑制或减少胰液分泌

1. 禁食和胃肠减压　以减少胃酸和胰液的分泌,减轻呕吐与腹胀。

2. 抗胆碱能药物　如阿托品0.5mg,每6h肌内注射1次,能抑制胰液分泌,并改善胰腺微循环,有肠麻痹者不宜使用。

3. 制酸药　如H_2受体拮抗药法莫替丁静脉滴注,或质子泵抑制剂奥美拉唑20～40mg静脉注射,可以减少胃酸分泌以间接减少胰液分泌。

4. 生长抑素及其类似物奥曲肽　可抑制缩胆囊素、促胰液素和促胃液素释放,减少胰酶分泌,并抑制胰酶和磷脂酶活性。

(三)抑制胰酶活性

可抑制胰酶分泌及已释放的胰酶活性,适用于重症胰腺炎早期治疗。

1. 抑肽酶　①抑制胰蛋白酶。②抑制纤溶酶和纤溶酶原的激活因子,从而阻止纤溶酶原的活化,可以防治纤维蛋白溶解引起的出血。

2. 加贝酯　加贝酯是一种合成胰酶抑制药,具有强力抑制胰蛋白酶、激肽酶、纤溶酶、凝血酶等活性作用,从而阻止胰酶对胰腺的自身消化作用。

(四)抗生素

因胆管感染、急性胰腺炎继发感染及肠道细菌移位,故可给予广谱抗生素。

(五)并发症的处理

急性呼吸窘迫综合征除用地塞米松、利尿药外,还应做气管切开,并使用呼吸终末正压人工呼吸器。有高血糖或糖尿病时,使用胰岛素治疗;有急性肾衰竭者采用透析治疗。

(六)内镜下Oddi括约肌切开术(EST)

适用于胆源性胰腺炎合并胆管梗阻或胆管感染者,行Oddi括约肌切开术和(或)放置鼻胆管引流。

（七）手术治疗

适应证有：①急性胰腺炎诊断尚未肯定，而又不能排除内脏穿孔、肠梗阻等急腹症时，应进行剖腹探查。②合并腹膜炎经抗生素治疗无好转者。③胆源性胰腺炎处于急性状态，需外科手术解除梗阻。④并发胰腺脓肿、感染性假性囊肿或结肠坏死，应及时手术。

第五节　急性出血坏死性肠炎

急性出血坏死性肠炎是由产生 B 毒素的 C 型产气荚膜梭状芽孢杆菌感染所致的肠道急性炎症，病变主要累及空、回肠，偶尔累及十二指肠、结肠。夏秋季发病多见，儿童多发，再就为青少年，常见于食用变质肉食之后。

一、诊断

1. 急性腹痛　突发性左上腹、脐周疼痛，阵发性绞痛，逐渐转为持续性腹痛伴阵发性加重，常伴有恶心、呕吐，病情严重者局部有压痛、反跳痛与腹肌紧张。

2. 腹泻及便血　每日腹泻数次，有时达 10 次以上，初为糊状，带有粪质，继而发展为果酱样、鲜红或暗红色血便，具有腥臭味，有时混有腐肉状坏死黏膜。发生肠麻痹时可无腹泻，但肛门指检时可发现血便。

3. 发热　体温可达 38℃～39℃，甚至 40℃，伴有畏寒、乏力，白细胞升高，明显核左移，不同程度贫血。

4. 毒血症状　面色苍白、冷汗、口唇发绀，甚至谵语、嗜睡及休克。并有明显腹胀、肠麻痹，幼儿可出现高热抽搐。

5. 检查　大便镜检可见大量红、白细胞，需做厌氧菌培养。腹部平片见小肠胀气、肠腔扩张、肠间隙增宽，坏死肠段可呈不规则致密阴影团。

二、治疗

绝大多数内科治疗后康复，甚少复发。

（一）非手术治疗

1. 一般治疗　禁食、休息，待呕吐停止，便血减少，腹痛减轻予流质饮食，逐步过渡至正常饮食。

2. 支持疗法　输血、补液、补充白蛋白、各种维生素。注意水、电解质平衡。

3. 抗休克　补充血容量，纠正酸中毒，酌情应用血管活性药物间羟胺、多巴胺。短程静滴肾上腺皮质激素，成人每日给予氢化可的松 200～300mg，或地塞米松 5～10mg。

4. 抗感染治疗　可选用头孢菌素、甲硝唑等联合使用。

（二）手术治疗

大部分病例非手术疗法而痊愈，仅有少数病例需手术治疗，手术探查的指征是：①反复大量便血，内科治疗无效。②有明显腹膜炎表现者，腹腔诊断性穿刺有脓性或血性渗液。③中毒性休克治疗后,病情仍不稳定,提示肠道毒素持续吸收者。④未能排除其他需手术的急腹症患者。

第六节　肝性脑病

肝性脑病(hepatic encephalopathy,HE),是由于急性或慢性肝细胞功能衰竭或广泛门体静脉分流所并发的中枢神经系统功能障碍,临床主要表现为神经和精神系统异常症状和体征,如意识障碍、行为失常和昏迷等,是严重肝病常见的并发症及死亡原因之一。

一、病因与诱因

(一)肝性脑病的病因

肝性脑病的主要病因是由各种类型的肝硬化(病毒性肝炎所致肝硬化最多见)和门体分流手术引起,包括脾切除联合门体分流和经颈静脉肝内门体分流术(TIPS)。其次见于各种重症病毒性肝炎、中毒性肝炎和药物性肝病引起的急性或暴发性肝功能衰竭。另外可发生于原发性肝癌晚期、妊娠期急性脂肪肝和严重胆道感染等。

(二)肝性脑病的诱因

1.增加氨等含氮物质及其他毒物的来源,如进过量的蛋白质、消化道大出血、氮质血症、口服铵盐、尿素和蛋氨酸等。便秘也是不利的因素,使有毒物质排出减慢。

2.低钾碱中毒时,NH_4^+ 容易变成 NH_3,导致氨中毒,常由于大量利尿或放腹水引起。

3.加重对肝细胞的损害,使肝功能进一步减退。例如手术、麻醉、镇静药、某些抗结核药物、感染和缺氧等。在慢性肝病时,大约半数病例可发现肝性脑病的诱因。

二、发病机制

(一)氨中毒学说

氨代谢紊乱引起的氨中毒是肝性脑病,特别是门体分流性脑病的重要发病机制。与氨中毒有关的脑病又称为氮性脑病。肝性脑病时血氨增高的原因如下。

血氨增高主要是由于生成过多和(或)代谢清除过少。在肝功能衰竭时,肝将氨合成为尿素的能力减退,门体分流存在时,肠道的氨未经肝解毒而直接进入体循环,使血氨增高。许多诱发肝性脑病的因素能影响血氨进入脑组织的量和(或)改变脑组织对氨的敏感性。常见的因素有:

1.摄入过多的含氮食物(高蛋白饮食)或药物,或上消化道出血(每 100mL 血液约含 20g 蛋白质)时,肠内产氨增多。

2.低钾性碱中毒进食少、呕吐、腹泻、利尿排钾、放腹水、继发性醛固酮增多症等均可导致低钾血症。低钾引起酸碱平衡失常,从而改变氨的细胞内外分布。钾从细胞外液丢失,即被细胞内钾移出而补充,移出的钾由细胞外液的钠和氢进入细胞与之交换,故使细胞外液中(H^+)减少,有利于 NH_3 进入脑细胞产生毒性作用。

3.低血容量与缺氧见于上消化道出血、大量放腹水、利尿等情况。休克与缺氧可导致肾前性氮质血症,使血氨增高。脑细胞缺氧可降低脑对氨毒的耐受性。

4.便秘使含氨、胺类和其他有毒衍生物与结肠黏膜接触的时间延长,有利于毒物吸收。

5.感染增加组织分解代谢从而增加产氨,失水可加重肾前性氮质血症,缺氧和高热增加氨的毒性。此外,肝病患者肠道细菌生长活跃,使肠道产氨增多。

6.低血糖葡萄糖是大脑产生能量的重要燃料,低血糖时能量减少,脑内去氨活动停滞,氨的毒性增加。

7.其他镇静、催眠药可直接抑制大脑和呼吸中枢,造成缺氧。麻醉和手术增加肝、脑、肾的功能负担。

(二)假性神经递质学说

神经冲动的传导是通过递质来完成的。神经递质分兴奋和抑制两类,正常时两者保持生理平衡。兴奋性神经递质有儿茶酚胺中的多巴胺和去甲肾上腺素,乙酰胆碱、谷氨酸和门冬氨酸等;抑制性神经递质只在脑内形成。食物中的芳香族氨基酸,如酪氨酸、苯丙氨基酸等,经肠菌脱羧酶的作用分别转变为酪胺和苯乙胺。正常时这两种胺在肝内被单胺氧化酶分解清除,肝功能衰竭时,清除发生障碍,此两种胺可进入脑组织,在脑内经 β 羟化酶的作用分别形成胺(β—羟酪胺)和苯乙醇胺。后两者的化学结构与正常神经递质去甲肾上腺素相似,但不能传递神经冲动或作用很弱,因此称为假性神经递质。当假性神经递质被脑细胞摄取并取代了突触中的正常递质,则神经传导发生障碍,兴奋冲动不能正常地传至大脑皮质而产生异常抑制;出现意识障碍与昏迷。

(三)γ—氨基丁酸/苯二氮䓬(GABA/BZ)复合体学说

GABA 是哺乳动物大脑的主要抑制性神经递质,由肠道细菌产生,在门体分流和肝衰竭时,可绕过肝进入体循环。近年在暴发性肝衰竭和肝性脑病的动物模型中发现 GABA 血液浓度增高,血脑屏障的通透性也增高,大脑突触后神经元的 GABA 受体显著增多。这种受体不仅能与 GABA 结合,在受体表面的不同部位也能与巴比妥类和苯二氮䓬(benzodimepine,BZ)类药物结合,故称为 GABA/BZ 复合体。GABA 或上述的其他两种的任何一种与受体结合后,都能促进氯离子进入突触后神经元,并引起神经传导抑制,此时用仪器记录的视觉诱发电位(VEP)与半乳糖胺造成的脑病动物模型的 VEP 相同。肝硬化患者体内存在内源性或天然的 BZ 样物质。肝性脑病患者的血浆 GABA 浓度与脑病程度平行。部分患者经 BZ 受体拮抗药治疗后,症状有所减轻,VEP 恢复正常,证明肝性脑病是由于抑制性 GABA/BZ 受体增多所致。

(四)色氨酸和 5—羟色胺

正常情况下色氨酸与清蛋白结合不易进入血脑屏障,肝病时清蛋白合成降低,加之血浆中其他物质对清蛋白的竞争性结合造成游离的色氨酸增多,游离的色氨酸可通过血脑屏障,在大脑中代谢生成 5—羟色胺(5—HT)、5—羟吲哚乙酸(5—HIAA),两者都是抑制性神经递质,参与肝性脑病的发生,与早期睡眠方式及日夜节律改变有关。脑摄取色氨酸可被谷氨酸胺合酶抑制药所抑制,可见高血氨、谷氨酰胺和色氨酸间也是相互联系的。

(五)氨基酸失衡

正常人血浆缬氨酸、亮氨酸和异亮氨酸(BCAA)与苯丙氨酸、酪氨酸(AAA)的比值为3.5

±1.5,在 HE 时其比值下降,甚至低于 1.0,其下降值与肝性脑病程度有一定的相关性。这种氨基酸的比值的变化是由于严重肝病继发的高胰岛素血症,蛋白质分解代谢增强,BCAA 在肌肉和肾内分解,而有病的肝对 AAA 的清除能力降低,使其血浆浓度增高。AAA 进入脑内,脱羧后成为具有假性神经递质的胺类,如胺、酪胺、苯乙醇胺等,与儿茶酚胺类神经递质拮抗。由于假性神经递质的生理活性仅有正常递质的 1/10,一旦大量形成,便妨碍正常神经突触间冲动的传递,使中枢神经系统功能紊乱,特别是影响脑干网状结构上行激活系统和大脑边缘系统的神经传递,从而造成精神障碍的昏迷。

(六)其他可能的神经毒性物质

1. 锰毒性 肝硬化患者磁共振显像显示加权像在双侧苍白球有增加的信号,表明锰在局部沉着。锰具有神经毒性,正常时由肝胆道分泌至肠道然后排出体外,肝病时锰不能正常排出并流入体循环,在大脑中积聚产生毒性。

2. 甲硫氨酸 口服甲硫氨酸可诱发 HE 和肝臭,抑制神经突触的传递。

3. 硫醇类甲硫氨酸 在结肠内受细菌作用形成硫醇,甲基硫醇和二甲硫化物等,由于肝解毒功能减退,进入体循环和脑内,抑制脑内氨的解毒和抑制神经递质传递。

4. 短链脂肪酸 HE 患者血浆内 C4～C8 短链脂肪酸增多是结肠细菌分解脂肪的产物。短链脂肪酸可抑制氧化磷酸化,使脑干网状结构激活系统的 ATP 和磷酸肌酸储存减少,改变了神经细胞膜的离子流通,从而抑制神经冲动的传递。

三、临床分型和分期

(一)临床分型

A 型:急性肝功能衰竭(acute liver failure)相关的 HE,常于起病 2 周内出现脑病症状。亚急性肝功能衰竭时,HE 出现于 2～12 周,可有诱因。

B 型:门－体旁路性(portal systemic bypass)肝性脑病,患者存在明显的门－体分流,但无肝本身的疾病,肝组织学正常。临床表现和肝硬化伴 HE 者相似。这种门－体分流可以是自发的或由于外科或介入手术造成。如先天性血管畸形、肝内或肝外水平门静脉的部分阻塞(包括外伤、类癌、骨髓增殖性疾病等引起的高凝状态所致的门静脉及其分支栓塞或血栓形成),以及淋巴瘤、转移性肿瘤、胆管细胞癌压迫产生的门静脉高压,而引起门－体分流。

C 型:慢性肝病和肝硬化基础上发生的 HE,常常伴门脉高压和(或)门－体分流,是 HE 中最为常见的类型。其中肝功能衰竭是脑病发生的主要因素,而门－体分流居于次要地位。根据 HE 临床症状的轻重又可将 C 型肝性脑病分为轻微 HE(minimal HE,MHE)及有临床症状的 HE(symptomatic HE,SHE)。

在我国,大多数 HE 为 C 型,即在慢性肝病、肝硬化基础上发生的,常常伴门脉高压和门－体分流;而 A 型及 B 型相对较少。

(二)临床分期

根据意识障碍程度、神经系统表现和脑电图改变,可将 HE 分为 0～4 期(表 6－1),但各期可重叠或相互转化。

表 6-1　肝性脑病临床分期

分期	认知功能障碍及性格和行为异常的程度	神经系统体征	脑电图改变
0 期（轻微型肝性脑病）	无行为、性格的异常，只在心理测试或智力测试时有轻微异常	无	正常 α 波节律
1 期（前驱期）	轻度性格改变或行为异常，如欣快、激动或沮丧少语。衣冠不整或随地便溺、应答尚准确但吐字不清且缓慢、注意力不集中或睡眠时间倒错（昼睡夜醒）	可测到扑翼样震颤	不规则的本底活动（α 和 θ 节律）
2 期（昏迷前期）	睡眠障碍和精神错乱为主、反应迟钝、定向障碍、计算力及理解力均减退、言语不清、书写障碍、行为反常、睡眠时间倒错明显，甚至出现幻觉、恐惧、狂躁。可有不随意运动或运动失调	腱反射亢进、肌张力增高、踝阵挛阳性、巴氏征阳性、扑翼征明显阳性	持续的 θ 波，偶有 δ 彼
3 期（昏睡期）	以昏睡和精神错乱为主，但能唤醒，醒时尚能应答，但常有神志不清或有幻觉	仍可引出扑翼征阳性、踝阵挛阳性、腱反射亢进、四肢肌张力增高，锥体征阳性	普通的 θ 波，一过性的含有棘波和慢波的多相综合波
4 期（昏迷期）	神志完全丧失，不能被唤醒。浅昏迷时对疼痛刺激有反应；深昏迷时对各种刺激均无反应	浅昏迷时腱反射和肌张力仍亢进、踝阵挛阳性、由于不合作扑翼征无法检查、深昏迷时各种反射消失	持续的 δ 波，大量的含棘波和慢波的综合波

1. 前驱期　轻度性格改变和行为失常，如欣快、激动或淡漠少言，衣冠不整或随地便溺。应答准确，但吐词不清且较缓慢。可有扑翼（击）样震颤脑电图多数正常。此期历时数日或数周，有时症状不明显，易被忽视。

2. 昏迷前期　以意识错乱、睡眠障碍、行为失常为主。前一期的症状加重。定向力和理解力均较差，对时、地、人的概念混乱，不能完成简单的计算和智力构图（如搭积木、用火柴杆摆五角星等），言语不清、书写障碍、举止反常也很常见。多有睡眠时间倒错，昼睡夜醒，甚至有幻觉、恐惧、狂躁，而被看成一般精神病。此期患者有明显神经体征，如腱反射亢进、肌张力增高、踝阵挛及 Babinski 征阳性等。此期扑翼样震颤存在，脑电图有特征性异常。患者可出现不随意运动及运动失调。

3. 昏睡期　以昏睡和精神错乱为主，各种神经体征持续或加重，大部分时间患者呈昏睡状态，但可以唤醒。醒时尚可应答问话，但常有神志不清和幻觉。扑翼样震颤仍可引出。肌张力增强，四肢被动运动常有抵抗力。锥体束征常呈阳性，脑电图有异常波形。

4. 昏迷期　神志完全丧失，不能唤醒。浅昏迷时，对痛刺激和不适体位尚有反应，腱反射和肌张力仍亢进；由于患者不能合作，扑翼样震颤无法引出。深昏迷时，各种反射消失。肌张力降低，瞳孔常散大，可出现阵发性惊厥、踝阵挛和换气过度。脑电图明显异常。

以上各期的分界不很清楚，前后期临床表现可有重叠，病情发展或经治疗好转时，程度可进级或退级。少数慢性肝性脑病患者由于中枢神经不同部位有器质性损害而出现智能减退、共济失调、锥体束征阳性或截瘫，这些表现可能暂时存在，也有成为永久性的。

四、诊断

目前尚无 HE 诊断的金标准，主要依赖于排除性诊断。在诊断 HE 时需从以下几方面考虑。

1. 有引起 HE 的基础疾病　不同类型的 HE，其肝基础疾病有所差异。A 型者无慢性肝病病史，但存在急性肝衰竭；B 型者有门—体分流的存在，但无肝疾病基础；C 型常有严重肝病和(或)广泛门—体分流的病史如肝硬化、肝癌、门—体静脉分流术后等。

2. 有神经精神症状及体征　如情绪和性格改变、意识错乱及行为失常、定向障碍、嗜睡和兴奋交替、肌张力增高、扑翼样震颤、踝阵挛及病理反射阳性等，严重者可为昏睡、神志错乱甚至昏迷。

3. 有智能测试异常　虽无神经精神症状及体征，但学习、理解、注意力、应激和操作能力有缺陷。神经心理智能测试至少有 2 项异常。临界闪烁频率异常可作为重要参考。

4. 有引起 HE(C 型、B 型)的诱因　如上消化道出血、放腹水、大量利尿、高蛋白饮食、服用药物如镇静药、感染等诱发 HE 发生的因素。曾发生过 HE 对诊断有重要的帮助。A 型者常无诱因。

5. 排除其他代谢性脑病　如酮症酸中毒、低血糖、尿毒症等所致的脑病和中毒性脑病，神经系统疾病如颅内出血、颅内感染、精神疾病及镇静药过量等情况。

以上五项中具备 1、3、4、5 项者可诊断为有临床症状的 HE；如具备 2、3、4、5 项，则可诊断为轻微型 HE。

五、治疗

(一)治疗原则

HE 是多种因素综合作用引起的复杂代谢紊乱，应从多个环节采取综合性的措施进行治疗。并根据临床类型、不同诱因及疾病的严重程度设计不同的治疗方案。早期识别、及时治疗是改善 HE 预后的关键，因此在确定 MHE 存在时就要积极治疗。

(二)治疗措施

1. 去除诱因　积极寻找诱因并及时排除可有效阻止 HE 的发展。例如食管曲张静脉破裂大出血后可发展成 HE，积极止血、纠正贫血、清除肠道积血等有利于控制肝性脑病；积极控制感染、纠正水电解质紊乱、消除便秘、改善肾功能等亦为控制 HE 所必需的基础治疗。

2. 轻微肝性脑病的治疗　MHE 患者多无明显症状及体征，但患者可能会有日常活动中操作能力的降低或睡眠障碍。治疗方案：a. 调整饮食结构，适当减少蛋白摄入量。b. 可试用不吸收双糖如乳果糖、乳山梨醇等。c. 睡眠障碍者切忌用苯二氮䓬类药物，以免诱发临床型的 HE。

3. 对症及支持治疗

(1)肠内营养：传统的观念认为限制蛋白饮食可减少肠道产氨、防止 HE 的恶化。但近来研究发现肝硬化 HE 患者常常伴有营养不良，严格限制蛋白摄入虽能防止血氨升高，但可使患者的营养状况进一步恶化，加重肝损害、增加死亡的风险。而正氮平衡有利于肝细胞再生及肌肉组织对氨的脱毒能力。

急性 HE 及 3、4 期 HE 开始数日要禁食蛋白，清醒后每 2~3 天增加 10g，逐渐增加蛋白至每日 1.2g/kg；1、2 期 HE 则开始数日予低蛋白饮食(20g/d)，每 2~3 天增加 10g，如无 HE 发生，则继续增加至每日 1.2g/kg。蛋白种类以植物蛋白为主，其次是牛奶蛋白。因植物蛋白含甲硫氨酸和芳香族氨基酸较少，而支链氨基酸较多，且能增加粪氮的排出；同时植物蛋白中含有非吸收的纤维素，经肠菌酵解产酸有利于氨的排出。尽量避免用动物蛋白(致脑病作用最强)。口服或静脉补充必需氨基酸及支链氨基酸有利于调整氨基酸比例的平衡、促进正氮平衡，增加患者对蛋白的耐受性。同时要予足够的热量每日 146~167kJ/kg(35~40kcal/kg)，以糖类为主。不能进食者可予鼻饲，必要时可予静脉营养补充。

(2)锌的补充：锌是催化尿素循环酶的重要的辅助因子，肝硬化患者，尤其是合并营养不良时常常存在锌缺乏。口服锌制剂还可减少肠道对二价阳离子如锰的吸收。常用的制剂硫酸锌 150mg/d，口服，重症患者 600mg/d，口服。一般以不超过 200mg/d 为宜。也可采用 200mg/d，连服 4d，停 10d 的间歇疗法。但迄今所进行的临床研究尚不能确定锌对改善 HE 有积极的治疗作用。还需有严格的临床对照研究来探讨其应用价值。

(3)水、电解质和酸碱平衡：低血钠、低血钾、高血钾、碱中毒均是诱发 HE 的重要因素，应根据血电解质水平及血气分析结果积极予以纠正。应根据前 1 天的尿量决定每日补液量(尿量＋1000mL)，总量应控制在 2500mL 之内。

(4)加强基础治疗：有低蛋白血症者可静脉输注血浆、清蛋白以维持胶体渗透压。补充清蛋白还可促进肝细胞的修复；有脑水肿者可用 20％甘露醇或与 50％葡萄糖交替快速静脉输注；并给予足够的维生素 B、维生素 C、维生素 K、ATP 和辅酶 A 等，有助于改善脑的能量代谢。

4.针对发病机制的药物治疗

(1)减少肠道内氨及其他有害物质的生成和吸收

①清洁肠道：引起 HE 的毒性物质主要来自肠道，故清洁肠道以减少氨及其他毒性物质产生和吸收在 HE 的防治中非常重要。可口服或鼻饲 25％硫酸镁 30~60mL 导泻；亦可用不吸收的双糖如乳果糖 300~500mL，加水 500mL 进行灌肠，尤其适用于门—体分流性 HE。

②降低肠道 pH，抑制肠道细菌生长：乳果糖是人工合成的含酮双糖，由于人体消化道内没有分解乳果糖的酶，所以在胃与小肠内不被分解和吸收，至结肠后被肠道细菌酵解生成低分子的乳酸、醋酸，使肠腔 pH 降低，减少 NH_3 的形成并抑制氨的吸收；不吸收双糖在肠道中分解产生的有机微粒可增加肠腔渗透压，再加上其酸性产物对肠壁的刺激作用可产生轻泻的效果，有利于肠道内氨及其他毒性物质的排出；不吸收双糖作为益生元在结肠内还可抑制产氨、产尿素酶细菌的生长，减少氨的产生。不良反应主要有腹部不适、腹胀、腹痛、食欲下降、恶心、呕吐、腹泻等。不吸收双糖的杂糖含量低(2％)，对于有糖尿病或乳糖不耐症者亦可应用。但有肠梗阻时禁用。多项随机对照研究显示乳果糖或乳山梨醇较安慰剂能更显著地改善 HE，提高患者的生活质量，但是否提高患者的生存率尚不确定。用法用量如下。急性 HE，开始用 45mL 口服(或鼻饲)，以后每 1 小时追加 1 次，直到有大便排出；适当调整剂量以保证每日 2~3 次软便为宜(通常用量为 15~45mL，每 8~12 小时 1 次)；亦可用乳果糖

300mL 加水 1L,采用头低足高位保留灌肠 1h(以使灌肠液尽可能到达右半结肠)。对于慢性 HE,则不需要每小时追加用量。乳山梨醇为乳果糖衍生物,作用机制及疗效与乳果糖相同,但口感好,有更好的耐受性。常用量为 0.5g/kg,每日 2 次,以保持每日 2~4 次软便为宜。

③益生菌制剂的应用:含双歧杆菌、乳酸杆菌的微生态制剂可通过调节肠道菌群结构,抑制产氨、产尿素酶细菌的生长。以减少肠道氨及其他毒性物质的产生及吸收,也可与益生元制剂合用。用法及用量为双歧三联活菌制剂,每次 2~3 粒,每日 3 次;地衣芽胞杆菌每次 2 粒,每日 3 次。

④抗菌药物的应用:可作为不吸收双糖的替代品治疗急慢性 HE。甲硝唑可抑制肠道厌氧菌、改善 HE,但长期服用可能会导致肠道菌群失调、胃肠道不适或神经毒性;非氨基糖苷类抗菌药利福昔明(rifaximin)是利福霉素的衍生物,具有广谱、强效的抑制肠道内细菌生长,口服后不吸收,只在胃肠道局部起作用。研究显示,利福昔明 550mg,每日 2 次,持续 6 个月,与安慰剂相比能显著预防 HE 的发生。在治疗慢性 HE 时,利福昔明与乳果糖、新霉素效果相当或更优,且对听神经及肾功能无毒性。

(2)促进氨的代谢、拮抗假性神经递质、改善氨基酸平衡

①降血氨药物:a.门冬氨酸一鸟氨酸(L-ornithine-L-aspartate,OA)是一种二肽。其中鸟氨酸作为体内鸟氨酸循环的底物,可增加氨基甲酰磷酸合成酶及鸟氨酸氨基甲酰转移酶的活性,促进尿素的合成;门冬氨酸作为谷氨酰胺合成的底物,在体内转化为谷氨酸、谷氨酰胺的过程中可消耗血氨。因此,门冬氨酸一鸟氨酸可促进脑、肝、肾消耗和利用氨合成尿素、谷氨酸、谷氨酰胺而降低血氨。门冬氨酸还参与肝细胞内核酸的合成、间接促进肝细胞内三羧酸循环的代谢过程,以利于肝细胞的修复。临床研究显示,与安慰剂对照组相比,20g/d OA 静脉输注,可明显降低空腹血氨、餐后血氨,并改善 HE 患者的精神状态分级。口服 OA 亦可改善 HE 患者数字连接试验、扑翼样震颤及 EEG 的检查结果。用法用量如下。急、慢性 HE 在 24h 内可给予 40g,清醒后逐渐减量至 20g/d,加入溶液中静脉输注。由于静脉耐受方面的原因,每 500mL 溶液中 OA 药量不要超过 30g。输入速度最快不要超过 5g/h,以免引起恶心、呕吐等不良反应。b.精氨酸是肝合成尿素的鸟氨酸循环中的中间代谢产物,可促进尿素的合成而降低血氨。临床所用制剂为其盐酸盐,呈酸性、可酸化血液、减少氨对中枢神经的毒性作用。用法用量为 25%的盐酸精氨酸 40~80mL,加入葡萄糖中静脉输注,每日 1 次,且可纠正碱血症。c.谷氨酸盐,谷氨酸钠、谷氨酸钾可作为谷氨酰胺合成的底物而降低血氨,并能调整血钾和血钠的平衡。但近年来认为谷氨酸盐只能暂时降低血氨,不能透过血脑屏障,不能降低脑组织中的氨,且可诱发代谢性碱中毒,反而加重 HE;另外,脑内过多的谷氨酰胺产生高渗效应,参与脑水肿的形成,不利于 HE 的恢复。因此,目前临床上已不再推荐使用。

②拮抗假性神经递质药物:内源性苯二氮䓬类似物与抑制性神经递质 γ-氨基丁酸受体结合对中枢神经系统产生抑制作用是 HE 发生机制之一。理论上应用该受体拮抗药氟马西尼治疗 HE 是可行的,但未显示有长期效益或提高患者生存率。因此,目前只在曾用过苯二氮䓬类药物的 HE 患者考虑应用;多巴能神经递质的活性降低也是 HE 的机制之一,但在临床对照研究中应用溴隐亭、左旋多巴,除可部分改善患者锥体外系症状外,并未能给 HE 患者带来更多益处。用法用量如下。a.考虑可能用过苯二氮䓬类药物者可用氟马西尼 1mg(单一

剂量)静脉注射。b. 对于有锥体外系体征用其他治疗方案效果不佳者可考虑口服溴隐亭30mg,每日 2 次。

③改善氨基酸平衡:口服或静脉输注以支链氨基酸为主的氨基酸混合液,可纠正氨基酸代谢不平衡、抑制大脑中假神经递质的形成、过敏反应等,用法用量为每日 250～500mL,静脉输注。

5. 基础疾病的治疗

(1)积极治疗肝衰竭:A 型及 C 型 HE 的病因分别是急、慢性肝功能衰竭,因此,积极治疗肝衰竭,可从根本上防治 HE。

(2)抗病毒治疗:对于乙型病毒性肝炎引起的慢性肝衰竭,用核苷(酸)类似物抗病毒治疗,减轻或消除肝的炎症、坏死、促进肝细胞再生,有助于恢复肝的代谢、解毒功能。对于急性肝衰竭,由于病情进展迅速,抗病毒治疗可能很难奏效,需转重症监护病房进行综合救治。

(3)阻断门—体分流:从理论上讲,对于门—体分流严重的患者,采用介入或手术永久性或暂时性部分或全部阻断门—体分流,可改善 HE。但由于门脉高压的存在,该方法可增加消化道出血的风险,应权衡利弊。

(4)肝移植:肝移植术对于内科治疗不满意的各种顽固性、严重 HE,原位肝移植是一种有效的手段。

该病预后取决于病因。诱因明确且容易消除者(例如出血、缺钾等)的预后较好。由急性肝细胞衰竭(重型病毒性肝炎或药物性肝炎)引起的肝性脑病的预后,比肝硬化伴门—体分流者更严重。有腹水、黄疸、出血倾向的患者提示肝功能很差,其预后也差,暴发性肝功能衰竭所致的肝性脑病预后最差。

第七节 肝衰竭

一、概述

肝衰竭(liver failure)是多种病因所致以凝血机制障碍、黄疸、肝性脑病(HE)及腹水等为主要表现的一种临床症候群,病死率高。根据组织学特点和疾病进展,肝衰竭可分为急性肝衰竭(acute liver failure,ALF)、亚急性肝衰竭(subacute liver failure,SALF)、慢加急性肝衰竭(acute—on—chronic liver failure,ACLF)及慢性肝衰竭(chronic liver failure,CLF)。目前我国肝衰竭的病因主要是乙型肝炎病毒(HBV)感染,临床以 ACLF 为主,疾病进展快,病死率较高,因而受到广泛关注。

在我国多次颁布的《病毒性肝炎防治方案》中,有关重型肝炎的临床分型提出了慢性重型肝炎的概念,并将其定义为在慢性肝炎或肝硬化病史基础上,出现高度乏力、腹胀、恶心等临床表现,同时凝血酶原活动度(PTA)低于 40%,血清总胆红素(TBIL)大于正常 10 倍。至2000 年止,方案中关于重型肝炎的分型体现了我国 HBV 感染所致肝功能失代偿的发病特点,但尚未正式提出 ACLF 概念。此后,中华医学会感染病学分会和肝病学分会肝衰竭学组于 2006 年联合制定的《肝衰竭诊疗指南》中,首次指出慢加急性(亚急性)肝衰竭是在慢性肝病基础上出现的急性肝功能失代偿。其临床概念见图 6—1。

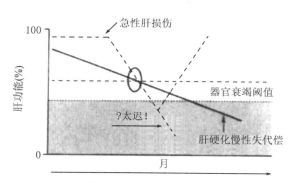

图 6—1　慢加急性肝衰竭(ACLF):临床概念

注:实线表示慢性失代偿肝硬化患者在肝病发展的某一点出现器官衰竭,这通常与晚期肝病相关,唯一的治疗方案是肝移植,肝病逆转的机会十分有限。而 ACLF 却截然不同(虚线),ACLF 患者的肝储备常较好,在短期内急剧恶化,常伴诱发因素,导致器官衰竭和高死亡风险。ACLF 患者也可存在晚期肝病,但较稳定,在诱发因素作用下急剧恶化,并进展至器官衰竭

ACLF 是临床、预后及病理生理学上截然不同的综合征,通常情况下,ACLF 具有以下几个主要的临床特征:①由一系列病因诱导所致的慢性肝炎和(或)肝硬化易导致 ACLF,诱发因素包括慢性病毒性肝炎、药物或酗酒、自身免疫性肝病等。②HBV 再激活、消化道出血、急性肝损伤或感染等诱发事件可造成二次损伤,并导致肝细胞大量坏死和严重的肝炎症。③ACLF 通常发展至单器官或多器官功能衰竭。④短期病死率较高。然而,目前国内外关于 ACLF 的明确定义尚存在一些争议。

近年,Moreau 等报道了一项多队列前瞻性研究,该研究针对急性失代偿性肝硬化(ADC)患者建立了 ACLF 的定义。他们在三项主要症状特征的基础上明确了 ACLF 的诊断标准:出现急性失代偿、器官衰竭(按照 CLIF－SOFA 评分,BP 慢性肝衰竭－序贯器官衰竭评分的定义)及高 28 日病死率(预定阈值为 15%)。这项研究将急性失代偿、多器官功能衰竭定义为 ACLF 基本诊断标准的一部分,这主要系因来自欧洲 29 个中心的所有 1343 例患者几乎都患有酒精性肝硬化。因此,此研究结果与这一患者队列相关性最高。

目前,亚太肝病学会(APASL)、欧洲肝研究协会和美国肝病研究协会(EASL－AASLD)共识和欧洲肝研究协会(EASL)及中国指南/共识均认为 ACLF 多与急性打击事件有关,在已存在慢性肝病的基础上出现急性恶化(表 6－2)。然而,可以看出,我国 2012 版指南与 APASL 专家共识两者关于 ACLF 的定义基本上是一致的,但在总胆红素(TB)水平的标准制定上两者有较大的差异。APASL 将 ACLF 的 TB 诊断标准设定在较低的水平,主要是考虑避免遗漏,让更多的患者归入 ACLF 范畴,进而可以深入了解该类患者的病程和转归。而基于我国国情,将 TB 诊断标准设定较高水平更为合理。而按照东西方各国指南/共识,在 ACLF 的定义上尚无一致意见,并存在一定差异(表 6－3)。西方国家如 AASLD 及 EASL 的共识主要强调肝硬化基础,以及单个或多个肝外器官衰竭;而 APASL 和中国指南则专注于以前的慢性肝病如慢性肝炎和(或)肝硬化的急性恶化。因此,建议在临床应用中结合本国国

情,不必将西方对 ACLF 的定义照搬推广至我国 HBV 相关的 ACLF 患者。

表6-2　各指南/共识关于 ACLF 的定义

组织	定义及描述
中国指南	在慢性肝病基础上,出现急性(通常在 4 周内)肝功能失代偿的临床表现 [注:黄疸(血清 TB≥171μmol/L 或每日上升≥17.1μmol/L)及凝血功能障碍(INR≥1.5 或 PTA<40%)是 ACLF 的必要条件]
APASL(2009)	慢性肝病(先前诊断或未诊断)基础上,患者出现急性肝损伤表现为黄疸及凝血功能障碍,并于 4 周内并发腹水和(或)肝性脑病 [注:黄疸(血清 TB≥85μmol/L)及凝血功能障碍(INR≥1.5 或 PTA<40%)是 ACLF 的必要条件]
EASL 及 AASLD(2011)	慢性肝病因急性诱发因素而导致急性恶化,通常 3 个月时出现多器官衰竭,其病死率增加
EASL(2013)	器官衰竭定义(使用序贯器官衰竭评分) 肝衰竭:血清胆红素≥12.0mg/dl;肾衰竭:血清肌酐≥2.0mg/dl 或采用肾替代疗法;脑衰竭:Ⅲ或Ⅳ度肝性脑病;凝血障碍:INR>2.5 和(或)血小板计数 20×10⁹/L;循环系统衰竭:使用多巴胺、多巴酚丁胺或特利加压素;呼吸系统衰竭:PaO$_2$/FiO$_2$≤200 或 SpO$_2$/FiO$_2$≤200。 **ACLF 的诊断标准及等级** 无 ACLF 包括以下 3 点:①患者无器官衰竭。②患者仅为肾衰竭以外的单个器官衰竭,血清肌酐<1.5mg/dl,且无肝性脑病。③患者有脑衰竭,其血清肌酐<1.5mg/dl(28 日和 90 日的病死率分别为 4.7%和 14%) ACLF Ⅰ度包括以下 3 点:①患者仅有肾衰竭。②患者有肝衰竭、凝血障碍、循环系统衰竭及呼吸系统衰竭之一种,或 1.5mg/dl<血清肌酐<1.9mg/dl 和(或)有轻度至中度肝性脑病。③患者有脑衰竭,且 1.5mg/dl<血清肌酐<1.9mg/dl(28 日和 90 日病死率分别为 22.1%和 40.7%) ACLF Ⅱ度患者有 2 个器官衰竭(28 日和 90 日病死率分别为 32.0%和 52.3%) ACLF Ⅲ度患者有 3 个及以上器官衰竭(28 日和 90 日病死率分别为 76.7%和 79.1%)

表6-3　当前国内外指南/共识关于 ACLF 定义的差异

	APASL 共识/中国指南	AASLD/EASL 共识
肝衰竭进展持续时间	4 周	未定义
最高病死率的时间	未定义	3 个月
慢性肝病	慢性肝病有/无代偿性肝硬化	仅见于肝硬化,包括失代偿前期
主要诱发因素	HBV 反跳、感染	感染、酗酒
脓毒症	否	是
静脉曲张出血	尚无共识	有

二、病因

(一)ACLF 的慢性肝病病因

ACLF 的慢性肝病最主要的病因是各种原因引起的代偿性肝硬化。因此,ACLF 的慢性肝病的病因在整体上与其他肝硬化患者相似。欧美国家酒精性肝病占 ACLF 慢性肝病的

50%～70%；而在我国乙型肝炎病毒（HBV）约占 82%，酒精性肝病仅约占 13%。此外，ACLF 的慢性肝病还包括自身免疫性肝病、代谢性肝病及胆汁性肝病等，而单纯性脂肪肝不包含在内。

（二）ACLF 的急性损伤病因

ACLF 急性损伤的因素包括感染性与非感染性两类（表 6－4）。国内最主要的是病毒性肝炎、细菌等感染性因素，而在西方国家则主要是酒精及肝毒性药物等非感染性因素。在感染性因素中，HBV 再激活是我国 ACLF 急性损伤的最主要病因。化疗、免疫抑制药及不合理抗病毒治疗均可诱发 HBV 激活。在印度、孟加拉国等一些亚洲国家戊型肝炎是 ACLF 急性损伤的最主要病因。使用免疫抑制药治疗也可以使丙型肝炎病毒的重新激活。此外，细菌、真菌及寄生虫的感染亦可诱发 ACLF。在非感染性因素中，酒精性因素是 ACLF 急性损伤的最主要病因。

表 6－4　ACLF 的急性诱因

感染（细菌、真菌及病毒）
乙型（丙型）肝炎再激活或叠加病毒性肝炎
酒精
药物性肝损伤
胃肠道出血
门静脉血栓形成
手术史
局部缺血
自身免疫性肝炎或 Wilson 病

三、病理

ACLF 的病理生理机制较为复杂，近来国外学者提出了 PIRO 概念[predisposition,injury,response,organ（易感性，损伤，应答，器官）]，描述了 ACLF 病理生理机制和临床类别，在指导 ACLF 临床治疗措施对患者病情的恢复或缓解具有重要的意义，尤其对评估预后方面值得借鉴。

（一）易感性

易感性（predisposition）　是指原有肝疾病及其严重程度，与 ACLF 经过临床干预后能否恢复至恶化前状态有关。由于引起 ACLF 主要的病因是慢性肝病如慢性肝炎和（或）肝硬化，慢性肝病的病因会影响 ACLF 的进展。

对于病因明确的慢性肝病，首先要评估疾病的严重程度，若已经存在肝硬化的患者，则需要判断目前肝硬化所处时期及阶段，这是因为有无肝硬化、肝硬化的严重程度与 ACLF 的发生发展及预后息息相关。目前，虽然 Child－Pugh 和 MELD 评分系统可以评估肝硬化严重程度和风险因素，但仍然缺乏针对引起 ACLF 的慢性肝病的评估方式，因此可以参考一些被研究发现的新指标。有研究发现，α_1－酸性糖蛋白可用来评估 ACLF 的预后。另外还有其他一些肝损害及再生指标同样也值得借鉴如 Gc 球蛋白等。在明确 ACLF 患者病因和评估慢性肝病的严重程度完成后,就要及早对疾病的危险进行分层。根据不同发病风险,尽早采取措施进行干预。

（二）损伤

损伤(injury)　是指急性打击因素的性质和严重程度。急性打击因素是 ACLF 发病的重要原因。在肝硬化基础上,来自肝内或肝外的损伤都将促使 ACLF 发病。其中,肝硬化基础上叠加感染病毒性肝炎尤其值得关注。目前,较常见的叠加戊型肝炎成为触发 ACLF 的主要原因。一项前瞻性研究提示,在肝硬化患者中,叠加戊型肝炎感染的患者可出现急速的肝功能失代偿,4 周和 1 年病死率分别可达 43％及 70％。

因此,当患者有急性打击因素时,应尽快干预治疗,同时强化综合护理。静脉曲张破裂出血患者应早期使用抗生素,降低感染的风险,可改善生存预后。对于 HBV 再激活导致的 ACLF,各指南均指出应尽早使用核苷（酸）类似物抗病毒治疗,能够明显降低 HBV DNA 水平,改善疾病预后。

（三）应答

应答(response)　指宿主对损伤的反应,决定了炎症反应的程度及感染的风险。研究发现,全身炎症反应综合征(systemic inflammatory response syndrome,SIRS)和代偿性抗炎性反应综合征(compensatory anti－inflammatory response syndrome,CARS)的发生和相互作用影响 ACLF 的预后。疾病早期,肝细胞坏死诱导免疫活性细胞进入肝,释放大量促炎性因子进入外周血诱发 SIRS,为避免过强的 SIRS 导致患者在疾病早期出现多器官衰竭而死亡,机体免疫系统通过释放抑炎性因子,诱导产生一过性 CARS 以维持免疫稳态。而持续高强度的 CARS 是导致机体免疫功能紊乱的一种病理状态,一旦进入免疫麻痹状态,患者易发生二次感染,感染影响机体免疫状态,加速病情恶化,导致多器官衰竭,是晚期患者死亡的主要原因。另有研究证实,免疫麻痹状态下抑炎性细胞因子诱导外周血单核细胞功能失活,伴随免疫活性细胞数量急剧减少。

感染是 ACLF 患者重要打击和加重因素之一,伴有感染的肝硬化患者病死率能够上升 4 倍。基因遗传易感性可能是感染风险的基础,比如 Toll 样受体 2(toll－like receptors,TLR2)多态性和核苷酸结合寡聚化结构域变异体可以使肝硬化患者感染自发性细菌性腹膜炎风险增加。在抗感染过程中,中性粒细胞的功能具有重要作用,酒精性肝硬化患者血液中性粒细胞活性与感染、器官衰竭和病死率有关。内毒素可能引起中性粒细胞功能缺陷,在体外清除患者血浆中内毒素的情况下,中性粒细胞功能可得到恢复,因此应积极防治感染及内毒素血症。

因此,对 ACLF 患者感染要提高警惕性,要预防和控制感染的发生。治疗过程中可以多部位采样重复培养,在日常护理中尽量避免留置套管针。一旦患者出现感染应尽早干预,强力快速控制感染,积极纠正免疫衰竭,同时改善肠道微生态,防治器官衰竭的发生,而针对患者免疫功能的失调,在适当时机可以探讨应用胸腺肽调节机体免疫功能达到辅助治疗的目的。

（四）器官

器官(organ)　是指要明确器官衰竭程度,以帮助不同的患者制定不同器官支持措施并判断预后。ACLF 容易引起除肝功能失代偿外其他器官功能障碍,比如肾功能不全、肝性脑病及血流动力学异常等。

在突发的损伤因素下,慢性肝病患者肝功能急剧恶化,出现高胆红素血症和凝血功能障碍,目前对该过程的病理生理学机制还不清楚。失代偿期肝硬化患者门静脉高压可引起内脏血管舒张、主动脉压力降低、心脏功能受损和交感神经激素系统激活以及肾血管强烈收缩。肾功能不全,而 ACLF 患者肾功能障碍表现有差异,部分以循环改变为主。心脏功能同时也受到影响,虽然内脏血管扩张,但心输出量并未增加。除此之外,肝性脑病是 ACLF 较常见的表现,其中血氨在发病中起到关键作用,在高血氨的状态下,肝受到损伤后会导致脑水肿,这其中的机制之一可能是与脑蛋白和 RNA 的氧化修饰以及谷氨酰氨合成酶活性降低有关。

对于 ACLF 器官衰竭状况的评估直接决定治疗方案的制定和临床预后,患者一旦出现器官衰竭,就需要及时处理,进行重症监护,必要时采用一些器官支持的治疗方法。

四、诊断

在慢性肝病基础上,短期内发生急性或亚急性肝功能失代偿的临床综合征,表现如下:①极度乏力,有明显的消化道症状。②黄疸迅速加深,血清 TB 大于正常值上限 10 倍或每日上升≥17.1μmol/L。③出血倾向,PTA≤40%(或 INR≥1.5),并排除其他原因者。④失代偿性腹水。⑤伴或不伴有肝性脑病。

五、治疗

(一)病因治疗与处理

众所周知,导致 ACLF 的病因很多,有明确病因者如积极去除病因可提高治疗效果,但针对肝衰竭病因给予特异性治疗的方法尚不多。为此,目前有关研究显著加强,表现在有关病因治疗方法也日益增多(表6-5)。

表6-5　不同 ACLF 的急性损伤病因特异性治疗方案

病因	治疗方法
对乙酰氨基酚	N-乙酰半胱氨酸(NAC)口服:起始剂量 140mg/kg,继之以每 4 小时 70mg/kg NAC 静脉注射:起始剂量 150mg/kg,此后 4h 内给予 12.5mg/(kg·h),继之 6.25mg/kg
伞菌目鹅膏科中毒	青霉素 G:每日 1g/kg 静脉注射;联合 NAC(同上) 水飞蓟宾:每日 30~40mg/kg,维持 3~4d
单纯疱疹病毒(HSP)或巨细胞病毒(CMV)	阿昔洛韦:每日 30mg/kg 静脉注射
自身免疫性肝炎	甲泼尼龙:60mg/d 静脉注射
乙型肝炎病毒	核苷(酸)类药物[a]
妊娠急性脂肪肝/HELLP 综合征	引产
Wilson 病或布加综合征	肝移植
急性缺血性损伤	心血管支持治疗

注:[a]除阿德福韦酯以外的四种核苷(酸)类药物(恩替卡韦、替诺福韦、替比夫定及拉米夫定)

当前国内外指南均推荐对 HBV 相关肝衰竭患者,只要能检测出 HBV DNA(需要灵敏度更高的检测,如高精度 HBV DNA 检测),不论 ALT 或 AST 是否升高,应立即使用核苷/核苷(酸)类似物(NUCs)抗病毒治疗。然而,正如 AASLD 指南提出的,应注意 HBV 相关肝衰竭患者 HBV DNA 水平不高,甚至检测不出,但肝细胞内仍有 HBV 复制,可致病情进展,故应放宽抗病毒治疗适应证,对血清 HBsAg 阳性患者,即使 HBV DNA 检测不出,亦应抗病毒治疗。同时,在抗病毒治疗时其时机和药物的选择至关重要,在肝衰竭的早、中期开始抗病毒治疗,疗效相对较好;晚期肝衰竭患者因残存肝细胞过少、肝再生能力严重受损,抗病毒治疗似难以改善肝衰竭的结局。过去我们也曾多次提出,不论是 ALF、SALF、ACLF 还是 CLF 等,只要能检测出 HBV DNA(以后我们发现部分患者在重症化过程中常伴有一过性病毒载量下降,甚至不可测,故进一步放宽到只要本次发作与病毒复制相关即可),不论 ALT 或 AST 是否升高(因酶胆分离,故 ALT 已不重要),均应及时应用快速强效抑制病毒 NUCs,如恩替卡韦(ETV)、替比夫定(LdT)、拉米夫定(LAM),也可采用联合治疗如 LAM 加阿德福韦酯(ADV)以降低耐药风险,以此改善肝功能并延缓或减少肝移植的需求,不能随意停药,一旦发生耐药变异,应及时加用其他能治疗耐药变异的 NUCs。然而,2009 年 Lange 等研究发现,HBV 相关肝衰竭应用 ETV 可伴有乳酸盐增高,占 5/16(31.2%),且 1 例死亡(但因其用药仅 4d,故因果关系尚不明确),从而引起了重视并加强了相关监测。以后的研究发现,实际上部分重危患者用药前已有乳酸盐增高,故药物与肝衰竭死因的关系仍未明确。而在中国上市不久的替诺福韦(TDF),其抑制病毒作用强、耐药率低,且对 LAM、ETV 及部分 ADV 耐药者均具有良好的抗病毒作用。有研究结果表明,TDF 有效降低 ACLF 患者的 HBV DNA 水平,改善 Child-Turcotte-Pugh(CIP)和终末期肝病模型评分,降低患者病死率。同时,英国国立优质卫生和保健研究(National Institute for Health and Care Excellence,NICE)CHB 指南也推荐,对于失代偿肝病成年患者的治疗,若有 LAM 耐药史患者,可用 TDF 治疗。这为 HBV 肝衰竭患者抗病毒治疗提供了又一有效的药物选择,但 NICE 指南亦同时指出,对于有肾损伤的患者,应减少 TDF 剂量。

(二)治疗新进展

2012 年,在 AASLD 年会上,报道了一些 ACLF 治疗的研究进展。印度学者 Khanam 等报道了一项使用粒细胞集落刺激因子(granulocyte colony stimulating factor,G-CSF)治疗 ACLF 患者的研究。这项研究的主要数据是基于与 Khanam 同一科研小组的 Garg 等开展的研究,47 名 ACLF 患者随机分为两组:治疗组为标准内科治疗联合 GCSF(5μg/kg,皮下注射,共 12 剂)(n=23);对照组为标准内科治疗联合安慰剂(n=24)。结果显示,治疗组 60d 生存率较对照组显著增高(66% vs 26%,P=0.001),治疗组 CTP、MELD 及 SOFA 评分出现显著下降。两组发生严重并发症的概率(治疗组 vs 对照组)分别为:肝肾综合征(19% vs 71%,P=0.0002)、肝性脑病(19% vs 66%,P=0.001)、脓毒血症(14% vs 41%,P=0.04),1 个月治疗后,G-CSF 增加了肝中的 CD34$^+$ 细胞数量比例(45% vs 27.5%)。Khanam 等进一步发现,在 G-CSF 治疗后,肝内多种细胞比例与治疗前基线相比多种 T 细胞有显著差异:CD3$^+$ T 细胞(17.6% vs 43.7%,P=0.03),CD4$^+$ T 细胞(35% vs 60%,P=0.05),CD8$^+$ T 细胞(37% vs 60.5%)。提示 G-CSF 能够显著增强树突状细胞的募集,调节肝内 T 细胞应答,并通过降低 IFN-γ 产生来抑制肝细胞损伤。同时,研究者还提出了 G-CSF 用于治疗 ACLF 的可能途径(图 6-2)。

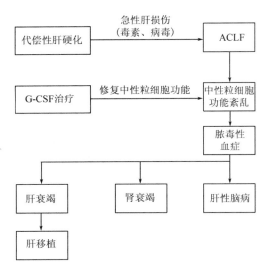

图6-2　G-CSF的治疗ACLF的作用途径

G-CSF:粒细胞集落刺激因子

　　G-CSF是由巨噬细胞、成纤维细胞及内皮细胞等产生的一种主要作用于造血组织的糖蛋白,可以调节中性粒细胞及造血祖细胞的增殖及分化。2000年Rolando等研究发现,与正常患者相比,ALF患者血液中分离的中性粒细胞吞噬显著降低,在体外使用G-CSF共培养后,能够在显著增强中性粒细胞的吞噬及分泌作用。随后,其在APAP所致ALF患者中进行了临床验证,结果显不,G-CSF是一种安全有效的逆转ALF中性粒细胞功能的药物,可能在预防及治疗ALF患者的感染中发挥一定作用。按每日50μg/m²体表面积的剂量使用,效果较好且不良反应少。然而这项研究未对患者进行随机分组,各组包含的病例数也较少,且只在APAP所致肝衰竭患者中进行了评估,在病毒所致ALF患者中是否具有相同作用尚未可知。

　　2008年,我国康文等对D半乳糖苷酶小鼠ALF模型中的研究发现,G-CSF可上调Bcl-2,并下调含半胱氨酸的天冬氨酸蛋白水解酶-3,从而抑制ALF时肝细胞的凋亡作用。后来,Lei等对G-CSF在D半乳糖苷酶诱导的小鼠ALF模型作用进行了深入研究,发现G-CSF可减弱骨髓中间质细胞衍生因子-1(SDF-1)表达,而增强肝中SDF-1的表达,从而诱导CD34⁺细胞从骨髓向损伤的肝募集。Jin等也发现,在ALF小鼠模型中,G-CSF还能增强骨髓单核细胞向损伤的肝募集,与前述研究相似。这些研究都提示G-CSF可在ALF或ACLF所致严重肝损伤中发挥重要的保护作用。

　　Di等评估了G-CSF治疗ACLF患者的效果及不良反应,30%患者有骨头疼痛,9%出现头痛,5%出现恶心,上述不良反应均可耐受,且在治疗结束后2～4d得到缓解。然而,该研究也表明,ACLF患者接受G-CSF后临床及生化指标并未改善。Mark等提出通过募集自体造血干细胞来治疗ALF中肝细胞损伤并促进再生,甚至不仅在ALF中,在手术外伤等肝损伤中,也可能发挥作用,而G-CSF是一种重要的能够募集自体造血干细胞到肝的药物。由此,也奠定了印度学者对这类药物用于治疗ALF的研究理论基础。

　　应该指出,将G-CSF广泛用于临床治疗ALF及ACLF的道路还很漫长,有赖于更深入对药物作用机制的研究及临床的实践积累。印度及其他国家学者完成的研究,也预示着这种药物用于肝衰竭患者的良好疗效。如果深入的研究证明其确实安全有效,考虑与其他药物的联用有可能为临床提供更多的选择,为患者争取时间,从而降低肝衰竭的病死率。

六、预后判断

肝衰竭的预后判断一直是该疾病的研究热点,因为预后判断直接决定急诊肝移植的实施与否。最经典的急性肝衰竭预后评分系统是 KCH 评分,此外还有 CTP 评分、SOFA 评分(序贯器官衰竭评估)、APACHE 评分(急性生理学与慢性健康状况评分系统)、MPM 模型(病死率预测模型)等,都曾被广泛研究。MELD 模型(终末期肝病模型)自建立以来,逐渐成为应用最广泛的模型,尽管美国肝病协会明确指出 MELD 模型不能用于急性肝衰竭预后的判断。目前还没有专门用于 ACLF 的预后模型。一般认为,ACLF 能否可逆取决于本次发作的严重性、急性病因的性质和慢性原发肝病的严重程度,然而还没有任何一个模型能够包括以上的全部因素。显然,目前的预后判断体系仍然不理想,首先它们采用的均为反映肝损伤和全身状态严重程度的指标,缺乏过程指标,对死亡预测的准确性要远远高于对生存的预测能力,也无法起到预警的作用;很多因素,例如基础肝病、肝再生能力、病因对预后的影响无法体现,患者对治疗的反应也是体现疾病发展趋势的重要因素,更被排除在外。因此,人们一直在寻找更好的指标以改进或替代现有的模型,被广泛研究的指标包括肝损伤指标(Gc 球蛋白、M65/M30 抗原)、肝再生指标(AFP、卵泡抑素/激活素 A 比值)、免疫指标等,均被证明具有一定的预后判断和预警意义,或者能够提高现有预后判断模型的准确性。但是在得到广泛认可前,这些指标还需要进一步验证。

虽然近年国内外对 ACLF 的概念进行了较多阐述,但是由于其病因、机制及表现的复杂性,还尚未有统一的认识。另外 ACLF 的原发病因、慢性肝病基础、急性打击因素、并发症、临床干预措施等存在多样性及个体化差异,对于 ACLF 预后评估尤其早期评估和诊断也同样面临不少困难。随着我们对 ACLF 病理生理及发病机制认识的加深,相信以此为基础的临床干预会更具针对性也更加有效。

第八节　暴发性肝衰竭

我国 2012 年版肝衰竭诊治指南定义为:急性肝衰竭是指病前患者无肝病而突然出现大量肝细胞坏死或肝功能显著异常,并在首发症状出现后 2 周内发生 Ⅱ 度以上肝性脑病(HE)为特征的一种综合征。暴发性肝衰竭(FHF)是一种以凝血酶原时间延长和肝性脑病为主要特征的临床综合征。

暴发性肝衰竭(fulminant hepatic failure,FHF,又称急性肝衰竭),当前有诸多急性肝衰竭的定义,但多大相径庭。多年来,各国的学者们尝试着界定肝衰竭的时间,指从黄疸或症状发作到出现肝衰竭症状期间。如:超急性(0～7d)、急性(8～28d)和亚急性(29d 至 12 周)肝衰竭。黄疸出现后 2 周内发生的肝性脑病称为暴发性肝衰竭,而 2～12 周内出现肝性脑病者称为亚暴发性肝衰竭。迟发性肝衰竭则是指 8 周内出现肝性脑病者。在 2011 年美国肝病学会(AASLD)对急性肝衰竭处理的建议中,急性肝衰竭被修订为发病 26 周内出现肝衰竭症状,

AASLD 对急性肝衰竭的定义为:在没有肝硬化的情况下,26 周以内出现凝血异常(国际标准化率 INR≥1.5)和不同程度的意识障碍(脑病)着重分析了因此带来的病因、诊断、肝移植的需要以及预后的差异。

一、病因

暴发性肝衰竭的病因多种多样,根据病原可分为感染性、毒素性、代谢性、浸润性、自身免疫性、缺血性、放射损伤性及原因不明性。我国引起肝衰竭的首要病因是肝炎病毒(主要是乙型肝炎病毒),其次是药物及肝毒性物质(如乙醇、化学制剂等),在欧美国家,药物是引起急性、亚急性肝衰竭的主要原因;酒精性肝损害常引起慢性或慢加急性肝衰竭。儿童肝衰竭还可见于遗传代谢性疾病(表6-6)。

表6-6 暴发性肝衰竭的病因

感染因素
肝炎病毒:甲型、乙型、丙型、丁型、戊型肝炎病毒
其他病毒:巨细胞病毒(CMV),EB病毒(EBV),肠道病毒、麻疹病毒等
细菌及寄生虫等病原体感染:严重或持续感染(如败血症、血吸虫病等)
非感染因素
药物及肝毒性物质:对乙酰氨基酚、抗结核病药物(异烟肼、利福平、吡嗪酰胺等)、抗代谢药、抗肿瘤化疗药物、部分中草药(如土三七)、抗风湿病药物、乙醇、毒蕈等
妊娠急性脂肪肝
自身免疫性疾病
代谢异常:肝豆状核变性,遗传性糖代谢障碍等
缺血缺氧:休克、充血性心力衰竭等
肝移植、部分肝切除
肝肿瘤
先天性胆道闭锁
其他:胆汁淤积性肝病、创伤、辐射等

(一)感染性

1. 肝炎病毒　单纯 HAV 感染很少引起暴发性肝衰竭,但甲型肝炎合并其他慢性肝炎时发生暴发性肝衰竭的危险性明显增加,尤其是合并慢性活动性乙型肝炎、慢性丙型肝炎或肝硬化,但 HBsAg 携带者合并甲型肝炎则预后良好。单独 HBV 感染或 HDV 同时感染是发生暴发性肝衰竭的主要原因。HBV 慢性携带者在感染 HDV 后也可发生暴发性肝衰竭。HCV 引起暴发性肝衰竭的作用尚不明确,在日本等亚洲地区 HCV 感染可能是暴发性肝衰竭的主要原因之一。在戊型肝炎流行地区,HEV 感染可引起暴发性肝衰竭,妊娠妇女,尤其是妊娠第三期患戊型肝炎,发生暴发性肝衰竭的危险性高达 20%～40%。有统计资料显示:TTV DNA 在原因不明的暴发性肝衰竭患者中的阳性率为 19%～27%,且可在发病初时检测到,因此不能排除 TTV 作为暴发性肝衰竭的病因。

2.其他病毒感染　免疫低下、免疫抑制、新生儿及 AIDS 患者感染其他病毒也可导致暴发性肝衰竭。如单纯疱疹病毒感染，尤其是新生儿的播散性感染及免疫功能低下者可导致致死性的暴发性肝衰竭。AIDS 患者及免疫抑制患者感染水痘-带状疱疹病毒，可导致水痘性肝炎，发生暴发性肝衰竭。由 E-B(Epstein-Barr)病毒感染引起的暴发性肝衰竭也有报道，免疫功能正常者也可发生，其病死率高达 87%。其他如巨细胞病毒、副黏病毒感染也可导致暴发性肝衰竭。

（二）毒素性

1.药物的特异质反应　许多药物可引起暴发性肝衰竭，其中常见的药物有麻醉药氟烷、异氟烷、甲氧氟烷、氯仿等，抗结核药如异烟肼、利福平，抗抑郁药如苯乙肼及苯妥英钠、可卡因、氯丙嗪等，抗凝药如双香豆素，磺胺类药物如水杨酸偶氮磺胺吡啶，非固醇类雄激素拮抗药 Bicalutamide,酒精中毒治疗药二硫化四乙基秋兰姆（disulfiram），娱乐性药物（"舞蹈药"）ecstasy,降压药乙肼苯达嗪，抗癫痫药丙戊酸，以及抗甲状腺药物、非固醇类抗炎药物、两性霉素 B、甲基多巴、环磷酰胺、氟尿嘧啶、6-巯基嘌呤、镇静药等。

2.毒性反应　对乙酰氨基酚（醋氨酚）是最常见的药物之一，也是欧美国家暴发性肝衰竭发生的最主要原因，在营养不良或饥饿状况下，肝谷胱甘肽减少，对药物的敏感性增加，甚至治疗剂量的对乙酰氨基酚也可引起暴发性肝衰竭。还有非那西丁和水杨酸盐等。某些化学性毒物及天然性毒物均可引起暴发性肝衰竭，前者如四氯化碳、半乳糖胺、酒精、四环素、磷等，后者包括某些草药及毒蕈（如瓢蕈、白毒伞蕈、粟茸蕈等）、黄曲霉毒素、细菌毒素等。

（三）代谢性

引起暴发性肝衰竭最常见的代谢性疾病是 Wilson 病，亦称为肝豆状核变性，伴有溶血性贫血或溶血危象，角膜有 Kayser-Fleischer 环，血清转氨酶和碱性磷酸酶水平相对较低，有时可有视物模糊及无结石性胆囊炎。

（四）浸润性

包括脂肪浸润和肿瘤浸润，均可导致暴发性肝衰竭的发生。脂肪的肝浸润包括妊娠急性脂肪肝、Reye 综合征等，大量脂肪滴占据了肝细胞体积的绝大部分，使肝细胞不能发挥正常功能，应用丙戊酸或静脉应用大剂量四环素也可引起类似病变。肝肿瘤浸润导致暴发性肝衰竭是一种不常见的表现，肝的原发性或转移性肿瘤均可引起，包括黑色素瘤、恶性淋巴瘤、小细胞肺癌、尿道上皮癌等，有时肿瘤可广泛性地转移到肝血窦，而在肝内探查不到转移结节，临床表现为暴发性肝衰竭。

（五）自身免疫性

自身免疫性肝病时其肝自身抗原多肽被 T 淋巴细胞识别后产生针对肝的自身免疫性损伤。一种类风湿疾病成年发病的 Still 病，有时也累及肝导致暴发性肝衰竭。

（六）其他

如缺血性、放射损伤性导致的暴发性肝衰竭并不多见，肝缺血可由全身性血流动力学改变（如心源性休克、中暑及反复发生的心律失常等）所致，也可由局部性的血流动力学障碍（如急性肝前静脉阻塞）引起。急性放射病或肝局部大剂量放疗有时也可引起暴发性肝衰竭。另外，约 1/3 的暴发性肝衰竭患者病因不明。

二、发病机制

(一)病毒性肝炎的发病机制

1.乙型肝炎病毒　在我国,病毒性肝炎是暴发性肝衰竭发生最常见的原因,其中乙型肝炎的发病机制研究最为广泛。目前认为细胞毒性 T 淋巴细胞(cytotoxic T lymphocyte,CTL)是导致肝细胞广泛性坏死的主要效应细胞。CTL 细胞通过双识别机制攻击受 HBV 感染的肝细胞,受主要组织相容复合物(major histocompatibility complex,MHC)－Ⅰ的限制。受攻击的肝细胞膜上需同时表达 HBV 的膜抗原 HBcAg 及 MHC－Ⅰ,CTL 也必须同时识别这两种抗原才能与靶细胞结合,释放穿孔素及其他淋巴因子攻击溶解靶细胞;CTL 细胞表面还有淋巴细胞功能相关性抗原－1(lymphocyte functionassociated antigen－1,LFA－1),肝细胞膜上则有 LFA－1 的配基－细胞间黏附分子－1(intercellular adhesion molecule－1,ICAM－1),使得肝细胞可吸引表达 LFA－1 的 CTL 细胞,并使其与肝细胞黏附,促进 CTL 与肝细胞的双识别,强化 CTL 对肝细胞的毒性反应;肝细胞膜上还存在 Fas 抗原,可与 CTL 膜上的 Fas 配体相互作用,诱导肝细胞的凋亡;在肝遭受以上的免疫损伤时,其解毒功能受损,容易形成内毒素血症,导致肝内外的单核－巨噬细胞系统释放多种细胞因子,加重肝损害,其中最重要的是肿瘤坏死因子－α 可与肝细胞膜上表达的 TNF－α 受体结合,激活蛋白酶及磷脂酶 A_2,诱导自由基产生,导致膜性结构损伤和 DNA 断裂,还可与窦内皮细胞膜上的受体结合,损伤窦内皮细胞,促使肝血窦内纤维蛋白沉积和微血栓形成,造成肝细胞的微循环障碍细胞,促使肝血窦内纤维蛋白沉积和微血栓形成,造成肝细胞的微循环障碍细胞坏死,TNF－α 敏感性;另外,HBV 前 C 区的突变使 HBeAg 的合成中断,血清中 HBeAg 消失,由于 HBeAg 与肝细胞膜上表达的 CTL 的靶抗原 HBcAg 对 CTL 有交叉反应,血清中 HBeAg 的对 CTL 的干扰和抑制作用消失,使得更多的 CTL 得以攻击 HBcAg 阳性的肝细胞,导致大量肝细胞死亡。

2.丙型肝炎病毒　HCV 感染导致的暴发性肝衰竭发病机制与 HBV 感染相似。

3.甲型肝炎病毒　其发病机制也是以免疫反应为主,在早期由于 HAV 在肝细胞内大量增殖及 CTL 细胞的毒性作用共同导致肝细胞损伤,病程后期由内源性 γ－干扰素诱导被感染的肝细胞膜上的 MHC－Ⅰ表达,促进 CTL 的作用,杀伤肝细胞,清除 HAV。

4.HDV 与 HBV 重叠感染　易致大块肝坏死,可能是 HDV 对肝细胞的直接致病性与机体的免疫病理损伤共同作用所致。

5.戊型肝炎病毒　HEV 感染所导致的肝细胞损伤可能是由细胞免疫反应所致,孕妇感染 HEV 容易引起暴发性肝衰竭的原因可能是由于孕妇血清免疫球蛋白水平低下或对 HEV 的敏感性和反应性增高有关。

(二)毒素性病因的发病机制

直接肝毒性药物可直接损伤肝细胞,或经肝细胞转化后,其中间产物具有肝细胞毒性,这些物质与肝内的谷胱甘肽结合而解毒,当肝细胞的谷胱甘肽被耗竭时,则发生肝细胞中毒坏死;还有的药物作为半抗原与体内蛋白结合成为全抗原,引起免疫反应造成肝损害。直接肝毒性药物如对乙酰氨基酚,其中间代谢产物具有明显的肝毒性,在过量服用或饥饿时,肝内谷胱甘肽被耗竭,导致肝细胞中毒死亡,诱发肝衰竭。这类药物引起的肝损伤有明确的量－效关系。特异质性药物则无明确的量－效关系,如异烟肼在肝经乙酰化反应形成异烟酸和乙酰肼,乙酰肼能与肝细胞内的大分子结合导致细胞死亡,其确切的机制尚不清楚,可能与药物作为半抗原引起的免疫损伤有关,也可能与药物中间代谢产物有关,还可能与机体的状态有关。

三、诊断与鉴别诊断

2012 年,我国的《肝衰竭诊治指南》明确指出,急性肝衰竭是指急性起病,2 周内出现Ⅱ度及以上肝性脑病(按Ⅳ度分类法划分)并有以下表现者:①极度乏力,有明显厌食、腹胀、恶心、呕吐等严重消化道症状。②短期内黄疸进行性加深。③出血倾向明显,血浆凝血酶原活动度 PTA≤40％(或 INR>1.5),且排除其他原因。④肝进行性缩小。

(一)临床表现

1. 原发病的表现　根据病因的不同,可以有相关的临床表现。原发病的表现:如在慢性肝病或肝硬化基础上发生的暴发性肝衰竭可有肝病面容、肝掌及皮肤血管蜘蛛痣等,由中毒引起者可有相应的中毒表现,由 Wilson 病引起者可有角膜 K－F 环,由肿瘤浸润引起者可有原发肿瘤的表现。

2. 肝功能衰竭的表现　黄疸在短期内迅速加深(血清总胆红素≥171μmol/L 或每日上升≥17.1μmol/L),同时伴有血清转氨酶明显升高及凝血酶原时间明显延长及活动度显著下降;在病程的早期可有低热,如低热持续不退提示有内毒素血症或持续性肝细胞坏死;全身情况极差,如食欲极差、极度乏力、烦躁不安等;出现顽固性的呃逆、恶心、呕吐及明显的腹胀;有明显的出血倾向,可出现皮下瘀点、瘀斑,往往在注射部位更为明显,可有齿龈渗血、鼻出血,严重者有上消化道出血;体检肝进行性缩小;可出现肝臭,低血糖等;发病 2 周内出现肝性脑病的表现。

3. 肝性脑病　参见本章第六节肝性脑病。

4. 脑水肿　暴发性肝衰竭发生脑水肿的机制尚未完全明了,脑水肿发生后患者昏迷加深,有呕吐、血压升高、视盘水肿等颅内压增高的表现,可有瞳孔扩大、固定及呼吸变慢、心动过缓、锥体束征阳性、踝阵挛,严重者可形成脑疝,如形成中脑幕疝,可出现陈－斯(Cheyne－Stokes)呼吸、瞳孔缩小、眼睛向上方凝视及性格改变,如形成大脑中叶勾突幕疝,可出现意识丧失、瞳孔散大固定、半身瘫痪等,如形成小脑扁桃体枕骨大孔疝,可导致意识丧失、呼吸不规则甚至暂停,如不及时治疗可迅速死亡。

5. 继发感染　由于机体免疫功能的减退及侵入性诊疗操作和广谱抗生素的应用等因素,使暴发性肝衰竭患者易于产生继发感染。常见的继发感染包括肺部感染、败血症、尿路感染、胆道及肠道感染、真菌感染等。病原菌以革兰阳性球菌为主,最多见的为金黄色葡萄球菌,其次为表皮葡萄球菌,其他还有肠道菌及厌氧菌等,真菌感染则是导致患者死亡的主要原因之一。

6. 上消化道出血　暴发性肝衰竭患者极易发生上消化道出血。暴发性肝衰竭患者发生上消化道出血最常见的原因是急性弥漫性胃黏膜糜烂,食管静脉曲张破裂出血较少见。常表现为突然大量呕吐鲜血,血压迅速下降进入休克状态。出血发生后患者原有的肝损害进一步加重,黄疸进行性加深,凝血酶原时间进一步延长,并在数天内出现肝性脑病、肝肾综合征或原发性腹膜炎等严重并发症。上消化道出血是暴发性肝衰竭最常见的致死性并发症,也是其他严重并发症的诱发因素。

7. 凝血功能障碍 暴发性肝衰竭引起凝血功能障碍的原因与以下因素有关:凝血因子生成减少或消耗过多;血小板减少和功能障碍;弥散性血管内凝血(DIC);血中抗凝系统异常;无效的异常纤维蛋白原形成;维生素 K 依赖的凝血因子异常等因素引起。暴发性肝衰竭出血的发生率达 73%,其中严重出血为 30%。最常见的出血部位是胃肠道,其他包括鼻咽部、肺、腹膜后、肾、注射部位等,颅内出血少见,但后果严重。DIC 发生后继发性纤维蛋白溶解,导致更严重的出血。

8. 呼吸衰竭和肝肺综合征 约 30% 的暴发性肝衰竭患者发生成人呼吸窘迫综合征(ARDS),患者出现呼吸频数困难、心率加快、发绀、烦躁,并进行性加重,呼吸频率每分钟>35次,可出现血水样痰,经常规给氧难以缓解,早期心肺检查可无异常,随着病情的发展可听到湿啰音和哮鸣音及吸气末爆破音,后期出现肺实变体征,X 线检查早期无异常或肺纹理轻度增加,中晚期可出现斑片状或大片阴影甚至呈"白肺"。依据临床表现和血气分析结果不难做出诊断,但应注意与心源性肺水肿鉴别。临床上有发绀、杵状指、门脉高压及高动力循环的表现,可有直立脱氧(ortho-deoxidation)(指患者从平卧位改为立位时 PaO_2 下降 10% 以上)和平卧呼吸(platypnea)(指患者从平卧位改为立位时发生气短,躺下即缓解)。血气分析以 PaO_2 降低为主要特点,轻者 PaO_2 也可正常,但肺泡-动脉血氧压差明显增大(>2.0kPa),胸片可正常或因间质密度增加而呈结节状,对比-增强超声心动图检查可发现肺内动静脉扩张。

9. 低清蛋白血症 暴发性肝衰竭时因大量肝细胞坏死,导致清蛋白合成功能急剧下降。由于清蛋白在体内的半衰期为 17~23d,因此若患者在 2 周内恢复或死亡,人血清蛋白水平可保持正常或原有水平,若病程超过 2 周,因体内的清蛋白逐渐分解,而肝合成清蛋白极少,可出现低清蛋白血症。

10. 低血糖、水电解质平衡紊乱和酸碱失衡 ①低血糖:约 40% 的暴发性肝衰竭患者有严重的低血糖,其发生机制包括糖异生障碍、胰岛素灭活减少、肝细胞内糖原储备减少、糖动员障碍等,常见于儿童。②电解质紊乱:肝衰竭时患者往往出现稀释性低钠血症、低钾血症,到后期则因肾功能障碍而出现顽固性的高钾血症。③酸碱失衡:由于呕吐及强效利尿药的应用等原因,可出现低氯血症加重代谢性碱中毒,肝衰竭时还可发生各种酸碱失衡,其中最常见的是呼吸性碱中毒,在肝衰竭的早期,低氧血症、高血氨、低血钾及贫血等因素刺激呼吸中枢导致过度换气,引起呼吸性碱中毒;随着病情的发展,低血钾的加重、过度的补碱和使用谷氨酸钠等碱性脱氨药,可在呼吸性碱中毒的基础上合并代谢性碱中毒。到病程的晚期,由于合并感染、肝肾综合征、出血、休克和缺氧等造成酸的积蓄,在呼碱、代碱的基础上出现代谢性酸中毒。

11. 肝肾综合征 多为急性型,即 1 型肝肾综合征,发生于严重肝功能不全伴腹水的患者,或伴发肝性脑病、细菌感染或出血的患者。

（二）实验室检查

1. 生化检查

（1）肝功能检查：血清胆红素水平常有明显升高，有的患者可呈迅速上升，丙氨酸氨基转移酶（alanine aminotransferase，ALT）和谷草转氨酶（aspartate aminotransferase，AST）明显升高，ALT/AST＜1，提示肝细胞严重损伤，另外在终末期可出现酶－胆分离现象，即随着黄疸的上升 ALT 逐渐降低，若病程超过 2 周，人血清蛋白水平也降低，若持续下降提示肝细胞持续性严重损伤。

（2）其他：①血氨检测：仍为反映肝性脑病的重要指标之一，应定期检查。②电解质测定：有助于及时发现电解质紊乱。③血气分析：可早期发现酸碱失衡和低氧血症，便于及时治疗。④甲胎蛋白测定：在疾病的后期检测，若升高提示有肝细胞的再生。⑤血糖测定：可及时发现低血糖。

2. 血液学检查

（1）血常规：可根据血红蛋白下降的速度判断出血的程度及止血治疗效果，白细胞计数及分类在暴发性肝衰竭时常明显升高，血小板检查也有助于对病情的判断。

（2）凝血酶原时间及活动度：是反映肝损害程度最有价值的指标，在严重肝细胞损害时血中凝血因子迅速减少，引起凝血酶原时间延长及活动度下降。

（3）凝血因子的检测：若凝血因子Ⅴ＜20％提示预后不良。另外凝血因子及纤维蛋白原降解产物上升可反映肝再生的情况。

3. 微生物及免疫学检查

（1）有关病毒性肝炎的检查：包括抗 HAV－IgM，HBsAg，抗－HBs，HBeAg，抗－HBe，抗－HBc，抗－HBc－IgM，HBV－DNA，DNA 多聚酶，抗－HCV，HCV－RNA，HDV－RNA，抗－HEV，GBV－C/HGV－RNA，TTV－RNA 等及抗巨细胞病毒和 E－B 病毒抗体的检测。

（2）细菌学检查：根据需要做血培养、尿培养、粪培养、痰培养及腹水培养，腹水培养应强调用血培养瓶床边接种，必要时做真菌涂片镜检及培养。

（三）鉴别诊断

1. 精神病　以精神症状为唯一突出表现的肝性脑病易被误诊为精神病。因此，凡遇精神错乱而原因不明的患者，应警惕肝性脑病的可能。

2. 代谢性脑病　如糖尿病酮症酸中毒、低血糖、尿毒症、高钠血症、低钠血症等。根据相应的基础疾病病史，结合相关实验室检查、血气分析有助于鉴别。

3. 颅脑病变　各种脑血管意外（脑出血、脑梗死、硬膜下出血）、颅内肿瘤、脑脓肿、脑炎、脑膜炎等可出现昏迷和昏睡。根据神经系统的症状及体征，结合头颅 CT 或 MR 检查，以及脑脊液检查，大多数可明确诊断。

4. 中毒性脑病　因酒精中毒、药物中毒、重金属中毒而导致的脑病，根据酗酒史、用药史和特殊职业接触史，结合实验室检查，有助于鉴别诊断。尤其注意与酒精相关性疾病的鉴别，如急性酒精中毒和戒酒后出现的戒断综合征与 HE 的表现类似，鉴别的关键是饮酒史、血中酒精浓度升高，戒酒时心动过缓、发热、震颤更显著。

四、治疗

(一)基础支持治疗

卧床休息,减少体力消耗,减轻肝负担是最基础的措施。加强病情监测处理;建议完善 PTA/INR、血氨及血液生化的监测,动脉血乳酸、内毒素、嗜肝病毒标志物、铜蓝蛋白和自身免疫性肝病相关抗体检测。暴发性肝衰竭患者应保证有足够的能量摄入,提供每千克体重 35～40kcal 总热量,或保证每天热量摄入达到 2000kcal 以上,以减少体内的蛋白分解,当有肝性脑病时应控制饮食中蛋白质的摄入<40g/d。每天应静滴 10％葡萄糖 1500～2000mL,适量应用脂肪乳可以改善患者的负氮平衡,但输入时速度应慢,可用 10％脂肪乳 500mL 在不短于 4h 的时间内滴入。积极纠正低蛋白血症,酌情每天或 2～3d 输注新鲜血浆、人血清蛋白或全血 1 次。注意纠正水电解质及酸碱平衡紊乱。

(二)糖皮质激素

目前对于肾上腺皮质激素在暴发性肝衰竭治疗中的应用,尚存在不同意见。有研究表明,肝衰竭早期及时使用激素可明显提高救治成功率,采用糖皮质激素中剂量,显效后(消化道症状明显改善,总胆红素下降约 50％)减量的方案。初始剂量如下:1.泼尼松片:适用于神志清醒者,每日早晨一次顿服,40～60mg。2.琥珀酸氢化可的松针剂:150～300mg/d,分 2 次静脉滴注。3.地塞米松针剂:10～20mg,静脉滴注,可与前列腺素 E_1 100～200μg 合用。重点强调早期应用,反对不分具体情况常规给予激素治疗的做法。治疗期间严密观察并预防激素治疗的不良反应。

(三)其他治疗

门冬氨酸钾镁:有促进肝细胞代谢、改善肝功能、降低胆红素及维持电解质平衡的作用,可每天 10～20mL 加入 5％～10％葡萄糖 250～500mL 内缓慢静滴。甘草甜素类药物如甘草酸铵/甘氨酸/L－半胱氨酸(复方甘草甜素)等可抑制肝的炎症反应,可能会减少肝细胞坏死,减轻病情。对乙酰氨基酚过量的患者应迅速给予 NAC 治疗,N－乙酰半胱氨酸是一种非毒性的谷胱甘肽前体,可增加鸟氨酸环化酶活性,增加组织利用氧,减少多器官功能衰竭的发生,改善存活率,多用于 Wilson 病引起的暴发性肝衰竭。

(四)并发症的治疗

脑水肿的处理:1.头部抬高 30°,避免咳嗽、呕吐、血管扩张药应用,控制发热、高血压及躁动等使颅内压升高的诱因。2.避免输液过多。3.纠正高碳酸血症和严重的低氧血症,也可使患者过度换气,动脉血二氧化碳分压保持 3.3～4kPa(25～30mmHg)。4.低温疗法。5.甘露醇脱水是治疗脑水肿的主要方法,若血浆渗透压<320mOsm/L,应快速静推甘露醇 0.5～1g/kg,5min 内推完,并重复应用防止颅内压反跳,若血浆渗透压≥320mOsm/L,则不适于用甘露醇。6.反复应用甘露醇等综合治疗无效者,应考虑用戊巴比妥 100～150mg,每 15 分钟静推 1 次,共 4 次,然后持续静滴 1～3mg/(kg·h)。7.若患者脑水肿继续恶化,应进行紧急肝移植。

肝肺综合征时首先要改善通气,PaO_2<80mmHg 时应给予氧疗,通过鼻导管或面罩给予低流量氧(2～4L/min),对于氧气需要量增加的患者,可行加压面罩给氧或者气管插管后上同

步呼吸机。间歇正压通气(intermittent positive pressure ventilation,IPPV)可获得较满意疗效;另外应积极控制肺水肿,早期应用大剂量肾上腺皮质激素,防治DIC及补充外源性肺泡表面活性物质。肝肺综合征的治疗方面依靠肝移植,在肝移植后病情可获得显著好转,应用肺血管收缩药未见明显疗效。

暴发性肝衰竭心脏病变:最常见的是出血性改变,主要是由于凝血机制障碍所致,可通过补充凝血因子及止血治疗来预防,对心律失常应进行心电监护,纠正酸碱失衡和电解质紊乱,应用抗心律失常药物来治疗。对高动力循环目前尚无满意的疗法,可适当补充血容量,必要时应用多巴胺等血管活性药物以保证有效的脑血流灌注。急性门脉高压的治疗可试用普萘洛尔,可减少心排出量并减少肝动脉血流量从而降低门脉压力,α_1受体阻滞药哌唑嗪也能通过降低肝血管阻力而降低门脉压力。

（五）人工肝支持治疗

人工肝支持系统是治疗肝衰竭有效的方法之一,其治疗机制是基于肝细胞的强大再生能力,通过一个体外的机械、理化和生物装置,清除各种有害物质、补充必需物质,改善内环境,暂时替代衰竭肝的部分功能,为肝细胞再生及肝功能恢复创造条件或等待机会进行肝移植。

肝移植治疗:原位肝移植(orthotropic liver transplantation,OLT)是目前治疗暴发性肝衰竭最为有效的方法。一般认为肝移植适用于预期寿命短于1年或生活质量不可接受的慢性肝病或代谢性疾病患者,包括原发性硬化性胆管炎、原发性胆汁性肝硬化、自身免疫性肝炎、慢性病毒性肝炎、胆道闭锁、代谢性疾病、暴发性肝衰竭、酒精性肝硬化和没有血管侵犯和肝外转移的手术不能切除的肝恶性肿瘤。由于肝有强大的再生功能,对于暴发性肝衰竭进行肝移植的适应证很难确定,一般认为对预后不良的暴发性肝衰竭患者应进行肝移植。还有人认为肝移植应在CT提示的脑水肿出现之前进行。

参考文献

[1]李小鹰,程友琴.老年心血管急危重症诊治策略[M].北京:人民军医出版社,2012.

[2]肖志超,熊慧,蔡绍乾,马业新,郭小梅.手术后并发急性大面积肺血栓栓塞患者溶栓治疗的效果[J].内科急危重症杂志,2013(05):270—271.

[3]李树仁,党懿,荀丽颖.心内科急危重症[M].北京:军事医学科学出版社,2011.

[4]卢善翙,李俊辉,欧阳莎,谭洪毅,潘频华.重症病毒性肺炎合并急性呼吸窘迫综合征的预后危险因素分析[J].中国呼吸与危重监护杂志,2014(06):560—564.

[5]时昭红.消化科急危重症[M].北京:军事医学科技出版社,2010.

[6]曲巍,于波.急性心肌梗死合并室间隔穿孔49例临床分析[J].内科急危重症杂志,2014(05):325—326.

[7]黄建群,齐国先,谷天祥.心脏急症[M].北京:人民卫生出版社,2010.

[8]余丽菲,桂春,林松,甘伟妮,招晓俊,苏晓.急性心肌梗死并发致死性心律失常的危险因素及预后分析[J].内科急危重症杂志,2014(06):376—378+385.

[9]黄志俭,柯明耀,姜燕.呼吸急危重症诊疗概要[M].厦门:厦门大学出版社,2011.

[10]李宾,刘静,黄红霞,黄俊,甘受益.急性心肌梗死溶栓后冠状动脉狭窄程度与心率变异性的相关性分析[J]内科急危重症杂志,2014(06):373—375.

[11]代聪伟,王蓓,褚兆苹.妇产科急危重症救治关键[M].南京:江苏科学技术出版社,2012.

[12]余吉,黄绍崧,林伟,温玉星.大面积脑梗死伴脑疝外科治疗技术改进的初步报告[J]内科急危重症杂志,2014(06):424—425.

[13]齐俊英,田德英.感染性疾病诊疗指南[M].北京:科学出版社,2013.

[14]卢善翙,李俊辉,欧阳莎,谭洪毅,潘频华.重症病毒性肺炎合并急性呼吸窘迫综合征的预后危险因素分析[J].中国呼吸与危重监护杂志,2014(06):560—564.

[15]姚咏明.急危重症病理生理学[M].北京:科学出版社,2013.

[16]张琳,杨薛萍,张金.微创血流动力学监测在心源性休克患者复苏治疗中的作用[J].内科急危重症杂志,2014(03):173—175.

[17]左拥军.临床常见急危重症的救治大全[M]北京.:人民卫生出版社,2010.

[18]张新民,孙琼,许长春,王莹莹,叶敬元,袁世辉,蔡生之,吴娟.颅脑损伤合并脑垂体

激素紊乱 24 例报道[J]. 中国医药指南,2012(18):56－57.

[19]张海琴,程齐俭,万欢英.支气管哮喘－慢性阻塞性肺疾病重叠综合征的诊治进展
[J].中国呼吸与危重监护杂志,2014(02):219－222.

[20]孙永显.常见急症处理[M].北京:中国中医药出版社,2010.

[21]张和细,龚辉.重症胰腺炎合并糖尿病酮症酸中毒、高脂血症1例并文献复习[J].内
科急危重症杂志,2013(06):378－379.

[22]何志嵩,李学松.泌尿外科急症[M].北京:人民卫生出版社,2010.

[23]郭轶男.连续性血液净化联合机械通气治疗难治性心力衰竭合并呼吸衰竭的临床观
察[J]内科急危重症杂志,2015(01):44－45.

[24]王瑞,张勇,杨冬山.外科急危重症[M].北京:军事医学科学出版社,2011.

[25]刘纯,夏南,温玉祥,刘克坚,张羿,郭小梅.209例急性肺血栓栓塞临床分析[J]内科
急危重症杂志,2014(03):176－178.

[26]李亚洁.实用内科危重症监护学[M].北京:人民卫生出版社,2009.